**Kohlhammer
Urban**
-Taschenbücher

Band 762

# Grundriss Gerontologie
**Band 12**

eine Reihe in 22 Bänden
herausgegeben von
Clemens Tesch-Römer,
Hans-Werner Wahl, Siegfried Weyerer
und Susanne Zank

Diese neue in sich geschlossene Taschenbuchreihe orientiert sich konsequent an den Erfordernissen des Studiums und der professionellen Praxis.
Knapp, übersichtlich und verständlich präsentiert jeder Band das Grundwissen eines Teilbereichs.

Band 1
H.-W. Wahl/V. Heyl
**Gerontologie – Einführung und Geschichte**

Band 2
Th. v. Zglinicki
**Biologische Grundlagen der Gerontologie**

Band 3
M. Martin/M. Kliegel
**Psychologische Grundlagen der Gerontologie**

Band 5
F. Schulze-Nieswandt
**Sozialpolitik im Alter**

Band 12
J. Werle/A. Woll/ S. Tittlbach
**Gesundheitsförderung**

Band 14
H. Bickel/S. Weyerer
**Epidemiologie psychischer Erkrankungen im höheren Lebensalter**

Band 15
T. Gunzelmann/W.D. Oswald
**Gerontologische Diagnostik und Assessment**

Band 17
H. Gutzmann/S. Zank
**Demenzielle Erkrankungen**

Band 18
O. Dibelius/C. Uzarewicz
**Pflege von Menschen höherer Lebensalter**

Band 20
P. Zeman
**Selbsthilfeorganisation und Bürgerschaftliches Engagement im Alter**

Band 21
A. Kruse
**Das letzte Lebensjahr**

Band 22
H. Helmchen/S. Kanowski/H. Lauter
**Ethik in der Altersmedizin**

Jochen Werle
Alexander Woll
Susanne Tittlbach

# Gesundheitsförderung

Körperliche Aktivität und
Leistungsfähigkeit im Alter

Verlag W. Kohlhammer

Dieses Werk einschließlich aller seiner Teile ist urheberrechtlich geschützt. Jede Verwendung außerhalb der engen Grenzen des Urheberrechts ist ohne Zustimmung des Verlags unzulässig und strafbar. Das gilt insbesondere für Vervielfältigung, Übersetzungen, Mikroverfilmungen und die Einspeicherung und Verarbeitung in elektronischen Systemen.

1. Auflage 2006

Alle Rechte vorbehalten
© 2006 W. Kohlhammer GmbH Stuttgart
Gesamtherstellung:
W. Kohlhammer Druckerei GmbH+Co. KG, Stuttgart
Printed in Germany

ISBN 3-17-017971-3

# Inhalt

Inhaltsverzeichnis ................................................. 5

Vorwort .................................................................. 8

| | | |
|---|---|---|
| **1** | **Gesundes Altern – Wunsch und Herausforderung** ........... 11 | |
| 1.1 | Einführung ................................................. 11 | |
| 1.2 | Zur Lebenssituation älterer Menschen ................ 13 | |
| 1.3 | Gesund Altern – politische Kampagnen ............... 18 | |
| 1.4 | Altern und Aktivität – erste Zwischenbilanz und Überblick über die weiteren Kapitel ............. 20 | |
| 1.5 | Zusammenfassung und Kontrollfragen ................ 22 | |
| **2** | **Theorien und Modelle zur Gesundheit und Gesundheitsförderung** ........................... 24 | |
| 2.1 | Einführung ................................................. 24 | |
| 2.2 | Zentrale Begriffe ........................................ 25 | |
| 2.2.1 | Gesundheit ................................................ 25 | |
| 2.2.2 | Gesundheitsverhalten und gesundheitsrelevante Lebensstile ................................................ 27 | |
| 2.2.3 | Prävention und Gesundheitsförderung ................ 29 | |
| 2.3 | Theorien .................................................... 32 | |
| 2.3.1 | Gesundheit ................................................ 32 | |
| 2.3.2 | Gesundheitsverhalten .................................... 38 | |
| 2.3.3 | Gesundheitsförderung .................................... 43 | |
| 2.4 | Zur Klassifikation von Gesundheit und Gesundheitsstörungen .................................. 46 | |
| 2.4.1 | Funktionale Gesundheit und Normalitätskonzept ...... 47 | |
| 2.4.2 | Das bio-psycho-soziale Modell der ICF ............... 50 | |
| 2.4.3 | Kontextfaktoren und funktionale Gesundheit ......... 51 | |
| 2.4.4 | Konzepte der Körperfunktionen und Körperstrukturen ..................................... 53 | |
| 2.4.5 | Konzepte der Aktivitäten und Teilhabe ............... 55 | |
| 2.4.6 | Bedeutung der ICF für die Gesundheitsförderung .... 59 | |
| 2.5 | Ansatzpunkte und Inhalte von Gesundheitsförderung .. 60 | |
| 2.5.1 | Verhaltensorientierte Strategien ..................... 61 | |
| 2.5.2 | Kontextorientierte Strategien ........................ 61 | |
| 2.6 | Erfolgreiches Altern .................................... 62 | |
| 2.7 | Zusammenfassung und Kontrollfragen ................ 35 | |

| | | |
|---|---|---|
| **3** | **Körperliche Leistungsfähigkeit und Aktivität als Ressource von gesundem Altern** | 67 |
| 3.1 | Einführung | 67 |
| 3.2 | Zentrale Begriffe | 68 |
| 3.3 | Entwicklung der körperlichen Leistungsfähigkeit im Lebenslauf | 71 |
| 3.3.1 | Ausdauer | 73 |
| 3.3.2 | Kraft | 74 |
| 3.3.3 | Koordination | 76 |
| 3.3.4 | Beweglichkeit | 78 |
| 3.4 | Trainierbarkeit der körperlichen Leistungsfähigkeit im Alter | 80 |
| 3.5 | Körperliche Aktivität | 90 |
| 3.5.1 | Aktivität und Inaktivität im Alter | 90 |
| 3.5.2 | Motive und Barrieren | 93 |
| 3.6 | Wirkungen von körperlicher Aktivität auf die Gesundheit | 99 |
| 3.6.1 | Wirkungen auf die physische Gesundheit | 99 |
| 3.6.2 | Wirkungen auf die psychische Gesundheit | 110 |
| 3.7 | Zusammenhänge von körperlicher Aktivität und gesundem Altern – ein modifiziertes Anforderungs-Ressourcen-Modell | 113 |
| 3.8 | Zusammenfassung und Kontrollfragen | 122 |
| **4** | **Planung gesundheitsbezogener Interventionen** | 124 |
| 4.1 | Einführung | 124 |
| 4.2 | Kybernetisches Modell der Therapieplanung | 128 |
| 4.2.1 | Problemanalyse | 128 |
| 4.2.2 | Formulierung von Therapiezielen | 139 |
| 4.2.3 | Gestaltung der Therapiestruktur | 157 |
| 4.2.4 | Therapiedurchführung | 160 |
| 4.2.5 | Therapiekontrolle | 168 |
| 4.3 | PRECEDE-PROCEED-Planungsmodell | 170 |
| 4.4 | Qualitätsmanagement im Rahmen der Gesundheitsförderung | 173 |
| 4.5 | Zusammenfassung und Kontrollfragen | 178 |
| **5** | **Gesundheitsförderung durch Bewegung, Spiel und Sport – Praxiskonzepte** | 180 |
| 5.1 | Einführung | 180 |
| 5.2 | Praxisbausteine körper- und bewegungsbezogener Programme | 181 |
| 5.2.1 | Körperwahrnehmung | 181 |

| | | |
|---|---|---|
| 5.2.2 | Funktions- und Strukturtraining | 187 |
| 5.2.3 | Entspannung | 204 |
| 5.2.4 | Kleine Spiele | 214 |
| 5.3 | Individuumsorientierte Ansätze | 216 |
| 5.3.1 | Indikationsunspezifische Maßnahmen (Gesundheitssport) | 216 |
| 5.3.2 | Indikationsspezifische Maßnahmen (Sporttherapie) | 230 |
| 5.4 | Populationsbezogene Ansätze | 243 |
| 5.4.1 | Kommunale Gesundheitsförderung | 243 |
| 5.4.2 | Betriebliche Gesundheitsförderung | 251 |
| 5.5 | Zusammenfassung und Kontrollfragen | 256 |
| **6** | **Gesundheitsförderung im Alter – Rückblick und Ausblick** | **260** |
| 6.1 | Einführung | 260 |
| 6.2 | Ein kurzer Blick zurück | 260 |
| 6.3 | Perspektiven | 262 |
| 6.4 | Zusammenfassung und Kontrollfragen | 268 |

**Literatur** ............................................................... 270

**Sachwortverzeichnis** ............................................. 299

# Vorwort

Im Kontext einer alternden Gesellschaft gewinnt das Thema Gesundheit und Lebensqualität im Alter immer mehr an Relevanz. Daraus ergeben sich sowohl gesellschaftliche als auch individuelle Erwartungen an effektive Möglichkeiten der Gesundheitsförderung. Wissenschaftliche Untersuchungen fokussieren sich sowohl auf die gesellschaftlichen Bedingungen für die Genese bzw. Wiederherstellung der Gesundheit als auch auf individuelle Lebensgewohnheiten und Lebensstile.

Viele der in Industrieländern besonders verbreiteten gesundheitlichen Probleme und Krankheiten wie z. B. Herz-Kreislauf-Erkrankungen, Bluthochdruck, Übergewicht, Diabetes mellitus Typ II, bestimmte Krebsarten sowie Wirbelsäulenerkrankungen und Osteoporose werden mit dem Risikofaktor körperliche Inaktivität in Verbindung gebracht. Die Weltgesundheitsorganisation (WHO) schätzt, dass weltweit jährlich etwa 1,9 Millionen Menschen aufgrund körperlicher Inaktivität vorzeitig sterben. Nach dem Rauchen mit ca. 4 Millionen Todesfällen und AIDS mit ca. 2,9 Millionen Todesfällen pro Jahr wird körperliche Inaktivität als eines der größten globalen Gesundheitsprobleme angesehen. Vergleichende Untersuchungen legen nahe, dass durch körperliche Inaktivität höhere gesellschaftliche Kosten verursacht werden als durch andere ungesunde Verhaltensweisen wie beispielsweise das Rauchen. Damit sind neben der Bedeutung körperlicher Inaktivität für die individuelle Gesundheit auch die Folgen für die öffentliche Gesundheitsversorgung immens. Es überrascht daher nicht, dass körperlich-sportliche Aktivierung als Mittel der Gesundheitsförderung sowohl in der Prävention als auch in der Rehabilitation verstärkte Aufmerksamkeit erfährt.

Dabei lohnt sich an dieser Stelle ein Blick zurück. Körperlich-sportliche Aktivität ist ein Phänomen, das seit Jahrtausenden in unterschiedlichen historischen Epochen sehr vielfältige gesellschaftliche Funktionen erfüllt hat und immer noch erfüllt. Als eine wesentliche Funktion ist die Erhaltung, Förderung und Wiederherstellung der Gesundheit zu nennen. Beispielsweise war schon 1600 Jahre vor unserer Zeitrechnung in Indien und vor über 4000 Jahren in China eine Heilgymnastik bekannt. Auch im antiken Griechenland wurde körperliche Bewegung als Mittel zur Verbesserung des Gesundheitszustandes systematisch eingesetzt. Die Idee, dass das psychosomatische Wohlbefinden durch zweckmäßige Verhaltensweisen, insbesondere durch Bewegung zu beeinflussen ist, war von Anfang an Bestandteil der Diätetik, eines Zweiges der griechischen Medizin. Bewegung und Kräftigung galten als eine Form der gesunden Lebensführung, die dazu beitragen kann, das „Gleichmaß der Körpervermögen" zu erhalten und wiederherzustellen. Bewegung wurde als ein integrativer Bestandteil eines umfassenden Verständnisses von Gesundheit gesehen und war damit, u. a. für *Galen* ein unverzichtbarer Bestandteil der Medizin. Diese Einschätzung setzte sich u. a. in den wissenschaftlichen Theorien über die Prinzipien der Bewegung in der Medizin sowie in der mittelalterlichen Schule von Salerno fort. Der italienische Mediziner *Mercuralis (1573)* betont in seiner Schrift *De Arte Gymnastica* nicht nur die präventive und aufbauende Wirkung, sondern auch die Bedeutung von körperlich-sportlicher Aktivität für die Behandlung von Krankheiten. Dabei wurde in ersten Ansätzen sowohl die Bedeutung von Körperübungen für körperliche Erkrankungen als auch für seelische Krankheiten, wie z. B. der Hysterie, gesehen.

In den letzten 25 Jahren hat die wissenschaftliche Bearbeitung des Themas „Bewegung, Sport und Gesundheit" einen regelrechten Boom erfahren, dessen Ende noch nicht abzusehen ist. Allein in dieser Zeit erschienen mehrere 10 000 Arbeiten in diesem Fachgebiet. Im wissenschaftlichen Interesse stehen dabei zwei zentrale Richtungen. Zum einen interessieren die Wirkungen von körperlich-sportlicher Aktivität auf die Gesundheit bzw. gesundes Altern und zum anderen die Frage, wie sich körperlich-sportliche Aktivität als ein zentraler Baustein eines gesunden Lebensstils auf individueller und kollektiver Ebene beeinflussen lässt. Parallel zur Ausweitung der wissenschaftlichen Literatur haben sich auch die Praxisfelder einer Gesundheitsförderung durch körperliche Aktivität, Bewegung und Sport in den letzten Jahren immer mehr ausdifferenziert. Von ganz unterschiedlichen Institutionen wird Gesundheitssport als wesentliches Element ihres Angebots herausgestellt. Das Spektrum reicht von der individuumsbezogenen Sporttherapie bis hin zu populationsbezogenen Ansätzen.

Das Thema ‚Gesundheitsförderung durch körperliche Aktivität, Bewegung und Sport' greift inzwischen weit über Fächergrenzen hinaus. Aktivitäts- und bewegungsbezogene Gesundheits- und Altersforschung ist längst ein stark interdisziplinäres Unterfangen geworden in dem medizinische, psychologische, soziologische, gerontologische sowie bewegungs- und sportwissenschaftliche Erkenntnisse einfließen. Das vorliegende Buch versucht diesem Anspruch gerecht zu werden. Wir möchten einen Einblick in grundlegende gesundheitswissenschaftliche Fragestellungen, Theorien, diagnostische Methoden und empirische Befunde im Hinblick auf die Möglichkeiten einer Gesundheitsförderung durch körperliche Aktivität, Bewegung und Sport zu liefern. Zudem wird die angewandte Seite einer bewegungsbezogenen Gesundheitsförderung beleuchtet. Dies geschieht zum einen durch die Darstellung der individuumsorientierten Ebene der Sporttherapie als auch durch die Präsentation von beispielhaften populationsbezogenen Ansätzen der bewegungsbezogenen Gesundheitsförderung in der Kommune und im Betrieb.

An einigen Stellen des Buches werden auch Widersprüche bzw. offene Fragen und weiße Flecken der Forschung herausgearbeitet. Diese Forschungsdefizite sollen den Leser dafür sensibilisieren, dass in einigen Bereichen – gerade bei der Zielgruppe der Senioren – gesicherte Erkenntnisse noch fehlen. Eine zentrale Fragestellung der bewegungsbezogenen Altersforschung ist die Frage, wie Personen an Gesundheitssportprogramme gebunden werden können. Wir alle wissen, dass es von der Erkenntnis, man sollte sein Verhalten verändern, z. B. weniger zu rauchen, sich gesünder zu ernähren oder eben gar sich mehr zu bewegen, bis zur tatsächlichen Verhaltensänderung ein weiter Weg ist. Die Wahrscheinlichkeit dies doch zu tun, steigt mit dem aus dem Handeln zu erwartenden Nutzen. Wir würden uns freuen, wenn es uns gelänge, Ihre Absicht dieses Buch zu lesen, in tatsächliches Handeln oder noch besser in eine dauerhafte Bindung an den Lesestoff zu überführen.

Wir bedanken uns bei den Herausgebern, die uns die Möglichkeit eröffnet haben, diese Thematik einem breiten, gerontologisch interessierten Fachpublikum vorzustellen. Herrn Prof. Siegfried Weyerer verdanken wir sehr wertvolle Hinweise bei der Durchsicht der ersten Fassung des Manuskripts. Unser herzlichster Dank gilt Herrn Dr. Ruprecht Poensgen, dem für die Reihe „Grundriss Gerontologie" verantwortlichen Lektor im Kohlhammer-Verlag, der uns geduldig in allen Phasen der Manuskripterstellung tatkräftig unterstützt hat.

Amman und Karlsruhe,         Jochen Werle, Alexander Woll
im Sommer 2005                und Susanne Tittlbach

# 1 Gesundes Altern: Wunsch und Herausforderung

> „Ein langes Leben zu erreichen ist das Ziel der meisten Menschen, doch sollte dieses Leben auch und gerade im fortgeschrittenen Alter ein gutes Leben sein" (BMFSFJ, 2002, S. 71).

## 1.1 Einführung

Dem Vierten Altenbericht der Bundesregierung zur Lage der älteren Generation zufolge sind bei der Bestimmung der Lebensqualität im hohen Alter objektive und subjektive Komponenten zu berücksichtigen: Objektive Lebensbedingungen, die sowohl personenbezogene Ressourcen umfassen als auch Ressourcen, die durch Umwelt und Infrastruktur bereitgestellt werden und die subjektive Beurteilung der eigenen Lebenslage. Eine zentrale Rolle spielen dabei psychische und physiologische Grundbefindlichkeiten, nicht zuletzt der allgemeine Gesundheitszustand und die geistige Leistungsfähigkeit sowie für diese Lebensphase charakteristische Veränderungen in den Lebensumständen. Von besonderer Bedeutung ist die Morbidität im Alter: Mit immer größerer Wahrscheinlichkeit leiden sehr alte Menschen an mehreren, meist chronischen Erkrankungen, die häufig auch mit Schmerzen einhergehen (BMFSFJ, 2002). Der von Noll & Schöb (2001) durchgeführte bundesweite Wohlfahrtssurvey 1998 ergab, dass die Gesundheit gleichermaßen für alle befragten Altersgruppen der wichtigste Lebensbereich ist und gleichzeitig zu denjenigen Bereichen zählt, der für ältere Menschen einen höheren Stellenwert einnimmt als für jüngere (vgl. BMFSFJ, 2002, S. 77).

In ihrem Kapitel „Prävention und Altern – eine facettenreiche Beziehung" in Band 1 der Reihe Grundriss Gerontologie schreiben Wahl & Heyl (2004, S. 209), „ ... dass das Ziel von Prävention bei älteren Menschen vor allem dahin geht, die aktive Lebenserwartung so optimal wie möglich zu fördern: ein möglichst langes Leben bei möglichst guter Gesundheit, möglichst erhaltener Selbstständigkeit und möglichst hohem Wohlbefinden. Und für Barofsky (2001) gilt: „Health-related quality of life is the ultimate outcome of health care." Mit zunehmendem Lebensalter wird Gesundheitsförderung immer mehr zu einem „Lebensqualitäts-Management" und zielt auf eine Erhaltung bzw. Verbesserung
- somatischer (physiologischer) und psychischer Funktionen,

- des allgemeinen Gesundheitszustandes (physisch, psychisch),
- der geistigen Leistungsfähigkeit und
- der Mobilität und Selbstständigkeit im Alltag.

Sehr konkrete Empfehlungen zur Prävention und Gesundheitsförderung im Alter liefert eine Expertise von Prof. Andreas Kruse im Auftrag des Bundesministeriums für Gesundheit und Soziale Sicherung. Als vorrangige Aufgaben nennt die Expertise Kampagnen zur Vermittlung eines positiven Altersbildes und zur Entwicklung eines gesunden Lebenstils mit ausreichendem körperlichen und kognitivem Training sowie einer ausgewogenen, vitaminreichen Ernährung und ausreichender Flüssigkeitszufuhr zur Reduktion von krankheitsfördernden Risikofaktoren.

Die Umsetzung von Maßnahmen der Prävention und Gesundheitsförderung im Rahmen der gesetzlichen Krankenversicherung war seit ihrer gesetzlichen Verankerung im Gesundheits-Reformgesetz von 1989 starken Veränderungen unterworfen. In § 1 und § 20 des Sozialgesetzbuches V wurden die Krankenkassen 1989 erstmals verpflichtet, auf gesunde Lebensverhältnisse hinzuwirken. Mit dem Inkrafttreten des Gesundheits-Strukturgesetzes zum 1. Januar 1993 und der schrittweisen Einführung der Wahlfreiheit ist die Bedeutung der Gesundheitsförderung, vor allem als Marketinginstrument der konkurrierenden Krankenkassen sehr stark gestiegen. In dieser Zeit wurden beispielsweise die Kosten für „Bauchtanzkurse" von den Krankenkassen zumindest teilweise erstattet. Mit dem Beitragsentlastungsgesetz vom 1. Januar 1997 hat der Gesetzgeber Maßnahmen der Prävention und Gesundheitsförderung wieder aus dem Leistungskatalog der gesetzlichen Krankenversicherung gestrichen. Mit der GKV-Gesundheitsreform 2000 wurden Prävention und Selbsthilfe erneut zu einem Auftrag der gesetzlichen Krankenversicherung. Darüber hinaus wurde im Koalitionsvertrag vom Oktober 2002 vereinbart, Prävention zu einer eigenständigen Säule im Gesundheitswesen auszubauen. Am 22. 4. 2005 wurde das Gesetz zur Stärkung der gesundheitlichen Prävention (Präventionsgesetz) vom Bundestag beschlossen. Es bedarf aber noch der Genehmigung des Bundesrates. Eine aktuelle Version kann über die Homepage des Bundesministeriums für Gesundheit und Soziale Sicherung abgerufen werden. Aus unserer Sicht hervorzuheben sind folgende Vorschläge:
- der Vorrang von gesundheitlicher Prävention vor Leistungen zur Besserung und Wiederherstellung der Gesundheit (§ 4) und
- die Stärkung der Eigenverantwortung (§ 5).

Einführung

Mit dem Motto „Damit Deutschland gesund bleibt" wirbt das Ministerium sehr intensiv bei allen Interessenverbänden für eine schnelle parlamentarische Umsetzung. Die Schlagworte dieser Kampagne sind:
- Prävention für alle Altersgruppen;
- Prävention durch eigenes Verhalten;
- Prävention durch bessere Rahmenbedingungen.

In zahlreichen Veröffentlichungen werden die körperliche Aktivierung und regelmäßige Bewegung im Hinblick auf die Förderung eines gesundheitsorientierten, aktiven Lebensstils und die Förderung von Bewegungsmöglichkeiten in den verschiedenen Lebenswelten (Lernen – Schule; Arbeiten – Betrieb; Freizeitgestaltung – Sportorganisationen und Kommune) an erster Stelle genannt. Nicht ohne Grund – denn in der aktuellen wirtschaftlichen Situation sind erprobte Strukturen und Konzepte gefragt, die einerseits in ihrer Wirksamkeit überprüft und andererseits in ihrer praktischen Umsetzung sehr kostengünstig sind. Für den vorliegenden Band „Gesundheitsförderung" haben wir deshalb den Schwerpunkt „körperliche Aktivierung, Bewegung und Sport" gewählt.

Zunächst beleuchten wir kurz die Lebenssituation älterer Menschen. Der demographische Wandel, die zunehmende Morbidität im Alter und die verstärkte Inanspruchnahme von Gesundheitsleistungen durch ältere Menschen sollen verdeutlichen, dass Kampagnen und Konzepte der gesundheitlichen Prävention zwingend notwendig sind, um die Lebensqualität älterer Menschen zu verbessern und langfristig die Gesundheitskosten zu senken.

Danach stellen wir kurz wichtige gesundheitspolitische Initiativen für die Thematik „Gesundheit und Alter" vor, die WHO-Charta, die Altenberichterstattung unter Federführung des Bundesministeriums für Familie, Senioren, Frauen und Jugend sowie die Initiative „Gesund altern" des Bundesministeriums für Gesundheit und Soziale Sicherung.

Abschließend möchten wir kurz auf den herausragenden Stellenwert eines körperlich aktiven Lebensstils für ein gesundes, zufriedenes, kompetentes und erfolgreiches Altern hinweisen und die weitere Kapitelfolge vorstellen.

## 1.2  Zur Lebenssituation älterer Menschen

Mit den beiden Formeln „Die Bevölkerung altert" und „Selbst die Alten werden älter" hat Häfner (1986) bereits vor knapp 20 Jahren die zu erwartenden enormen demographischen Veränderungen in der

Bundesrepublik Deutschland treffend charakterisiert. Mit der von der UNO über beide Geschlechter gemittelten durchschnittlichen Lebenserwartung von 77,3 Jahren steht Deutschland im internationalen Vergleich zwar erst an 21. Stelle, ist jedoch wegen seiner niedrigen Geburtenrate heute weltweit das Land mit dem vierthöchsten Durchschnittsalter der Bevölkerung nach Japan, Italien und der Schweiz (United Nations Population Divisions, 2001; zitiert aus BMFSFJ, 2002) und das Land mit dem dritthöchsten Anteil der Bevölkerung ab 60 Jahren nach Italien und Griechenland (Büttner, 2000; zitiert aus BMFSFJ, 2002). Die demographische Alterung wird sich auch in den nächsten Jahrzehnten fortsetzen, begleitet von einer weiteren Abnahme der Bevölkerungszahl. Das Statistische Bundesamt rechnet damit, dass die Anzahl älterer Menschen über 60 Jahren in den nächsten Jahrzehnten von ca. 23 % im Jahr 2000 auf knapp 36 % im Jahr 2050 ansteigen wird. Auch die Zahl der Hochaltrigen wird in den nächsten Jahrzehnten kräftig zunehmen. Im Jahr 2000 waren rund 3,6 % der Bevölkerung 80 Jahre und älter. Im Jahr 2020 werden es ca. 6,3 % sein. Für das Jahr 2050 rechnet das Statistische Bundesamt mit einem Anteil der über 80jährigen von 11 % (BMFSFJ, 2002).

Für die Bundesrepublik Deutschland stehen nur wenige differenzierte Daten zur Häufigkeit körperlicher und psychischer Erkrankungen bei älteren Menschen zur Verfügung. Im Rahmen des Mikrozensus liegen altersspezifische Morbiditätsdaten für das frühere Bundesgebiet von 1978 bis 1999 vor. Zu allen Erhebungszeitpunkten zeigt sich eine eindeutige Korrelation zwischen dem chronologischen Alter und der Krankheitshäufigkeit. Bei den über 75jährigen und Älteren ist der Anteil kranker Personen (bezogen auf einen Zeitraum von vier Wochen) am höchsten. Bemerkenswert ist, dass die Krankheitsprävalenz in dieser Altersgruppe von 39,1 % im Jahr 1978 auf 26,2 % im Jahr 1999 zurückging. Ein analoger Rückgang ist übrigens in allen Altersgruppen festzustellen. Es ist jedoch unklar, welche Faktoren für die Verbesserung des subjektiv berichteten Gesundheitszustandes verantwortlich sind (BMFSFJ, 2002).

Die Multimorbidität, das gleichzeitige Auftreten von verschiedenen, zumeist chronischen Krankheiten ist ein bekanntes Charakteristikum des älteren Menschen. Die Untersuchungen der Berliner Altersstudie ergaben, dass bei 96 % der 70jährigen und Älteren mindestens eine und bei 30 % fünf und mehr internistische, neurologische, orthopädische und psychische Erkrankungen diagnostiziert wurden, die behandlungsbedürftig sind. An der Spitze des Häufigkeitsspektrums stehen Krankheiten des Herz-Kreislauf-Systems sowie mobilitätseinschränkende Erkrankungen des Bewegungsapparates. Der höhere Multimorbiditätsgrad geht auch mit einer erhöhten Sterblichkeit einher. Insbesondere die Herz-Kreislauf-Erkrankungen führen zu einer deutlichen Verkürzung der weiteren Lebenserwartung. Vom subjektiven Beschwerdegrad stehen Krankheiten des Bewegungssystems (Arthrosen, Osteoporose, Wirbelsäulenschäden) im Vordergrund. Bei insgesamt 49 % der über 75-Jährigen und Älteren lassen sich aufgrund dieser Erkrankungen deutliche bis erhebliche Beschwerden, zumeist chronische Schmerzzustände feststellen (BMFSFJ, 2002).

Bei den psychiatrischen Diagnosen sind vor allem die dementiellen Erkrankungen zu nennen. Bevölkerungsstudien weisen für die Altersgruppe der 65jährigen und Älteren mittlere Prävalenzraten von 5 % für leichte Formen der Demenz und 7,2 % für mittelschwere und schwere Demenzen aus. Mit steigender Lebenserwartung erhöht sich das Risiko, an einer mittelschweren bis schweren Demenz zu erkranken, deutlich. Sie liegt bei den 65- bis 69jährigen bei 1,2 % und verdoppelt sich im Abstand von jeweils fünf Altersjahren. Bei den über 90jährigen liegt die Prävalenzrate weit über 30 % (Bickel, 1999). Depressionen gehören nach den dementiellen Syndromen zu den häufigsten psychiatrischen Erkrankungen im Alter. In Rahmen der Untersuchungen der Berliner Altersstudie wurden bei den über 70jährigen schwere Depressionen diagnostiziert (Helmchen et al., 1996). Fasst man mittelschwere und schwere Depressionen zusammen, so liegen die Prävalenzen zwischen 8 und 16 %. Berücksichtigt man zusätzlich leichtere Schweregrade, so erhöhen sich die Prävalenzraten auf 10 bis 25 % (Helmchen & Kanowski, 2000).

In zahlreiche Studien konnte ein enger Zusammenhang zwischen chronischen Erkrankungen und funktionellen Beeinträchtigungen im höheren Lebensalter nachgewiesen werden. „Die funktionellen Defizite sind … entscheidend für das alltägliche Leben einer älteren Patientin bzw. eines älteren Patienten und haben eine überragende Bedeutung für deren Lebensqualität und insbesondere die Inanspruchnahme von Gesundheitsleistungen im weiteren Sinne" (BMFSFJ, 2002, S. 186). Beispielsweise entfällt ein hoher Anteil der Arzneimittelausgaben auf ältere Menschen. Mit zunehmendem Alter steigt der Medikamentengebrauch sehr stark an. Aus dem bereits erwähnten Wohlfahrtssurvey (Noll & Schöb, 2001) geht hervor, dass 1998 von den 70jährigen und Älteren 77 % (Westdeutschland) und 68 % (Ostdeutschland) regelmäßig Medikamente einnahmen. Im Vergleich dazu ist die Medikamenteneinnahme in der Erwachsenenbevölkerung mit knapp über 30 % insgesamt wesentlich geringer. Die Multimedikation, die gleichzeitige Einnahme von fünf und mehr Medikamenten liegt bei den 70jährigen und Älteren der Berliner

Altersstudie bei 24 % für ärztlich verordnete Präparate und 56 %, wenn auch die Selbstmedikation berücksichtigt wird (BMFSFJ, 2002).

Sehr differenzierte Daten zur Inanspruchnahme und den Kosten von Gesundheitsleistungen liefert die neue Krankheitskostenrechnung des Statistischen Bundesamtes (2004) für das Jahr 2002. Dem deutschen Gesundheitswesen sind durch die Behandlung von Krankheiten im Jahr 2002 Kosten von insgesamt über 223 Mrd. Euro entstanden. Der überwiegende Anteil der Krankheitskosten entfällt erwartungsgemäß auf die Altersgruppe der 65jährigen und Älteren (43 %). Die Umrechnung der Gesamtkosten auf die Krankheitskosten je Einwohner der jeweiligen Altersgruppen verdeutlicht die eigentliche Problematik. Pro Kopf der Bevölkerung steigen die Krankheitskosten mit zunehmendem Alter stark an: von durchschnittlich 1 000.- EUR bei den unter 15jährigen auf über 6 000.- EUR bei den 65- bis 85jährigen und knapp 12 500.- EUR bei den 85-Jährigen und Älteren (Statistisches Bundesamt, 2004).

Mit 26,9 % der Gesamtausgaben liegen die Krankenhäuser an der Spitze der Krankheitskosten. Zwar waren nur 17,2 % der behandelten Patienten 75 Jahre und älter; bezogen auf 12 ausgewählte Erkrankungen war allerdings die durchschnittliche Verweildauer als wesentlicher Kostenfaktor bei den 60jährigen und Älteren mit 14,5 Tagen wesentlich höher als bei den unter 60jährigen mit 8,8 Tagen (BMFSFJ, 2002).

Das Risiko einer Hilfe- und Pflegebedürftigkeit tritt vorrangig bei hochbetagten Personen in relevantem Ausmaß in Erscheinung. Bei den 65- bis 79jährigen, die in Privathaushalten leben, waren es im Jahr 2002 nicht mehr als 4 % der Frauen und 4 % der Männer, die zu den Leistungsempfängern der Pflegeversicherung zählten. Weitere 9 % der Männer und 12 % der Frauen benötigten vorrangig hauswirtschaftliche Hilfe, ohne bereits auf Leistungen der Pflegeversicherung angewiesen zu sein. Bei den 80jährigen und Älteren waren es 15 % der Männer und 21 % der Frauen, die in Privathaushalten leben und Leistungen der Pflegeversicherung beziehen. Weitere 22 % der Männer und 27 % der Frauen zählen zu den vorrangig hauswirtschaftlich Hilfsbedürftigen. Hinzu kommen natürlich Personen, die aufgrund ihres Hilfs- und Pflegebedarfs bereits in einer stationären Einrichtung leben (Infratest Sozialforschung, 2003).

„Über die Alten zu reden, heißt vor allem über alte Frauen zu reden" (Wahl, 1991, S. 12). Aufgrund ihrer höheren Lebenserwartung sind Frauen von den Risiken (z. B. Verwitwung) und Herausforderungen (z. B. als pflegende Angehörige) des Alterns sehr viel stärker betroffen als Männer.

Die Interdependenz von Morbidität, Funktionsbeeinträchtigungen, Hilfs- und Pflegebedürftgkeit ist in dem Modell zur Entwicklung von Behinderung im Alter (*disablement process*) von Verbrugge & Jette (1994) überblicksartig dargestellt (vgl. **Abbildung 1.1**). Die innerhalb dieses Modells im Rahmen der Berliner Altersstudie durchgeführten Analysen ergaben, dass Funktionseinbußen der wichtigste Prädiktor von Hilfsbedürftigkeit sind. In diesem Modell spielen Beeinträchtigungen der Mobilität, des Gleichgewichts, der Koordination, der Sensorik sowie der kognitiven Leistung eine entscheidende Rolle (BMFSFJ, 2002). Das Modell von Verbrugge & Jette möchten wir um eine Komponente erweitern:

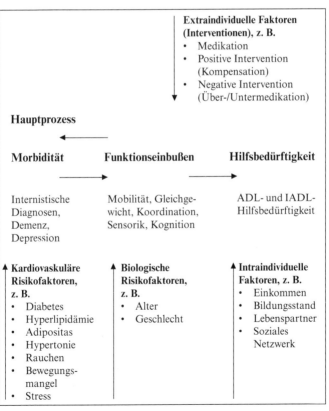

**Abbildung 1.1:** Modell zur Entwicklung von Behinderung im Alter (in Anlehnung an Verbrugge & Jette, 1994; aus BMFSFJ, 2002, S. 187)

- die sensumotorischen Funktionseinbußen führen zu einer zunehmenden Immobilisierung älterer Menschen;
- Bewegungsmangel ist ein wesentlicher Risikofaktor chronisch- degenerativer Erkrankungen des Herz-Kreislauf- und Bewegungssystems sowie für Traumata, z.B. Stürze;
- die Morbidität und Mortalität steigt weiter an.

Körperlich-sportliche Aktivierung ist eine entscheidende Interventionsstrategie, diese Interdependenzen zumindest auf der Funktionsebene aufzulösen. Die sozial- und gesundheitspolitischen Initiativen auf internationaler und nationaler Ebene erkennen dies in zunehmendem Maße.

## 1.3 Gesund Altern – politische Kampagnen

Auf internationaler Ebene hat die Weltgesundheitsorganisation (WHO) mit der Ottawa-Charta die richtungsweisende Grundlage für Strategien und Maßnahmen der Gesundheitsförderung vorgelegt. Sie wurde 1986 bei einer internationalen Konferenz in Ottawa / Kanada verabschiedet. Gesundheitsförderung im Sinne der Ottawa-Charta der WHO zielt auf einen Prozess, allen Menschen ein höheres Maß an Selbstbestimmung über ihre Gesundheit zu ermöglichen und sie damit zur Stärkung ihrer Gesundheit zu befähigen.
Aktives, gesundheitsförderndes Handeln erfordert:
- eine gesundheitsfördernde Gesamtpolitik entwickeln;
- gesundheitsförderliche Lebenswelten schaffen;
- gesundheitsbezogene Gemeinschaftsaktivitäten schaffen;
- persönliche Kompetenzen entwickeln;
- die Gesundheitsdienste neu orientieren.

Seit dieser Zeit hat die WHO eine Vielzahl von Kampagnen und Aktivitäten zur weltweiten Umsetzung der Ottawa-Charta gestartet und gefördert. Beispielsweise stand der vierte internationale Kongress „Physical Activity, Aging and Sports", der 1996 in Heidelberg stattfand, unter der Schirmherrschaft der Weltgesundheitsorganisation. „Healthy Aging, Activity and Sports" war der Aktionstitel dieses interdisziplinären Kongresses. Mit den Heidelberg-Richtlinien zur Förderung von körperlicher Aktivität älterer Menschen dokumentiert die WHO den herausragenden Stellenwert eines körperlich aktiven Lebensstils für ein gesundes, zufriedenes und kompetentes Altern (vgl. Huber, 1997).

In der Bundesrepublik Deutschland ist die sozial- und gesundheitspolitische Relevanz des Themas „Gesundheit im Alter" eng verknüpft mit der in den 90er Jahren im Auftrag des Bundesministeriums für Familie, Senioren, Frauen und Jugend begonnenen Altenberichterstattung. Der Erste Bericht zur Lage der älteren Generation in Deutschland (1993) lieferte erstmals eine umfassende und differenzierte Analyse der Lebenssituation älterer Menschen. Mit der Verabschiedung des Ersten Altenberichts war die Bundesregierung explizit aufgefordert worden, die Gesundheit im Alter als Schwerpunktthema künftiger Altenpolitik aufzugreifen (BMFSFJ, 2002). Der Vierte Altenbericht stellt unter dem Titel „Risiken, Lebensqualität und Versorgung Hochaltriger unter besonderer Berücksichtigung dementieller Erkrankungen" eine umfassende Analyse und Bestandsaufnahme des vierten Lebensalters, d. h. für die Bevölkerungsgruppe der über 80jährigen dar. Gleichzeitig ist er eine Fortschreibung und Aktualisierung der bisherigen Altenberichterstattung und liefert wertvolle Informationen zur Lebenssituation der jüngeren Älteren.

Sehr intensiv beschäftigt sich das Bundesministerium für Gesundheit und Soziale Sicherung in Zusammenarbeit mit der Bundesvereinigung für Gesundheit e. V. mit dem Thema „Gesund Altern". Der Beginn dieser Kooperation geht auf den Weltgesundheitstag im Jahr 1999 zurück, der unter dem Motto „Aktiv leben – Gesund alt werden" stand. Die Grundlage für aktuelle Empfehlungen liefert eine Expertise der Bundesvereinigung für Gesundheit e.V. (BfGe) unter Leitung von Prof. Andreas Kruse. Als Prämisse dieser Expertise gilt:

> „Das Alter soll als Chance und Erfolg gewertet werden
> und unter dem Aspekt des Zugewinns
> an Lebensqualität gestaltet werden."

Als vorrangige Aufgaben nennt die Expertise – wie bereits erwähnt – Kampagnen zur Vermittlung eines positiven Altersbildes und zur Entwicklung eines gesunden Lebensstils mit ausreichendem körperlichen und kognitivem Training sowie einer ausgewogenen, vitaminreichen Ernährung und ausreichender Flüssigkeitszufuhr zur Reduktion von krankheitsfördernden Risikofaktoren. Betont wird, dass es nie zu spät ist, den eigenen Lebensstil positiv zu verändern, um Krankheitsgefahren abzuwehren bzw. bereits eingetretene, chronische Krankheiten im Verlauf günstig zu beeinflussen, und es bis ins hohe Alter möglich ist, bereits verlorene Fähigkeiten durch Rehabilitation und aktivierende Pflege wiederzugewinnen.

## 1.4 Altern und Aktivität – erste Zwischenbilanz und Überblick über die weiteren Kapitel

Hinreichende körperliche und geistige Leistungsfähigkeit werden als wesentliche Voraussetzungen für die Bewahrung von Gesundheit und für die Kompetenz zu einer selbstständigen Lebensführung und deren Bewahrung eingeschätzt. In einer repräsentativen Befragung von 1500 älteren Menschen im Alter von 50 bis 75 Jahren, die das Institut Infratest Sozialforschung 1990 durchgeführt hat (vgl. Denk & Pache, 1996), erhielt der Wunsch *„körperlich und geistig fit zu bleiben"* aus einer Liste von 21 Lebensgütern, die als sehr wichtig im Leben angesehen werden, mit 87 % die höchste Zustimmung. Damit wird deutlich, dass ein gesundes Altern nur durch ein aktives Altern möglich ist. Eine Grundvoraussetzung ist die Aufrechterhaltung der körperlich-sportlichen Aktivität bis ins hohe Alter. Aus der hohen Wertschätzung körperlicher und geistiger Leistungsfähigkeit für den objektiven und subjektiven Gesundheitszustand und die Lebenszufriedenheit im Alter lässt sich allerdings nur sehr eingeschränkt eine entsprechende Präferenz für Bewegungs- und Sportaktivitäten ableiten. In der Rangfolge der Lebensgüter ist der Wunsch, *„sich zu bewegen und körperlich zu betätigen"*, erst an 13. Stelle plaziert. Repräsentative Studien für Deutschland belegen, dass der Anteil der Sporttreibenden mit zunehmendem Alter kontinuierlich abnimmt (Opaschowski, 1987). Bei den 35- bis 39jährigen sind es immerhin 52 %, die nach eigenen Angaben sportlich aktiv sind. In der Altersgruppe der 60- bis 69jährigen sinkt der Anteil auf 21 %. Trotz vielfältiger Versuche zur Förderung der sportlichen Aktivität bei Personen des mittleren und späteren Erwachsenenalters kann bislang nicht von einer Ausweitung des Sporttreibens bei älteren Menschen ausgegangen werden (Tokarski, 1991; Opaschowski, 1996).

In den letzten Jahren ist ein wachsendes Interesse an wissenschaftlichen und praktischen Fragen des Alterssports feststellbar. Es gibt zunehmend sportwissenschaftliche Studien mit gerontologischen Fragestellungen. Einige universitäre sportwissenschaftliche Institute bieten eigene Studiengänge mit dem Schwerpunkt Alterssport an. Bewegungs- und Sportangebote für Ältere werden wissenschaftlich begleitet und für die Durchführung gibt es inzwischen anerkannte Leitlinien. Alterssport ist seit einigen Jahrzehnten fest bei Sportorganisationen, aber auch bei Kommunen, Kirchen, Volkshochschulen und Krankenkassen im Angebot verankert.

Dieser positiven Entwicklung in Wissenschaft und Praxis steht entgegen, dass mit fortschreitendem Alter die sportliche Betätigung oft aufgegeben wird. Hierzu führen sicherlich auch das eher negative, Passivität betonende Bild des älteren Menschen in der Gesellschaft und das Selbstbild älterer Menschen. Studien kommen insgesamt zu dem Ergebnis, dass individuelle und biographische, aber auch soziale, ökologische und gesellschaftliche Faktoren für die sportliche Inaktivität älterer Menschen von Bedeutung sind (Denk & Pache, 1996). In neueren Untersuchungen wird darüber hinaus auf Informationsdefizite hingewiesen. Die älteren Menschen wissen also gar nicht, wie, wo, wann sie sich einer Sportgruppe ihrer Wahl anschließen können und welche positiven gesundheitlichen Auswirkungen dies haben kann.

Es zeigt sich somit eine Diskrepanz zwischen dem oben zitierten Wunsch „*körperlich und geistig fit zu bleiben*" und dem Zugang zu regelmäßiger Aktivität im Alter. Daher ist es von großer Bedeutung, die positiven, empirisch bewiesenen Effekte von körperlich-sportlicher Aktivität auf die körperliche und geistige Leistungsfähigkeit noch mehr zu betonen. Neben den positiven Auswirkungen der Aktivität auf die physische und psychische Gesundheit, wird natürlich auch die körperliche bzw. sensumotorische Funktionsfähigkeit trainiert. Erfolgreich zu altern bedeutet, lange psychisch und physisch gesund zu bleiben und die Selbstständigkeit bis ins hohe Alter zu bewahren (Filipp & Ferring, 1989). Hierbei ist die körperliche Leistungsfähigkeit von großer Bedeutung (VanSwearinen et al., 1998).

Gesundheitsförderungsprogramme und therapeutische Interventionen zur Stärkung der körperlichen Leistungsfähigkeit, aber auch der psychischen und sozialen Komponenten, die mit Hilfe von körperlich-sportlicher Aktivität beeinflussbar sind, werden daher immer wichtiger. Wissenschaftliche Studien haben gezeigt, dass präventive und therapeutische Bewegungsinterventionen eine multidimensionale, ganzheitliche Ausrichtung haben müssen, die weit über körperliche Aktivierungsmaßnahmen hinausgeht. Nur dann können sie der Zielgruppe der Älteren gerecht werden.

Mit dem vorliegenden Band „Gesundheitsförderung – körperliche Aktivität und Leistungsfähigkeit im Alter" möchten wir dazu beitragen, diese Informationslücke zu schließen, ältere Menschen zur Teilhabe an Bewegungs- und Sportaktivitäten zu motivieren und unsere Leserinnen und Leser für die praktische Umsetzung zu qualifizieren.

In **Kapitel 2** stellen wir zunächst wesentliche Theorien und Modelle zur Gesundheit und Gesundheitsförderung vor, die für uns den konzeptionellen Rahmen bilden und den Zusammenhang von körperlicher Aktivität, Fitness und Lebensqualität im Alter verdeutlichen sollen.

In **Kapitel 3** widmen wir uns der spannenden Frage, ob der im Erwachsenenalter zu beobachtende Rückgang der körperlichen Funktionsfähigkeit ein natürlicher, altersbedingter und damit nicht zu beeinflussender Vorgang ist oder durch regelmäßige körperlich-sportliche Aktivität aufgehalten werden kann. Weiterhin werden wir die Fragen beantworten: Wie sportlich aktiv sind die deutschen Älteren im Durchschnitt? Welche Motive existieren für den Zugang zu körperlich-sportlicher Aktivität und welche Barrieren gilt es zu überwinden, damit Ältere regelmäßig sportlich aktiv sind? Danach stellen wir die vielfältigen Wirkungen auf die physische und psychische Gesundheit vor. In einem modifizierten Anforderungs-Ressourcen-Modell werden die Zusammenhänge von körperlich-sportlicher Aktivität und gesunden Alterns integriert.

In **Kapitel 4** stellen wir unsere Vorgehensweise bei der Planung gesundheitssportlicher und sporttherapeutischer Interventionen vor. Gleichzeitig möchten wir unseren Lesern wertvolle Tipps und Informationen für die eigenständige Konzeption indikationsspezifischer Programme geben. Wir orientieren uns bei der Planung gesundheitsbezogener Interventionen auf der Mikro-Ebene an einem Modell zur Planung und Steuerung einer bewegungsbezogenen Intervention in der Rehabilitation. Für die Planung gesundheitsbezogener Interventionen auf einer Makro-Ebene empfehlen wir ein Planungsmodell, „das insbesondere den Praktikern bei der Entwicklung, Durchführung und Bewertung von Maßnahmen der Gesundheitsförderung helfen soll" (Fuchs, 2003, S. 50).

In **Kapitel 5** verdeutlichen wir anhand einiger ausgewählter Praxiskonzepte die Ziele, Inhalte und Methoden einer körper-, bewegungs- und sportbezogenen Gesundheitsförderung.

Im abschließenden **Kapitel 6** entwickeln wir Perspektiven einer Gesundheitsförderung im Alter.

## 1.5    Zusammenfassung und Kontrollfragen

Aufgrund des demographischen Wandels werden der Gesundheitszustand und die gesundheitliche Versorgung der Menschen im hohen und höheren Lebensalter in der Zukunft eine zunehmende Rolle spielen. Von besonderer Bedeutung dabei ist, dass durch die Verlängerung der Lebensdauer besonders in der letzten Phase mit einer altersspezifischen Multimorbidität zu rechnen ist.

„Ausgehend von der bereits im Dritten Altenbericht getroffenen positiven Feststellung, dass es optimistische wissenschaftliche Aussagen gibt, die ein altersmäßiges Hinausschieben und somit eine Verkürzung dieser belastenden Lebensphase prognostizieren, in der mit schweren gesundheitlichen Beeinträchtigungen zu rechnen ist, müssen gerade die Anstrengungen vermehrt werden, die diesen positiven Trend unterstützen" (BMFSFJ, 2002, S. 21).

## Zusammenfassung und Kontrollfragen

In diesem einführenden Kapitel haben wir versucht, den herausragenden Stellenwert eines körperlich aktiven Lebensstils für ein gesundes, kompetentes und erfolgreiches Altern heraus zu arbeiten und unsere Schwerpunktsetzung für den vorliegenden Band Gesundheitsförderung zu begründen.

> Fünf Kontrollfragen zu Kapitel 1:
>
> 1. Welche Faktoren bestimmen die Lebensqualität im Alter?
> 2. Was sind die Ziele einer Prävention und Gesundheitsförderung im Alter?
> 3. Wie reagiert die Gesundheitspolitik auf die wachsenden Herausforderungen?
> 4. Wie bewerten Sie die Chancen für das geplante Präventionsgesetz?
> 5. Welche Rolle spielen bewegungsbezogene Interventionen im Modell zur Entwicklung von Hilfs- und Pflegebedürftigkeit im Alter?

Als weiterführende Literatur empfohlen:

1. Bundesministerium für Familie, Senioren, Frauen und Jugend (BMFSFJ) (Hrsg.) (2002). *Vierter Bericht zur Lage der älteren Generation in der Bundesrepublik Deutschland: Risiken, Lebensqualität und Versorgung Hochaltriger – unter besonderer Berücksichtigung demenzieller Erkrankungen.* Berlin: BMFSFJ.
2. Huber, G. (Hrsg.) (1997). *Healthy Aging, Activity and Sports. Proceedings of the Fourth International Congress Physical Activity, Aging and Sports (PAAS IV) in Heidelberg, Germany, August 27 – 31, 1996.* Gamburg: Health Promotion Publications.

# 2 Theorien und Modelle zur Gesundheit und Gesundheitsförderung

> „... meine fundamentale philosophische Annahme ist, dass der Fluß der Strom des Lebens ist. Niemand geht sicher am Ufer entlang. Darüber hinaus ist für mich klar, dass ein Großteil der Flusses sowohl im wörtlichen als auch im übertragenen Sinn verschmutzt ist. Es gibt Gabelungen im Fluss, die zu leichten Strömungen oder in gefährliche Stromschnellen und Strudel führen. Meine Arbeit ist der Auseinandersetzung mit folgender Frage gewidmet: Wie wird man, wo immer man sich in dem Fluss befindet, dessen Natur von historischen, soziokulturellen und physikalischen Umweltbedingungen bestimmt wird, ein guter Schwimmer?"
> *(Antonovsky 1987; Übersetzung durch Franke, 1997, S. 92)*
> *Franke, A. (1997). Zum Stand der konzeptionellen und empirischen Entwicklung des Slautogenesekonzepts. In: Antonvsky, A.: Salutogenese. Zur Entmystifizierung der Gesundheit (Dt. erweiterte Herausgabe von A. Franke). Tübingen: dvgt.*

## 2.1 Einführung

Was versteht man unter Gesundheit und Gesundheitsverhalten? Welche Klassifikationen von Gesundheit und Gesundheitsstörungen gibt es? Welche Theorien gibt es, um Gesundheit und Gesundheitsverhalten zu beschreiben und zu erklären? Was versteht man unter dem Konzept der Gesundheitsförderung? Welche Ansatzpunkte und Inhalte von Gesundheitsförderung lassen sich unterscheiden? Was sind die Besonderheiten „erfolgreichen Alterns"?

Um diese zentralen Fragen geht es in diesem zweiten Kapitel. Zunächst wird zu fragen sein, an welchem Verständnis von Gesundheit wir uns orientieren. Dabei wird deutlich werden, dass die vorgeschlagenen Definitionen je nach wissenschaftstheoretischem Schwerpunkt Unterschiedlichkeiten aufweisen werden. Unterschiedliche Schwerpunkte zeigen sich auch auf der Ebene der Zielsetzungen von Interventionsstrategien und -philosophien, die sich zwischen Prävention und Gesundheitsförderung bewegen. Je nach Strategie sind die Interventionen eher verhaltens- oder verhältnisorientiert. Mit der *Theorie der Salutogenese* wird ein Schlüsselkonzept vorgestellt, das quasi als Paradigma der modernen Gesundheitswissenschaften gilt. Zentral für die Entwicklung der modernen Gesundheitswissenschaften sind

- die Entwicklung von der Kuration zur Prävention,
- eine Ergänzung von individuumsbezogenen Maßnahmen der Prävention durch populationsbezogene Maßnahmen der Gesundheitsförderung und
- eben der Wandel bei der theoretischen Orientierung von Modellen der Pathogenese – dem dominant-medizinischen bzw. naturwissenschaftlichen Paradigma hin zu eher bio-psycho-sozial orientierten Modellen der Salutogenese.

Bei den skizzierten Entwicklungen geht es nicht darum, dass der eine Bereich durch den anderen Bereich ersetzt wird. Vielmehr handelt es sich dabei um Erweiterungen der jeweiligen Perspektiven. Es geht um ein integratives Verständnis von Gesundheitsvorsorge in unserer älter werdenden Gesellschaft.

## 2.2 Zentrale Begriffe

Beginnen wir mit der grundlegenden Ein- und Abgrenzung von zentralen Begriffen.
1. Was versteht man unter Gesundheit?
2. Was ist Gesundheitsverhalten?
3. Wie lassen sich Prävention und Gesundheitsförderung eingrenzen?

### 2.2.1 Gesundheit

In der wissenschaftlichen Diskussion um den Begriff Gesundheit gibt es zahlreiche Definitionsansätze (Hurrelmann & Laaser, 1993; Becker et al., 2000). Die bestehende Unschärfe des Begriffs wird durch die Tatsache vergrößert, dass die Dominanz der funktional-physiologischen Betrachtungsweise von Gesundheit zunehmend in Konkurrenz mit sozialwissenschaftlichen, psychologischen und pädagogischen Problemstellungen gerät (Röthig & Prohl, 1992) und ein interdisziplinärer Konsens nicht abzusehen ist. Dieses Defizit birgt für die Theorie und Praxis fatale Konsequenzen, „denn wenn der Gesundheitsbegriff [...] als solcher unbestimmt ist, so können auch keine Wirkgrößen „Gesundheit" behauptet werden" (Schulz, 1991, S. 9). Um dieses Defizit zu vermeiden, werden nachfolgend einige Grundpositionen vorgestellt.

In *medizinisch-naturwissenschaftlichen Ansätzen* wird Krankheit als „Abweichung von einer messbaren biologisch-somatischen Gesundheitsnorm" (Haug, 1991, S. 41) verstanden. Krankheitsursachen sind im biomedizinischen Modell Störungen biochemischer und neurophysiologischer Prozesse. Die Erklärungsansätze sind in der Regel von einer mechanistischen, monokausalen Sichtweise von Krankheit und Wiederherstellung von Gesundheit geprägt, wobei die Betrachtungsweise von der Zell- und Molekularebene bis hin zu komplexen Krankheitsbildern von Organsystemen reicht.

Im Gegensatz zu den klassischen naturwissenschaftlich-medizinischen Definitionen finden sich in der *Psychologie* nicht nur Defizitdefinitionen der Gesundheit, sondern Gesundheit wird positiv als das Vorhandensein von psychischer Kompetenz und psychischem Wohlbefinden, als Voraussetzung und als Ergebnis der Bewältigung externer und interner Anforderungen betrachtet „Aus psychologischer Sicht sollte ein gesunder Mensch sich „wohl" fühlen (subjektive Seite), und sein Verhalten dürfte anderen nicht „abnorm" erscheinen (objektive Seite). Der im umfassenden Sinn biologisch gesunde Organismus ist den üblichen Anforderungen des Lebens (z.B. Witterungswechsel, soziale Belastungen) gewachsen, er „krankt" weder offen noch latent an seiner unbelebten und belebten Umwelt" (Meyer, 1974, S. 264, zitiert nach Becker, 1982, S. 2).

Parsons (1967, S. 71) definiert Gesundheit aus *soziologischer Perspektive* als „Zustand optimaler Leistungsfähigkeit eines Individuums für die wirksame Erfüllung der Rollen und Aufgaben, für die es sozialisiert worden ist". Als Konsequenz wird die Notwendigkeit betont, für eine Gesellschaft gesundheitsförderliche Bedingungen zu schaffen, die das Individuum in die Lage versetzt, soziale Konfliktsituationen bewältigen zu können (Erben et al., 1986).

Einen Versuch, die skizzierten medizinischen, psychologischen und soziologischen Sichtweisen von Gesundheit miteinander zu verbinden, stellt die *Gesundheitsdefinition der Weltgesundheitsorganisation (WHO)* dar. In bewusster Absetzung von einer rein medizinischen Sichtweise hat die WHO in einer viel beachteten Konstitutionsschrift Gesundheit definiert als „Zustand des völligen körperlichen, seelischen und sozialen Wohlbefindens und nicht nur das Freisein von Krankheit und Gebrechen" (WHO, zitiert nach Hurrelmann, 1988, S. 16). Zwar wird die WHO – Definition, „das Erreichen vollkommenen Wohlbefindens", heftig kritisiert, dennoch hat sie dazu beigetragen, dass sich die Gesundheitsdiskussion über den vorherrschenden medizinischen Ansatz hinaus geöffnet hat. Neuere Ansätze aus Psychologie, Soziologie und Sozialmedizin greifen ganzheitliche und dynamische Gesundheitskonzepte auf und lehnen sich bei ihrem Gesundheitsverständnis an die stresstheoretische Forschung und an das Belastungs-Bewältigungs-Paradigma an (vgl. Schönpflug, 1987; Lazarus & Folkman, 1984; Hurrelmann & Laaser, 1993). Gesundheit ist in diesen Konzeptionen kein statischer Zustand, sondern Ergebnis des dynamischen Prozesses zwischen den physischen, psychischen und sozialen Schutz- bzw. Abwehrfunktionen des Organismus einerseits und andererseits den potenziell krankmachenden Einflüssen der physikalischen, biologischen und sozialen Umwelt. Gesundheit muss vom Organismus ständig hergestellt werden – sei es im Sinne einer immunologisch verstandenen Abwehr, sei es im Sinne einer Anpassung oder einer zielgerichteten Veränderung der Umweltbedingungen (Hurrelmann, 1988; Udris et al., 1992; Becker, 1990). Eng verbunden mit diesem *dynamischen Konzept von Gesundheit* ist auch die Überwindung der klassisch medizinischen Kategorisierung von gesund und krank hin zu einer *Kontinuums-Vorstellung* von Gesundheit und Krankheit.

Dem vorliegenden Band liegt ein integrativer Gesundheitsbegriff zu Grunde, der physische, psychische und soziale Komponenten in ihrer Wechselwirkung gleichermaßen einbezieht. In Anlehnung an bewältigungstheoretische Konzepte wird Gesundheit folgendermaßen definiert:

> Gesundheit ist das Ergebnis eines dynamischen Gleichgewichts (Balance) zwischen dem Individuum mit seinen Ressourcen und den Anforderungen seiner sozioökologischen Umwelt. Gesundheit wird als prozesshaftes Geschehen aufgefasst, das sich im aktuellen Bezug herausbildet. Gesundheit und Krankheit sind als Extrempole eines mehrdimensionalen Kontinuums (physisch, psychisch und sozial) zu sehen, auf dem sich eine Person jeweils lokalisieren lässt.

### 2.2.2 Gesundheitsverhalten und gesundheitsrelevante Lebensstile

In den westlichen Industrienationen dominieren chronisch-degenerative Krankheiten wie Herz-Kreislauf-Erkrankungen, Krebserkrankungen sowie Erkrankungen des Stütz- und Bewegungssystems. Auf der Grundlage epidemiologischer Studien ist geschätzt worden, dass chronisch-degenerative Krankheiten zu 10 % auf Mängel in der Gesundheitsversorgung, zu 20 % auf Erbfaktoren, zu 20 % auf Umweltbedingungen und zu 50 % auf spezifische Verhaltensweisen wie Rauchen, schlechte Ernährung und körperliche Inaktivität zurückzuführen sind (USDHEW, 1979). Sehr gut empirisch belegt ist die Bedeutung von Rauchverhalten, Ernährungsweise und dem Ausmaß körperlicher Inaktivität bei der Entstehung von Herz-Kreislauferkrankungen (vgl. Niesten-Dietrich, 1992).

Dass eine Person durch ihr *Gesundheitsverhalten* einen Beitrag zur Erhaltung bzw. Förderung ihrer Gesundheit leisten kann, gehört zu den Grundannahmen der Gesundheitswissenschaften. Dabei wird ausgewogener Ernährung und ausreichender körperlicher Bewegung große Bedeutung beigemessen, und viele Gesundheitsförderungsprogramme wählen diese beiden Ansatzpunkte. In den meisten Fällen sind die Bestimmungen des Begriffs Gesundheitsverhalten auf die Vermeidung von Gesundheitsrisiken gerichtet und orientieren sich an einer verhaltensorientierten Gesundheitspsychologie (Trojan & Legewie, 2001). Aus dieser Sichtweise abgeleitete Maßnahmen der Prävention und Gesundheitsförderung gehen davon aus, dass sich die Verhütung chronisch-degenerativer Krankheiten am wirkungsvollsten an den zu Grunde liegenden Verhaltensweisen orientieren soll, wie beispielsweise die Prävention von Rauchen in Hinblick auf die Prävention von Herz-Kreislauf-Erkrankungen.

Im Gegensatz zum Konzept des Gesundheitsverhaltens geht das *Lebensstil- bzw. Lebensweisenkonzept*, das als Schlüsselkonzept für die Gesundheitsförderung und als Alternative zum Konzept des Risikoverhaltens von der WHO aufgegriffen wurde, von einer engen Verzahnung der individuellen Lebensführung mit sozialstrukturellen und soziokulturellen Bedingungen aus (von Kardorff, 1999; Trojan & Legewie, 2001). Hervorgehoben werden die Interdependenzen zwischen einem gesundheitsrelevanten Lebensstil und der Umwelt im Sinne der physikalischen, ökonomischen und sozialen Lebensbedingungen sowie der jeweiligen Lebensphase. Die Lebensbedingungen, die sich terminologisch mit dem Konzept der Lebenslagen und der natürlichen bzw. gebauten Umwelt erfassen lassen, gehören zu den am besten belegten Determinanten von Gesundheit und Krankheit. Sie stehen aber nicht nur in direktem Zusammenhang mit höheren Mortalitäts- und Morbiditätsraten, sondern auch mit ungesunden Verhaltensweisen (z.B. hoher Alkoholkonsum, wenig Bewegung, höherer Zigarettenkonsum), die bei Personen mit einer ungünstigen Lebenslage wesentlich häufiger anzutreffen sind (Hüttner, 1996; Mielck, 1993; Rütten, 2003). Eine gesunde Lebensführung (u.a. ausgewogene Ernährung, ausreichende Bewegung, Nutzung von Vorsorgeuntersuchungen) korreliert stark mit der sozialen Schichtzugehörigkeit: Gesundes Verhalten findet sich besonders häufig in der Oberschicht. Zudem weisen Angehörige unterer sozialer Schichten nicht nur schlechtere Gesundheitswerte auf, sondern profitieren auch in geringerem Maße von gesundheitsrelevanten Verhaltensweisen wie beispielsweise körperlicher Aktivität (Opper, 1998). Mit dem Konzept der Lebenslage wird über den Begriff der sozialen Schicht hinausgehend, „eine umfassende und differenzierte Beschreibung ermöglicht, mit der die sozial ungleich verteilten Zugangschancen zu zentralen, für Lebensgestaltung, soziale Anerkennung, Status und Gesundheit bedeutsamen, Ressourcen abgedeckt werden können: hierzu zählen Geld, Wohnung, Vermögen (finanzielles Kapital), soziale Verbindungen, Unterstützungsnetze und soziale Kompetenzen (soziales Kapital), sowie Bildung und Wissen (kulturelles Kapital)" (von Kardorff, 1996, S. 67). Das Lebenslagenkonzept beschreibt damit die gemeinsamen individuellen und sozialen Bedingungen der Lebenssituation von Mitgliedern verschiedener in sich relativ homogener Gruppen (Rütten, 1998). Neben der Lebenslage sind die individuelle Lebensphase (Alter) und die sozialräumliche Umwelt kennzeichnend für die Lebensbedingungen, die sowohl das Gesundheitsverhalten als auch den Gesundheitszustand beeinflussen.

Da sich individuelle, gesundheitsrelevante Lebensstile nicht unabhängig von den physikalischen, sozialen und ökonomischen Lebensbedingungen entwickeln, ist eine alleinige Fokussierung auf individuumsbezogene, gesundheitsrelevante Verhaltensweisen und deren gezielte Beeinflussung über aufklärerische und erzieherische Maßnahmen unzureichend. Dies gilt insbesondere vor dem Hintergrund, dass sich Effekte gesunder Lebensführung unter ungesunden Lebensbedingungen deutlich reduzieren (Rütten, 2003). Verhaltensorientierte Konzepte sollten daher um Ansätze erweitert werden, die an den Lebensbedingungen ansetzen. Eine an salutogenetischen Prinzipien ausgerichtete Gesundheitsförderung greift diese Forderung auf und bezieht sowohl die Stärkung der persönlichen Kompetenzen der Menschen als auch die Entwicklung gesundheitsförderlicher Lebenswelten, die gesundheitsrelevante Lebensstile erst möglich machen, mit ein.

### 2.2.3 Prävention und Gesundheitsförderung

Die Differenzierung der Begriffe Prävention und Gesundheitsförderung ist sowohl in der Wissenschaft als auch in der Praxis und Politik unscharf. In einigen Modellen wird Gesundheitsförderung und Prävention gleichgesetzt (Hafen, 2004), wobei je nach Schwerpunktsetzung Prävention die Gesundheitsförderung umfasst (Mayer, 1995; Rosenbrock & Gerlinger, 2004) oder Gesundheitsförderung den Oberbegriff darstellt, unter dem auch die Prävention beschrieben wird (Waller & Trojan, 1996). Manche Autoren beschreiben Gesundheitsförderung und Prävention gar als je eigenständige Strategie (z. B. Badura, 1992).

Nach Trojan & Legewie (2001) folgt die Unterscheidung der beiden Begriffe primär einer unterschiedlichen Orientierung, wohingegen die Methoden in weiten Teilen die gleichen sind. Das Ziel der *Prävention* ist die Krankheitsvermeidung beziehungsweise -verhütung. Ausgangspunkt sind Theorien darüber, welche Faktoren Krankheit hervorrufen (Risikofaktoren) und wie diese verhindert werden können. Die *Gesundheitsförderung* hingegen fußt auf der Frage, welche Faktoren Gesundheit im Sinne des körperlichen, psychischen und sozialen Wohlbefindens beeinflussen, um diese dann in Interventionen verstärken zu können. Folgt man der Vorstellung eines Kontinuums von Gesundheit und Krankheit, so lassen sich Prävention und Gesundheitsförderung in Hinblick auf ihre Ziele dahingehend abgrenzen, dass Gesundheitsförderung darauf abzielt, die Position eines Individuums in Richtung des Pols „hohe Gesundheit" zu bewegen, während Prävention darauf gerichtet ist, zu verhindern, dass sich die Position eines Individuums auf dem Gesundheits-Krankheits-Kontinuum in Richtung Krankheit verschiebt. In dieser Hinsicht wäre Gesundheitsförderung der Oberbegriff, der auch präventive Maßnahmen einschließt (Becker, 1997). Auch Laaser & Hurrelmann (2003, S. 295) vertreten diese Ansicht:

> „Gesundheitsförderung bezeichnet alle vorbeugenden Aktivitäten und Maßnahmen, die die gesundheitsrelevanten Lebensbedingungen und Lebensweisen von Menschen zu beeinflussen suchen. Dabei sind sowohl medizinische als auch hygienische, psychische, psychiatrische, kulturelle, soziale, ökonomische und ökologische Ansätze angesprochen. Die Adressaten der Gesundheitsförderung sind nicht wie bei der Prävention Risikogruppen, sondern alle Gruppen der Bevölkerung, vor allem auch die Gesunden. Ziel ist die Bewahrung von Gesundheit, die Verbesserung und Steigerung von Gesundheitspotenzialen. In diesem Sinne schließt Gesundheitsförderung den Begriff der Prävention ein."

Eine Terminologie zu Interventionen von Prävention und Gesundheitsförderung, die sich in der Gesundheitswissenschaft weitgehend durchgesetzt hat, wurde von Laaser & Hurrelmann (2003) vorgelegt (vgl. **Tabelle 2.1**). Danach zielt die Gesundheitsförderung als Strategie auf die Gesamtbevölkerung und schließt dabei explizit alle Personen ein. Sie richtet sich prinzipiell auf alle Lebensbereiche und hat damit strukturelle Bedingungen, wie auch individuelle Lebensweisen im Blick. Die Prävention wird in drei Bereiche unterteilt, wobei die Primärprävention der Gesundheitsförderung konzeptionell am nächsten steht. Im Unterschied zur Gesundheitsförderung zielt diese auf bestimmte Risikogruppen und auf die gezielte Vorbeugung bei gesundheitlichen Fehlentwicklungen. Die Sekundärprävention und auch die Tertiärprävention greifen erst dann, wenn eine Krankheit bereits ausgebrochen ist. Bei der Sekundärprävention steht die Krankheitsfrüherkennung im Vordergrund – nicht die Vorsorgeuntersuchung – durch welche die Möglichkeit einer vollständigen Heilung gegeben sein soll. Die tertiäre Prävention ist auf die Rehabilitation bereits manifester Störungen gerichtet. Es soll ein Fortschreiten und eine Verschlechterung des Zustandes vermieden werden (Mayer, 1995).

Tabelle 2.1: Zur Terminologie von Interventionsschritten (Laaser & Hurrelmann, 2003)

|  | primordial | primär | sekundär | tertiär |
|---|---|---|---|---|
| Interventionszeitpunkt | im Gesundheitszustand | erkennbare Risikofaktoren | im Krankheitsfrühstadium | nach akuter Krankheitsbehandlung |
| Zielgruppe | Gesamtbevölkerung | Risikogruppen | Patienten | Rehabilitanden |
| Zielsetzung | Beeinflussung von Verhältnissen und Lebensweisen | Beeinflussung von Verhalten und Risikofaktoren | Beeinflussung der Krankheitsauslöser | Vermeidung von Folgeerkrankungen |
| Interventionsorientierung | ökologischer Ansatz | vorbeugender Ansatz | korrektiver Ansatz | kompensatorischer Ansatz |
| Bezeichnung | Gesundheitsförderung | Primärprävention | Sekundärprävention | Tertiärprävention, Rehabilitation |

Im Rahmen des vorliegenden Bandes werden Praxisbeispiele aus den verschiedenen gesundheitsbezogenen Interventionsbereichen aufgezeigt. Dabei wird abgezielt auf
- Gesundheitswirkungen von körperlich-sportlicher Aktivität, d. h. auf die Stärkung von Gesundheitsressourcen, die Verminderung von Risikofaktoren und eine möglichst effektive Bewältigung von Beschwerden und Missbefinden.
- Gesundheitsverhalten, d. h. auf die Befähigung der Bevölkerung, selbst Kontrolle über die Gesundheit auszuüben.
- gesunde Verhältnisse, d. h. auf die ökologischen und strukturellen Voraussetzungen für Gesundheit u.a. in den Settings Kommune und Betrieb (Brehm et al., 2002).

## 2.3 Theorien

### 2.3.1 Gesundheit

Bezugnehmend auf eine integrative Sichtweise von Gesundheit lässt sich seit den 1980er Jahren ein verstärktes Interesse an der Entwicklung und Überprüfung von Gesundheitsmodellen feststellen (Antonovsky, 1979; 1987; 1990; Hurrelmann, 1988; Lazarus, 1990; Udris et al., 1992; Becker, 1992a, 1992b; Becker et al., 1994; 2000). Im Folgenden können nicht alle theoretischen Ansätze abgehandelt werden. Ausführlichere Darstellungen finden sich bei Becker (1992a) oder auch Hurrelmann & Laaser (1993). Mit dem Salutogenese-Modell von Antonovsky sowie dem Ansatz eines interaktionistischen Anforderungs-Ressourcen-Modells zur Erklärung des aktuellen und des habituellen Gesundheitszustandes werden zwei Modelle beschrieben, die den theoretischen Rahmen des vorliegenden Bandes bilden.

*Salutogenese-Modell*
Angeregt durch Untersuchungen an ehemaligen jüdischen Insassen deutscher Konzentrationslager, die den Holocaust überlebten und sich Jahrzehnte danach in einem guten Gesundheitszustand befanden, stellte der israelische Medizinsoziologe Antonovsky (1987, S. 7) folgende Leitfrage als Grundlage seiner Forschung: „Unter welchen Bedingungen findet man Gesundheit vor bzw. warum wird oder bleibt jemand trotz widriger Umstände gesund?" Antonovsky macht deutlich, dass die Orientierung an klassischen biomedizinischen Ansätzen für die Erklärung von Gesundheit nicht ausreicht und setzt dem Begriff der Pathogenese den Begriff der Salutogenese gegenüber. In Anlehnung an das transaktionale Stresskonzept von Lazarus & Launier (1978) sieht Antonovsky Gesundheit als das Ergebnis eines dynamischen Wechselverhältnisses von Schutz- und Risikofaktoren, die sowohl innerhalb als auch außerhalb der Person liegen und jeweils ihre eigene Geschichte und damit auch unterschiedliche Stabilität haben können. Antonovsky übt vor dem Hintergrund dieses Gesundheitsverständnisses Kritik an der in der Medizin gängigen Unterscheidung in „gesund – krank". Er sieht den Menschen in einem ständigen Prozess von „mehr oder weniger gesund". Gesundheit und Krankheit sind für ihn keine klar getrennten Zustände, sondern die beiden Endpunkte einer kontinuierlichen Verteilung. Antonovsky (1979, S. 65) unterscheidet zur Lokalisation einer Person auf dem Gesundheits-Krankheits-Kontinuum (Health-Ease-Disease oder HEDE-Kontinuum) verschiedene Dimensionen des sogenannten Breakdown-Profils:

- *Selbsteinschätzung der Gesundheit*: Vorhandensein von Schmerzen und funktionelle Beeinträchtigungen;
- *Experteneinschätzung des Gesundheitszustandes*: Prognose durch einen Experten sowie Behandlungsbedarf kurativer oder präventiver Art.

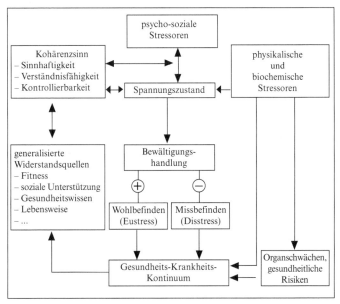

**Abbildung 2.1:** Salutogenese-Modell (Antonovsky, 1987; aus Bös et al., 1992)

Die bestimmenden Komponenten in Antonovskys Gesundheitsmodell sind
- psychosoziale, physische und biochemische Stressoren,
- Organschwächen („schwache Glieder in der Kette") und gesundheitliche Risikofaktoren (general resistance deficits [GRDs]),
- psychosoziale, genetische und konstitutionelle „generalisierte Widerstandsquellen" (general resistance resources [GRRs]) oder Schutzfaktoren,
- der Kohärenzsinn [Sense of Coherence: SOC], der die zentrale Variable des Modells darstellt.

*Stressoren und generalisierte Defizite – Risikofaktoren*
Die generalisierten Defizite setzen sich nach Antonovsky zum einen aus Organschwächen und gesundheitlichen Risiken (z. B. Bluthochdruck) zusammen, die sich unmittelbar auf die Gesundheit auswirken. Zum anderen spielen physikalische und biochemische Stressoren eine wichtige Rolle, die sowohl im Körperinneren als auch in der äußeren Umwelt, z. B. als Lärm, Gifte, Strahlen etc. vorzufinden sind. Zu den psychosozialen Stressoren gehört beispielsweise eine hohe Arbeitsbelastung. Antonovsky geht davon aus, dass Stressoren häufig und überall vorkommen können. Auf diese Stressoren reagiert ein Organismus zunächst mit einem Zustand der Spannung. Dieser Spannungszustand kann pathologische, neutrale oder gesundheitsfördernde Auswirkungen haben. Das Ergebnis hängt von der Effizienz der Spannungsbewältigung ab. Schlechte Spannungsbewältigung führt zu Distress und damit zu einer Verschlechterung auf dem HEDE-Kontinuum, gute Spannungsbewältigung zu Eustress und hat eine Verbesserung der Position zur Folge. Antonovsky negiert in seinem Modell der Salutogenese also keineswegs die Bedeutung von Risikofaktoren für die Entstehung von Krankheiten. Er kritisiert vielmehr den durch die Risikofaktoren festgelegten Krankheitsdeterminismus, der den abweichenden Fall unberücksichtigt lässt: Zahlreiche Menschen erkranken trotz vorhandener Risikofaktoren und zahlreicher Stressoren nicht an einer bestimmten Krankheit. Verantwortlich hierfür sind die generalisierten gesundheitlichen Widerstandsquellen und v.a. der Kohärenzsinn, so seine Hypothese.

*Generalisierte Widerstandsquellen – Schutzfaktoren*
Nach Antonovsky bewegt man sich nicht in Richtung Gesundheitspol des HEDE – Kontinuums, weil man einen Risikofaktor, z. B. Bluthochdruck nicht hat. Für die Verschiebung in Richtung Gesundheitspol sind vielmehr die Schutzfaktoren oder auch GRRs verantwortlich. Generalisierte Widerstandsquellen werden von Antonovsky (1979, S. 103) als „Ressourcen einer Person oder Gruppe, die eine erfolgreiche Spannungsbewältigung ermöglichen", definiert. Nach Antonovsky können folgende Schutzfaktoren unterschieden werden:
- *„Physical and biochemical GRRs"*: Abgeleitet aus der Immunologie versteht Antonovsky darunter physiologische, biochemische und neurohumorale Anpassungsleistungen des menschlichen Organismus.
- *„Artifactual – Material GRRs"*: Der Begriff kann sinngemäß übersetzt werden mit materieller Ausstattung. Darunter sind z. B. ökonomische Bedingungen, das Wohnumfeld oder die Arbeitsplatzgestaltung zu fassen.

- *„Cognitive and Emotional GRRs"*: Aus der Fülle möglicher psychologischer Konstrukte hebt Antonovsky lediglich zwei Konstrukte hervor: „knowledge-intelligence" und „ego identity". Mit dem Begriff „Wissen – Intelligenz" betont Antonovsky die Bedeutung kognitiver Faktoren, während mit der „Ich – Identität" ein bedeutsames Persönlichkeitskonstrukt in den Mittelpunkt gestellt wird. Diese GRRs sind nach Antonovsky maßgeblich an der Stressbewältigung beteiligt.
- *„Valuative-Attitudinal GRRs"*: Antonovsky versteht darunter individuelle Bewältigungsmuster (Copingstile) im Umgang mit Stressoren, die durch die Merkmale Rationalität (*rationality*), Flexibilität (*flexibility*) und Weitsicht (*farsightedness*) geprägt sind.
- *„Interpersonal-Relational GRRs"*: Zu diesem Bereich zählt Antonovsky soziale Unterstützungssysteme (z. B. Familie) und bezieht sich dabei auf die Ergebnisse der Social-Support-Forschung zum Zusammenhang von Social Support und Gesundheit.
- *„Macrosociocultural GRRs":* Hier integriert Antonovsky die kulturellen und gesellschaftlichen Bezüge eines Individuums, die als Widerstandsquellen angesehen werden können, z.B. gesellschaftliche Normen oder die Religionszugehörigkeit.

Die Widerstandsressourcen können nach Antonovskys Theorie dann besonders effektiv gegen Stressoren und Spannungszustände – und damit positiv auf die Gesundheit – wirken, wenn sie auf einen ausgeprägten Kohärenzsinn (vgl. **Vertiefung 2.1**) treffen.

---

**Vertiefung 2.1: Das Konzept des Kohärenzsinns**

„Der zentrale Faktor im Salutogenese-Modell ist der Kohärenzsinn" (Antonovsky, 1979, S. 123, zitiert nach Becker, 1982, S. 10). Der Kohärenzsinn (sense of coherence, SOC) ist eine globale Orientierung, die zum Ausdruck bringt, in welchem Umfang man ein generalisiertes, überdauerndes und dynamisches Gefühl des Vertrauens besitzt, dass die eigene innere und äußere Umwelt vorhersagbar ist und dass mit großer Wahrscheinlichkeit die Dinge sich so weiterentwickeln werden, wie man es vernünftigerweise erwarten kann. Je ausgeprägter der SOC ist, desto größer ist die Wahrscheinlichkeit eines positiven Gesundheitszustandes, da ein starker SOC die bestehenden generalisierten Widerstandsquellen zur erfolgreichen Bewältigung der Spannungen, die durch Stresso-

ren erzeugt werden, aktiviert. Der SOC besteht nach Antonovsky aus den folgenden drei Komponenten:
- *Verstehbarkeit (comprehensibility)* umfasst das Ausmaß, in dem (Alltags-)Anforderungen kognitiv klar geordnet und verstanden werden.
- *Handhabkeit (manageability)* beschreibt das Ausmaß der Überzeugung eines Individuums, mit den zur Verfügung stehenden Handlungskompetenzen vielfältige (Alltags-)Anforderungen und Belastungen bewältigen zu können.
- *Bedeutsamkeit (meaningfulness)* bezieht sich auf das Ausmaß, in dem das Leben als sinnhaft erfahren wird und es sich lohnt, sich mit Belastungen aktiv auseinanderzusetzen.

Der SOC wird als Schaltstelle im Salutogenese-Modell gesehen. Dabei sind zwei Aspekte von Bedeutung: Einerseits stellt der SOC die funktionale Gemeinsamkeit der verschiedenen GRRs dar. Andererseits wird der SOC als unabhängige Variable gesehen, die einen kausalen Einfluss auf die Gesundheit ausübt.

*Anforderungs-Ressourcen-Modell*
Ausgehend von einem Modell der psychischen Gesundheit (Becker, 1982; 1986) entwickelte der Psychologe Peter Becker ein integratives Anforderungs-Ressourcen-Modell (vgl. **Abbildung 2.2**), in welchem sowohl psychische als auch körperliche Dimensionen der Gesundheit berücksichtigt werden. Nach Becker (1992b) hängt der körperliche und psychische Gesundheitszustand davon ab, inwieweit es einer Person mit Hilfe der ihr zur Verfügung stehenden Ressourcen innerhalb der letzten Zeit gelungen ist bzw. aktuell gelingt, bestimmte Anforderungen zu bewältigen. Fällt die Erfolgsbilanz positiv aus, ist eher mit Wohlbefinden und Gesundheit, bei negativer Bilanz mit Missbefinden und Krankheit zu rechnen. Die zentralen Komponenten in Beckers Modell sind die externen und internen Anforderungen, die externen und internen Ressourcen sowie die seelische Gesundheit als Eigenschaft (vgl. **Vertiefung 2.2**).

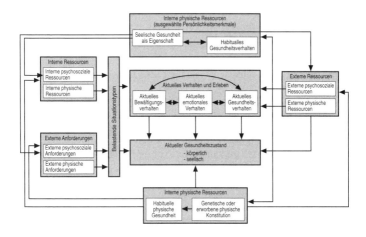

**Abbildung 2.2:** Anforderungs-Ressourcen-Modell der Gesundheit
(Becker, 1992b)

*Externe und interne Anforderungen*
Unter den externen Anforderungen versteht Becker psychosoziale
(z. B. hohe Arbeitsbelastung) sowie physische Anforderungen. Mit
den internen Anforderungen sind psychische (z. B. Ängste) und physische (z. B. Bluthochdruck) Anforderungen gemeint. Diese Anforderungen beeinflussen entweder direkt oder indirekt, d.h. vermittelt
über das Verhalten und Erleben, den Gesundheitszustand.

*Externe und interne Ressourcen*
Die gesundheitsschützenden internen Ressourcen lassen sich in psychische (z. B. ausgewählte Persönlichkeitseigenschaften) und physische Ressourcen (z. B. ein hohes Maß an Ausdauerleistungsfähigkeit)
gliedern. Die externen Ressourcen sind in physische (z. B. Fitness)
und psychosoziale Ressourcen zu unterscheiden, wobei Becker folgende externe psychosoziale Ressourcen benennt:
- günstige familiäre Bedingungen, gekennzeichnet durch Achtung, Wärme, Rücksichtnahme und wechselseitige Unterstützung der Familienmitglieder;
- günstige Bedingungen am Arbeitsplatz (positives Betriebsklima);
- intakte nachbarschaftliche Beziehungen;
- günstige materielle Bedingungen (Wohnung, Einkommen);

- gut ausgebautes Netz von Gesundheitsdiensten und sozialen, kulturellen und pädagogischen Einrichtungen;
- demokratische und rechtsstaatliche Rahmenbedingungen.

---

**Vertiefung 2.2: Seelische Gesundheit als Eigenschaft**

Im Spektrum der internen psychischen Ressourcen wird im Anforderungs-Ressourcen-Modell der „seelischen Gesundheit als protektiver Persönlichkeitseigenschaft" eine zentrale Bedeutung zugewiesen, welche Becker (1992b, S. 65) als „Fähigkeit zur Bewältigung externer und interner Anforderungen" definiert. Sie beeinflusst alle Anforderungen, die externen Ressourcen sowie das Bewältigungs- und das emotionale Verhalten. Becker (1989) hat zur Messung der seelischen Gesundheit als Eigenschaft eine Subskala im Trierer Persönlichkeitsfragebogen (TPF) entwickelt, die sich aus 20 Items zusammensetzt und folgende Bereiche abdeckt: Fähigkeit zur Bewältigung von Lebensanforderungen und Schwierigkeiten, Selbstsicherheit, Zuversicht, Optimismus, Durchsetzungsfähigkeit, Fähigkeit zur Befriedigung eigener Bedürfnisse, Autonomie, Selbstverantwortlichkeit. In empirischen Studien konnte Becker (1992b) positive Korrelationen zwischen der seelischen Gesundheit als Eigenschaft und (1) einem normangepassten, präventiven Verhalten, (2) gesunder Ernährung und Bewegung sowie (3) Entspannung feststellen.

---

Betrachtet man die Möglichkeiten, die das Salutogenese-Modell sowie das Anforderungs-Ressourcen-Modell bieten, um die Gesundheit zu fördern, so ergeben sich zwei Ansatzpunkte. Beim Auftreten von Risikofaktoren bzw. Anforderungen gilt es, die Gesundheit zu erhalten, d.h. Gesundheitsförderung muss versuchen,
- Risikofaktoren bzw. Anforderungen zu reduzieren und auszuschalten sowie
- Schutzfaktoren bzw. Ressourcen zu stärken, die zur Bewältigung der Risikofaktoren bzw. Anforderungen notwendig sind.

### 2.3.2 Gesundheitsverhalten

Es hat sich nicht nur eine Fülle von Erklärungsmodellen zur Entstehung von Gesundheit bzw. Krankheit entwickelt, es wurde in verschiedenen Wissenschaftsdisziplinen auch eine Reihe von theoretischen Überlegungen zum Gesundheitsverhalten elaboriert (vgl. Schwarzer, 1996). Im Folgenden werden mit dem Health Belief-

Modell, der Theorie der Schutzmotivation und dem sozial- kognitiven Prozessmodell gesundheitlichen Handelns drei Theorien vorgestellt, die in der Sportwissenschaft in den letzten Jahrzehnten Anerkennung fanden.

*Health Belief-Modell*
Das Health Belief-Modell entstand bereits in den 1950er Jahren und hatte entscheidenden Einfluss auf die heutige Diskussion um das Gesundheitsverhalten (Rosenstock, 1966; Becker, 1974). Im Health Belief-Modell wird das menschliche Handeln als rational bestimmt angesehen. In **Abbildung 2.3** wird das Modell graphisch dargestellt.

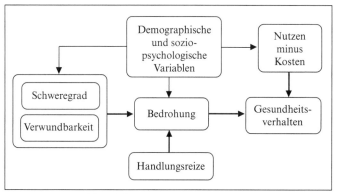

**Abbildung 2.3**: Health Belief-Modell (nach Schwarzer, 1996, S. 55)

Es wird davon ausgegangen, dass ein Mensch um so eher Gesundheitsverhaltensweisen (Vorsorge und Aufsuchen medizinischer Beratung) aufweist,
- je eher er sich verwundbar gegenüber Krankheiten hält,
- je ernster er den Schweregrad von Krankheitssymptomen wahrnimmt,
- je größer er die Bedrohung einer Krankheit wahrnimmt,
- je eher er an das Vorhandensein einer Gegenmaßnahme glaubt und
- je stärker er vom Nutzen der Gegenmaßnahme überzeugt ist.

Bislang konnten die in **Abbildung 2.3** dargestellten kausalen Zusammenhänge allerdings nicht empirisch nachgewiesen werden.

*Theorie der Schutzmotivation*
Ein weiterer Ansatz, der unter anderem Elemente des Health Belief-Modells aufnimmt, ist die Theorie der Schutzmotivation von Rogers (1975, 1983).

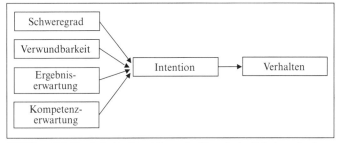

**Abbildung 2.4:** Vereinfachte Darstellung der Theorie der Schutzmotivation (Rogers, 1975 mod. nach Schwarzer, 1996, S. 65)

Dem in **Abbildung 2.4** dargestellten Modell liegen folgende vier Komponenten zu Grunde:
- wahrgenommener Schweregrad einer Gesundheitsbedrohung,
- wahrgenommene Verletzlichkeit gegenüber dieser Gesundheitsbedrohung,
- wahrgenommene Wirksamkeit einer Maßnahme zur Verhütung der Gesundheitsbedrohung,
- Selbstwirksamkeitserwartung, d.h. die subjektiv wahrgenommene Kompetenz zur Abwendung einer Gefahr.

Rogers (1975) geht davon aus, dass diese vier Komponenten dazu beitragen, den Vorsatz zu bilden, ein bestimmtes Gesundheitsverhalten auszuüben, wobei eine solche Intention die bestmögliche Vorhersage des tatsächlichen Verhaltens erlaubt. Empirisch angewandt wurde die Theorie der Schutzmotivation u. a. auf die Vorhersage von körperlicher Aktivität (Wurtele & Maddux, 1987), Brustselbstuntersuchung (Rippetoe & Rogers, 1987) und Raucherentwöhnung (Maddux & Rogers, 1983).

*Sozial- kognitives Prozessmodell gesundheitlichen Handelns*
In Erweiterung des Health Belief-Modells und der Theorie der Schutzmotivation sowie Bezug nehmend auf die Theorie des geplanten Verhaltens (Ajzen, 1985; Ajzen & Madden, 1986) und die Volitionstheorie (Heckhausen, 1989; Kuhl, 1994; vgl. **Vertiefung 2.3**)

propagiert Schwarzer (1996) ein sozial-kognitives Prozessmodell gesundheitlichen Handelns (vgl. **Abbildung 2.5**).

---

**Vertiefung 2.3: Volitionstheorie**

„Der Geist ist willig, aber das Fleisch ist schwach!" Dieser Satz ist uns in Bezug auf das Gesundheitsverhalten wohl vertraut. In den Theorien des Health Belief-Modells, in der Theorie der Schutzmotivation und in der Theorie des geplanten Verhaltens liegt der Schwerpunkt in der Erklärung von Motivationen und hier vor allem auf der Absichts- bzw. Intentionsbildung. Wir wissen jedoch nur allzu gut, dass es von der guten Absicht etwas zu tun, bis zur tatsächlichen umgesetzten Tat manchmal ein weiter Weg ist. Gerade auf diese Handlungsrealisierung legt die Volitionstheorie von Heckhausen (1989) ihren Schwerpunkt. Sie beschäftigt sich mit dem Willen einen einmal gefassten Entschluss in tatsächliches Handeln umzusetzen bzw. diese Handlung über einen längeren Zeitraum aufrechtzuerhalten. Betrachtet man den Prozess von den frühen Einflussfaktoren einer Absicht bis hin zu einer tatsächlich vollendeten Handlung, so endet die motivationale Phase da, wo aus der Intention – der Absicht – ein konkreter Vorsatz gebildet wird. Dieser Vorsatz beinhaltet konkrete handlungsausführende Überlegungen, ergo einen Handlungsplan. Hat beispielsweise jemand die Intention täglich zu walken, so bildet er den Vorsatz, vor dem Frühstück, die Stöcke in das Auto zu legen und mit dem Auto zum Walkingtreff zu fahren, um dort auf seine Walking-Gruppe zu warten, um mit dieser 60 Minuten durch den Wald zu walken. Der Vorsatz beschreibt also detailliert wie und wann eine beabsichtigte Handlung ausgeführt werden soll. Es können auch mehrere Handlungsalternativen entworfen werden, die derselben Absicht – sich zum Beispiel regelmäßig zu bewegen – dienen. Für die Realisierung einer Handlung sind dann in der Volitionstheorie Kosten-Nutzen-Überlegungen bedeutsam. Wie ist der Aufwand für eine bestimmte Form des Gesundheitssports (z. B. Anfahrtsweg; finanzielle Kosten) im Verhältnis zum erwarteten Nutzen (z. B. Effektivität im Hinblick auf die angestrebten Wirkungen)?

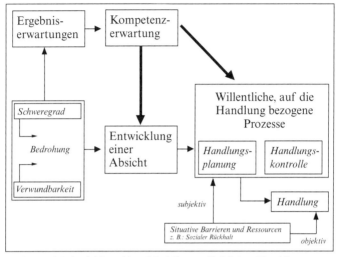

**Abbildung 2.5:** Sozial-kognitives Modell gesundheitlichen Handelns (Schwarzer, 1996, S. 93)

In diesem Modell wird zwischen einem motivationalen und einem volitionalen Prozess unterschieden. Im ersten Abschnitt des Modells, dem *motivationalen Prozess*, sind solche Prozesse enthalten, die zur Intentionsbildung führen, wobei Schwarzer (1996) folgende Komponenten benennt: (1) wahrgenommene Verwundbarkeit gegenüber und (2) wahrgenommener Schweregrad einer Gesundheitsbedrohung sowie (3) Ergebnis- und (4) Kompetenzerwartungen. Aus kognitiven Überlegungen der Krankheitsbedrohung und der -folgen kommt es zu Ergebniserwartungen. Beispielsweise, wenn ich mich nicht mehr bewege, werde ich bald einen Herzinfarkt erleiden. Diese Ergebniserwartungen werden dann jedoch den Kompetenzerwartungen gegenübergestellt, z. B. bin ich in der Lage an einem gesundheitsorientierten Ausdauersportprogramm teilzunehmen? Die Bilanzierung der Ergebnis- und Kompetenzerwartungen führt dann zur Bildung einer Intention.

Im zweiten Abschnitt des Modells, dem *volitionalen Prozess*, sind die Prozesse enthalten, die zur Realisierung des gesundheitsbezogenen Handelns notwendig sind. Nach Schwarzer (1996) erstellt der Mensch zunächst (1) einen Handlungsplan, d. h. das Wie und Wo der Handlung wird festgelegt, wobei eine ganze Reihe alternativer Ausführungsideen generiert werden kann. Dann wird (2) die Handlung initiiert, wobei mit Handlung sowohl ein Gesundheitsverhalten (z.B. körperliche Aktivität) als auch die Unterlassung eines Risikoverhaltens (z.B. Rauchen) gemeint ist. Während der Handlungsausführung findet (3) eine ständige Handlungskontrolle statt, „in der es darum geht, sowohl die Handlung als auch Intention und Vorsatz gegenüber Distraktoren abzuschirmen" (Schwarzer, 1996, S. 90). Nach der Handlungsausführung kommt es (4) zur Handlungsbewertung, indem Erfolge und Misserfolge registriert und interpretiert werden, wobei die Volitionsstärke von Erfolgen eher erhöht und von Misserfolgen eher abgeschwächt wird.

### 2.3.3 Gesundheitsförderung

Das Konzept der modernen Gesundheitsförderung geht auf das Aktionsprogramm der WHO von 1986 zurück, wie es in der *Ottawa-Charta* beschlossen wurde. Danach zielt Gesundheitsförderung „auf einen Prozess, allen Menschen ein höheres Maß an Selbstbestimmung über ihre Gesundheit zu ermöglichen und sie damit zur Stärkung ihrer Gesundheit zu befähigen" (WHO, 1986, S. 1). Dieser Prozess soll erreicht werden durch
- integrierte politische Schritte (gesundheitsfördernde Gesamtpolitik),
- die Entwicklung von positiven Lebensbedingungen in Umwelt und Gemeinde,
- die Unterstützung gesundheitsbezogener Gemeinschaftsaktionen sowie
- die Förderung persönlicher Kompetenzen für ein gesundheitsbewusstes Verhalten (Kaba-Schönstein, 1999).

Dem Verständnis von Gesundheitsförderung liegt damit eine doppelte Zielrichtung zu Grunde. Zum einen richtet sie sich an die Stärkung individueller Kompetenzen zur Bewältigung von Krankheitsrisiken und zur Stärkung gesundheitsbezogener Ressourcen. Zum anderen bezieht sie sich auf die gesundheitsgerechte Gestaltung der sozialen und natürlichen Umwelt, um die notwendigen Bedingungen in der Lebenswelt des Einzelnen zu schaffen (Hurrelmann, 2000).

Während sich das Salutogenese-Modell und das Anforderungs-Ressourcen-Modell mit der Frage befassen, welche Faktoren das Entstehen von Krankheit und Gesundheit beeinflussen, gibt es eine weitere Gruppe von Theorien, die explizit der Gestaltung von Gesundheitsförderung dienen sollen. Folgende drei Theoriebereiche von Interventionen der Gesundheitsförderung können dabei unterschieden werden (Titze, 2003):

- Psychologische Theorien, die auf der Ebene des individuellen gesundheitsrelevanten Verhaltens ansetzen,
- Die Theorie der sozialen Unterstützung, die auf der sozialen Ebene ansetzt;
- Theorien, die auf die Umweltbedingungen gesundheitlich relevanten Verhaltens fokussiert sind und dabei auch individuelle und soziale Variablen einbeziehen, wie sozial – ökologische Modelle und das PRECEDE-PROCEED-Planungsmodell.

Im Vordergrund der meisten Gesundheitsförderungsprogramme stehen personenbezogene Maßnahmen, die *psychologisch ausgerichteten Modellen der Verhaltensänderung* folgen. Diese sind durchaus wirkungsvoll und vermögen in der Tat Änderungen zu initiieren. Da diese Programme jedoch zumeist in dem geschützten Rahmen spezieller Kurse ablaufen und einer zeitlichen Begrenzung unterliegen, sind Rückfallprozesse eher die Regel denn die Ausnahme (Fuchs, 2003). In *komplexen Modellen der Gesundheitsförderung* wird deswegen versucht, personale, soziale und umweltbezogene Strategien zu integrieren und auf dieser Basis Programme zu planen. Solche sozial-ökologischen Modelle der Gesundheitsförderung verstehen sich als Rahmenkonzeptionen, die das Verhältnis von Individuum und sozialer sowie physikalischer Lebenswelt theoretisch zu fundieren suchen und deren innovatives Potenzial darin liegt, die verschiedenen politischen, umweltbezogenen (natürliche und gebaute Umwelt), ökonomischen und sozialstrukturellen Variablen in Beziehung zum individuellen gesundheitsrelevanten Verhalten zu setzen (u. a. Laaser & Hurrelmann, 2003; Sallis & Owen, 1999; Stokols, 1996). Der praktische Gehalt der sozial-ökologischen Modelle liegt nach Green et al. (1996) in dem Aufzeigen von möglichen unerwarteten Folgen geplanter Interventionen und einem reziproken Verhältnis von Umwelt und Verhalten, wonach die Umwelt das Verhalten beeinflusst, aber auch umgekehrt, die Umwelt durch das Verhalten von Individuen, Gruppen und Organisationen beeinflusst werden kann. Insbesondere dieses, durch die sozial-ökologischen Modelle postulierte, transaktionale Verhältnis hat zu einem der zentralen Ansätze der Gesundheitsförderung geführt, Personen zu befähigen, die Determinanten ihrer Gesundheit selbst zu beeinflussen. Mit dem Empowerment-Ansatz hat diese Sichtweise ihre methodische Entsprechung innerhalb der Gesundheitsförderung gefunden. Neben dem Aufzeigen von möglichen Folgen und dem reziproken Verhältnis von Umwelt und Verhalten, liegt der Beitrag der sozial-ökologischen Modelle zur Gesundheitsförderung in der Beschreibung spezifischer Settings, die sich auf das Verhalten von Individuen unterschiedlich auswirken und letztlich in der notwendigen Mehrdimensionalität von daraus folgenden Maßnahmen, die sich nicht nur auf individuelles Verhalten, sondern darüber hinausgehend auch auf soziale, strukturelle, politische und ökonomische Variablen richten sollten.

Das PRECEDE-PROCEED-Planungsmodell, das im Wesentlichen auf der Arbeit von Green & Kreuter (1991) beruht, ist ein anwendungsorientiertes Modell zur Planung umfassender Gesundheitsförderungsmaßnahmen. Die PRECEDE-Komponente des Modells geht auf die Veröffentlichung „*Health education planning: A diagnostic approach*" von Green et al. (1980) zurück. PRECEDE steht als Abkürzung für „*Predisposing, Reinforcing, and Enabling Constructs in Educational Diagnosis and Evaluation*". Im Jahr 1991 legten Green & Kreuter unter dem Titel „*Health promotion planning: An educational and environmental approach*" eine Revision vom einfachen PRECEDE- zum erweiterten PRECEDE-PROCEED-Modell vor. PROCEED bedeutet „*Policy, Regulatory, and Organizational Constructs in Educational and Environmental Development*". Das in der Ottawa-Charta der WHO formulierte umfassendere Verständnis von Gesundheitsförderung und die daraus resultierende Kritik in Veröffentlichungen hatte maßgeblich zu dieser Weiterentwicklung beigetragen (vgl. Fuchs, 2003). Das Modell integriert mit der Diagnose, Implementation und Evaluation die verschiedenen Phasen von Interventionen innerhalb eines Ordnungsrahmens. Ausgehend von dem Ziel, Lebensqualität zu steigern, werden in verschiedenen Diagnoseschritten, individuelle, umwelt- und politikbezogene Bedingungen, die für das Erreichen dieses Ziels von Bedeutung sind, eruiert, um dann darauf aufbauend die geplanten Interventionsschritte durchzuführen. Die Evaluation so geplanter und durchgeführter Maßnahmen umfasst den Prozess der Intervention, die Wirkung in Hinblick auf die Veränderung der zuvor definierten Bedingungsvariablen und die Ergebnisevaluation. Voraussetzung ist die Definition eines Settings, innerhalb dessen dieses Modell zum Tragen kommt.

Wesentliche Handlungsansätze der Gesundheitsförderung sind Empowerment und Partizipation (Ruckstuhl & Abel, 2001; Rütten, 2003). Naidoo & Wills (2003) nennen als weitere zentrale Ansätze den medizinisch-präventiven Ansatz, die Verhaltensänderung, die Gesundheitsaufklärung und den Ansatz der sozialen und politischen Veränderung. Diese verschiedenen Ansätze spiegeln die unterschiedliche Praxis und damit die konkrete Ausgestaltung von Interventionen der Gesundheitsförderung wider. Innerhalb eines Ordnungsrahmens, wie es das PRECEDE-PROCEED-Modell darstellt, kommen sie im Rahmen der Implementation von Interventionen aufgrund einer umfassenden Diagnose von relevanten Bedingungen der Gesundheit zum Tragen.

## 2.4 Zur Klassifikation von Gesundheit und Gesundheitsstörungen

Mit der ICF (= International Classification of Functioning, Disability and Health) hat die Weltgesundheitsorganisation (WHO) im Jahre 2001 eine weiterentwickelte Klassifikation von Gesundheit und ihren Beeinträchtigungen vorgelegt. Sie gehört zu der von der WHO entwickelten Familie von Klassifikationen für die Anwendung auf verschiedene Aspekte der Gesundheit und stellt insbesondere eine wesentliche Ergänzung zu der Klassifikation der Krankheiten (ICD = International Classification of Diseases) dar. Die wesentlichen Entwicklungsschritte werden in der folgenden **Tabelle 2.2** vorgestellt.

**Tabelle 2.2:** Meilensteine in der Geschichte von ICD und ICF (Schuntermann, 2003, S. 7)

| | |
|---|---|
| 1893 | ICD-1 (International List of Causes of Death) |
| 1948 | ICD-6 (erstmalig im Verantwortungsbereich der WHO) |
| 1972 | Beginn der Vorbereitungsarbeiten zur ICIDH (= International Classification of Impairments, Disabilities, Handicaps) |
| 1980 | erstmalige Veröffentlichung der ICIDH |
| 1990 | Veröffentlichung der deutschsprachigen Ausgabe – Internationale Klassifikation der Schädigungen, Behinderungen, Beeinträchtigungen |
| 1990 | Verabschiedung der 10. Revision der ICD (= International Classification of Diseases and Related Health Problems) |
| 1993 | Beginn des Revisionsprozesses der ICIDH |
| 1999 | Veröffentlichung der ICIDH-2 (= International Classification of Impairments, Activities and Participation") als Übergangsmodell zur ICF |
| 2001 (Mai) | Verabschiedung in der 54. Vollversammlung der WHO |
| 2001 (Oktober) | ICF – Translator version |
| 2001 (November) | deutschsprachiger Entwurf der ICF |
| 2002 (27. Februar) | Konsensus - Konferenz |
| 2002 (Juli) | Fertigstellung der Schlussfassung |

Die deutsche Übersetzung der ICF – die internationale Klassifikation der Funktionsfähigkeit, Behinderung und Gesundheit – erfolgte in der Verantwortlichkeit der rehabilitationswissenschaftlichen Abteilung des Verbandes Deutscher Rentenversicherungsträger (VDR) unter Leitung von Prof. Michael F. Schuntermann mit Vertretern Österreichs und der Schweiz. Das Bundesministerium für Gesundheit und Soziale Sicherung hat die Übersetzung zur Veröffentlichung freigegeben und die Internet-Ausgabe kann kostenlos beim Deutschen Institut für medizinische Dokumentation und Information (DIMDI) heruntergeladen werden. Die Publikation der Vollversion der ICF in Buchform steht unmittelbar bevor. Auf der Website der WHO kann die Originalfassung eingesehen werden. Inzwischen steht auch eine „ICF Children and Youth version" als Download-Exemplar zur Verfügung. Der Verband Deutscher Rentenversicherungsträger stellt auf seiner Homepage ausführliche Schulungsmaterialien zur ICF für nicht-kommerzielle Zwecke zur Verfügung (Schuntermann, 2003).

---

**Wichtige Internetadressen zur ICF
(aktueller Stand am 19.07.2005)**

Weltgesundheitsorganisation (WHO)
  www.who.int (→ WHO sites → classifications →
  ICF = www.who.int/classification/icf)

Deutsches Institut für medizinische Dokumentation und
Information (DIMDI)
  www.dimdi.de (→ Klassifikationen → ICF)

Verband Deutscher Rentenversicherungsträger (VDR)
www.vdr.de (→ Rehabilitation → ICF)

---

Die folgenden Ausführungen stellen eine Zusammenfassung der wesentlichen Aspekte der deutschsprachigen Fassung des ICF-Konzeptes dar.

### 2.4.1 Funktionale Gesundheit und Normalitätskonzept

Der wichtigste Grundbegriff der ICF ist der Begriff der *funktionalen Gesundheit* (Schuntermann, 2003). Die WHO spricht in diesem Zusammenhang auch von *Funktionsfähigkeit* (functioning), mit der alle Aspekte der funktionalen Gesundheit erfasst werden. Dabei wird bewusst auf eine Definition der Begriffe verzichtet. Vielmehr wird eine Beschreibung geliefert, wann nach ICF eine Person als funktional gesund gilt.

> „Eine Person ist *funktional gesund*, wenn – vor ihrem gesamten Lebenshintergrund (*Konzept der Kontextfaktoren*) –
> 1. ihre körperlichen Funktionen (einschließlich des geistigen und seelischen Bereichs) und ihre Körperstrukturen allgemein anerkannten (statistischen) Normen entsprechen (*Konzepte der Körperfunktionen und -strukturen*),
> 2. sie all das tut oder tun kann, was von einem Menschen ohne Gesundheitsproblem (Gesundheitsproblem im Sinne der ICD) erwartet wird (*Konzept der Aktivitäten*), und
> 3. sie zu allen Lebensbereichen, die ihr wichtig sind, Zugang hat und in diesen Lebensbereichen in der Weise und dem Umfang entfalten kann, wie es von einem Menschen ohne Beeinträchtigung der Körperfunktionen oder -strukturen oder der Aktivitäten erwartet wird (*Konzept der Teilhabe an Lebensbereichen*)" (Schuntermann, 2003, S. 5).

Diese Beschreibung verdeutlicht, dass mit dem Begriff der funktionalen Gesundheit die rein biomedizinische Betrachtungsweise der ICD verlassen wird. Neben dem biomedizinischen Konzept der Körperfunktionen und -strukturen werden Aspekte des Menschen als handelndes Subjekt (Aktivitäten, z. B. sich selbst versorgen) und als selbstbestimmtes und gleichberechtigtes Subjekt in Gesellschaft und Umwelt (Teilhabe, z. B. am Erwerbsleben, am sozialen Leben) einbezogen. Die Weiterentwicklung des ICIDH wird vor allem durch folgendes Zitat charakterisiert: „ICF describes how people live with their health conditions." Die Integration des Konzeptes der Kontextfaktoren (Umweltfaktoren, persönliche Eigenschaften und Attribute) ermöglicht es erstmalig, die Frage zu beantworten, welche Faktoren sich positiv (Förderfaktoren) und welche sich negativ (Barrieren) auf die funktionale Gesundheit einer Person auswirken. Die Begriffe *Förderfaktoren* und *Barrieren* lassen sich auf alle drei Aspekte der funktionalen Gesundheit anwenden.

> *Fallbeispiel:*
> Eine aufgrund bestimmter Funktionsstörungen und Strukturschäden des Bewegungssystems (z. B. Multiple Sklerose) im Gehen stark eingeschränkte Person (erhebliche Aktivitätseinschränkung im Gehen) möchte (Wille als Kontextfaktor) selbst bei der Post ein Paket aufgeben (Wunsch nach Teilhabe am Alltagsleben), wozu sie physisch und psychisch in der Lage ist (keine Einschränkung der Aktivität „ein Paket aufgeben"). Sie verfügt über einen Rollstuhl (Rollstuhl als Kontextfaktor) und kann damit allein zur Post fahren (keine Aktivitätseinschränkung in der Mobilität mit Hilfsmittel, der Kontextfaktor Rollstuhl wirkt sich positiv aus). Dort angekommen trifft sie auf eine für sie unüberwindbare Treppe, die zur Schalterhalle führt (Treppe als Kontextfaktor, der sich negativ auswirkt). Ein Fahrstuhl ist nicht vorhanden (Fahrstuhl als Kontextfaktor). Diese Umweltbedingung lässt es nicht zu, dass die Person selbst das Paket aufgibt (Fahrstuhl als positiv wirkender Kontextfaktor nicht vorhanden). Wäre das Postamt barrierefrei, hätte sie keine Probleme mit der Aufgabe des Paketes.

Das Beispiel illustriert die typische Betrachtungsweise in Begriffen der funktionalen Gesundheit, in dem alle Aspekte berücksichtigt sind (Schuntermann, 2003, S. 5).

Kritischer zu beurteilen ist das Normalitätsprinzip, auf dem das Modell der funktionalen Gesundheit basiert. Beispielsweise können anerkannte, meist statistisch gewonnene Normen für Körperfunktionen und strukturen in einer zeitlichen Perspektive hinterfragt werden, wie die Diskussion um die Cholesterin-Normwerte (Stichwort: „Cholesterin-Lüge") oder die Wertigkeit der Knochendichtemessung in der Früherkennung der Osteoporose zeigt. Im Gegenteil, eine unkritische Übernahme des Normalitätskonzeptes als normative Forderung kann zu erheblichen gesundheitlichen Problemen führen, wie unter anderem das durch die Medien vermittelte Schönheitsideal und die aktuelle Berichterstattung über die Zunahme der Zahl von Schönheitsoperationen zeigt. Im internationalen Vergleich spielen kulturelle und gesellschaftliche Rahmenbedingungen bei der Einschätzung von Aktivitäten bzw. der Bewertung der Teilhabe an Lebensbereichen eine wesentliche Rolle.

## 2.4.2 Das bio-psycho-soziale Modell der ICF

Das Beispiel verdeutlicht die unterschiedlichen Sichtweisen zwischen dem bio-medizinischen Modell (ICD) und dem bio-psycho-sozialen Modell der ICF. Das bio-medizinische Modell betrachtet eine Beeinträchtigung der funktionalen Gesundheit als ein Problem einer Person, welches unmittelbar von einer Krankheit, einem Trauma oder einem Gesundheitsproblem verursacht wird. Im bio-psycho-sozialen Modell der ICF hingegen ist eine Beeinträchtigung der funktionalen Gesundheit kein Merkmal einer Person, sondern ein komplexes Geflecht von Bedingungen, von denen viele vom gesellschaftlichen Umfeld geschaffen werden.

> „Damit kann der Zustand der funktionalen Gesundheit einer Person betrachtet werden als das Ergebnis der Wechselwirkung zwischen dem Gesundheitsproblem (ICD) der Person und ihren Kontextfaktoren auf ihre Körperfunktionen und -strukturen, ihre Aktivitäten und ihre Teilhabe an Lebensbereichen" (Schuntermann, 2003, S. 10).

Die **Abbildung 2.6** skizziert das bio-psycho-soziale Modell der Komponenten der Gesundheit. In das Modell können sogenannte Sekundärprozesse und induzierte Prozesse integriert werden. In diesem komplexen Interdependenzmodell variiert der Zustand der funktionalen Gesundheit mit dem Gesundheitsproblem (ICD) und den Kontext-

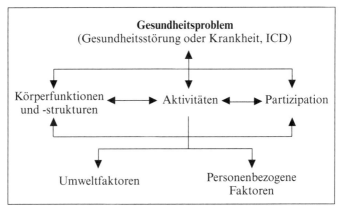

**Abbildung 2.6:** Bio-psycho-soziales Modell der Komponenten der Gesundheit der ICF (Schuntermann, 2003, S. 11)

faktoren, und eine Beeinträchtigung der funktionalen Gesundheit kann neue Gesundheitsprobleme nach sich ziehen. Jedes Element kann als Ausgangspunkt für mögliche neue Probleme herangezogen werden (Sekundärprozesse). Beispielsweise kann eine längere Bettlägerigkeit einer Person (Aktivitätseinschränkung) eine Muskelatrophie (Strukturschaden mit Funktionsstörung) bewirken. Eine langzeitarbeitslose Person (Beeinträchtigung der Teilhabe) kann eine reaktive Depression entwickeln oder alkoholabhängig werden (beides Krankheiten). Induzierte Prozesse können sich bei Dritten, meist nächsten Angehörigen entwickeln, z. B. bei Eltern krebskranker Kinder (vgl. Schuntermann, 2003).

Das bio-psycho-soziale Modell der ICF ist wesentlich aussagekräftiger und wirklichkeitsnäher als das eher eindimensionale Krankheitsfolgenmodell der ICIDH von 1980, da es modellhaft eine allgemeine und abstrakte Wechselwirkung zwischen den Komponenten der Gesundheit berücksichtigt. Wer hierzu mehr wissen möchte, dem sei die **Vertiefung 2.4** empfohlen.

### 2.4.3 Kontextfaktoren und funktionale Gesundheit

Mit der Einbeziehung von Kontextfaktoren in das Konzept der funktionalen Gesundheit vollzieht die WHO einen Paradigmenwechsel hin zu einer bio-psycho-sozialen Perspektive mit vielfältigen sozialmedizinischen und sozialrechtlichen Konsequenzen. Die folgende **Tabelle 2.3** gibt einen Überblick über die von der WHO genannten Kontextfaktoren.

| *Definitionen:* | |
|---|---|
| *Umweltfaktoren* | bilden die materielle, soziale und einstellungsbezogene Umwelt ab, in der Menschen leben und ihr Dasein entfalten. |
| *Personbezogene Faktoren* | sind der besondere Hintergrund des Lebens und der Lebensführung einer Person (ihre Eigenschaften und Attribute) und umfassen Gegebenheiten des Individuums, die nicht Teil ihres Gesundheitsproblems oder Gesundheitszustandes sind. |
| *Förderfaktoren* | Kontextfaktoren, die sich positiv auf die funktionale Gesundheit auswirken. |
| *Barrieren* | Kontextfaktoren, die sich negativ auf die funktionale Gesundheit auswirken. |

|  | ICIDH (1980) | ICF (2001) |
|---|---|---|
| Konzept | kein übergreifendes Konzept | Konzept der funktionalen Gesundheit (Funktionsfähigkeit) |
| Grundmodell | Krankheitsfolgenmodell | Bio-psycho-soziales Modell der Komponenten von Gesundheit |
| Orientierung | defizitorientiert – es werden Behinderungen klassifiziert | ressourcen- und defizitorientiert – es werden Bereiche klassifiziert, in denen Behinderungen auftreten können |
| Behinderung | formaler Oberbegriff zu<br>• Schädigungen (impairments),<br>• Fähigkeitsstörungen (disabilities),<br>• (sozialen) Beeinträchtigungen (handicaps). Keine Bezugnahme auf Kontextfaktoren | formaler Oberbegriff zu Beeinträchtigungen der Funktionsfähigkeit unter expliziter Bezugnahme auf Kontextfaktoren |
| grundlegende Aspekte | • Schädigung,<br>• Fähigkeitsstörung,<br>• (soziale) Beeinträchtigung | • Körperfunktionen und -strukturen (Funktionsstörung, Strukturschaden),<br>• Aktivitäten im Sinne von Leistung (Aktivitätsstörung),<br>• Teilhabe an wichtigen Lebensbereichen (Einschränkung der Teilhabe) |
| soziale Beeinträchtigung | Attribut einer Person | Wechselwirkung zwischen dem gesundheitlichen Problem einer Person (ICD) und ihren Umweltfaktoren |
| Umweltfaktoren | bleiben unberücksichtigt | sind integraler Bestandteil des Konzeptes und werden klassifiziert |
| personbezogene Faktoren | werden höchstens implizit berücksichtigt | werden explizit erwähnt, aber nicht klassifiziert |
| Anwendungsbereich | nur im gesundheitlichen Kontext ||

**Vertiefung 2.4:** Wichtige Unterschiede zwischen der ICIDH und der ICF

**Tabelle 2.3:** Kontextfaktoren der ICF (Schuntermann, 2003, S. 7)

| Umweltfaktoren (Kapitel der Klassifikation der Umweltfaktoren) | Personbezogene Faktoren (nicht klassifiziert) |
|---|---|
| • Produkte und Technologien (z. B. Hilfsmittel, Medikamente)<br>• Natürliche und vom Menschen veränderte Umwelt (z. B. Bauten, Straßen, Fußwege)<br>• Unterstützung und Beziehungen (z. B. Familie, Freunde, Arbeitgeber, Fachleute des Gesundheits- und Sozialsystems)<br>• Einstellungen, Werte und Überzeugungen anderer Personen und der Gesellschaft (z. B. Einstellung der Wirtschaft zu Teilzeitarbeitsplätzen)<br>• Dienste, Systeme und Handlungsgrundsätze (z. B. Gesundheits- und Sozialsystem mit seinen Leistungen und Diensten, Rechtsvorschriften) | • Alter<br>• Geschlecht<br>• Charakter, Lebensstil, Coping<br>• sozialer Hintergrund<br>• Bildung / Ausbildung<br>• Beruf<br>• Erfahrung<br>• Motivation<br>• Handlungswille<br>• Mut<br>• genetische Disposition |

### 2.4.4 Konzepte der Körperfunktionen und Körperstrukturen

Diese Konzepte befassen sich mit den biologischen Aspekten des menschlichen Organismus.

*Definitionen:*
*Körperfunktionen* sind die physiologischen Funktionen von Körpersystemen einschließlich der psychologischen Funktionen
*Körperstrukturen* sind Teile des Körpers, wie Organe, Gliedmaßen und ihre Teile
*Schädigungen* sind Probleme der Körperfunktionen (= Funktionsstörung) oder Körperstrukturen (= Strukturschaden), wie wesentliche Abweichung oder Verlust

Für die Interpretation und Klassifikation von Beeinträchtigungen sind einige wichtige Erläuterungen zu berücksichtigen (Schuntermann, 2003):
- Der Körper bezieht sich auf den menschlichen Organismus als Ganzes, u. a. auch das Gehirn und seine Funktionen. Daher werden mentale Funktionen unter Körperfunktionen eingeordnet.
- Körperfunktionen und Körperstrukturen sind in zwei verschiedenen Klassifikationen differenziert. Gliederungskriterium sind Körpersysteme (vgl. **Tabelle 2.4**).

**Tabelle 2.4:** Kapitel der Klassifikationen der Körperfunktionen und Körperstrukturen (Schuntermann, 2003, S. 17)

| Klassifikation der Körperfunktionen | Klassifikation der Körperstrukturen |
|---|---|
| 1. Mentale Funktionen | 1. Strukturen des Nervensystems |
| 2. Sinnesfunktionen und Schmerz | 2. Das Auge, das Ohr und mit diesen in Zusammenhang stehende Strukturen |
| 3. Stimm- und Sprechfunktionen | 3. Strukturen, die an der Stimme und dem Sprechen beteiligt sind |
| 4. Funktionen des kardiovaskulären, hämatologischen, Immun- und Atmungssystems | 4. Strukturen des kardiovaskulären, des Immun- und des Atmungssystems |
| 5. Funktionen des Verdauungs-, des Stoffwechsels- und des endokrinen Systems | 5. Mit dem Verdauungs-, Stoffwechsel- und endokrinen System in Zusammenhang stehende Strukturen |
| 6. Funktionen des Urogenital- und reproduktiven Systems | 6. Mit dem Urogenital- und dem Reproduktionssystem im Zusammenhang stehende Strukturen |
| 7. Neuromuskuloskeletale und bewegungsbezogene Funktionen | 7. Mit der Bewegung in Zusammenhang stehende Strukturen |
| 8. Funktionen der Haut und der Hautanhangsgebilde | 8. Strukturen der Haut und Hautanhangsgebilde |

- Schädigungen stellen eine Abweichung von gewissen, allgemein anerkannten Standards bezüglich des biomedizinischen Zustands des Körpers und seiner Funktionen dar. Die Bewertung und Festlegung dieser Standards erfolgt durch Mediziner der einzelnen Fachgebiete.
- Schädigungen werden unabhängig von ihrer Ätiologie und Entwicklung betrachtet.
- Schädigungen können vorübergehend oder dauerhaft, progressiv, regressiv oder statisch sein, intermittierend oder kontinuierlich.
- Schädigungen können Teil oder Ausdruck eines Gesundheitsproblems sein, aber sie weisen nicht notwendigerweise darauf hin, dass eine Krankheit vorliegt.
- Schädigungen können andere Schädigungen nach sich ziehen.
- Umweltfaktoren stehen in Wechselwirkung mit den Körperfunktionen.

### 2.4.5 Konzepte der Aktivitäten und Teilhabe

„Mit den Konzepten der Aktivitäten und der Teilhabe wird die rein medizinische Betrachtungsweise (funktionale Aspekte des menschlichen Organismus) verlassen und der Blick auf das Individuum als handelndes Subjekt sowie auf das Individuum in seiner Daseinsentfaltung in Gesellschaft und Umwelt gerichtet" (Schuntermann, 2003, S. 19).

Für beide Konzepte gilt eine gemeinsame Klassifikation der Aktivitäten und Teilhabe (Partizipation), deren Hauptkapitel in der **Tabelle 2.5** dargestellt sind. Das Gliederungsprinzip erfolgt nach Lebensbereichen (*life domains*), Bereichen menschlicher Aktivitäten und menschlicher Daseinsentfaltung.

Auf eine detaillierte Darstellung der Differenzierung beider Konzepte können wir an dieser Stelle nicht eingehen. Hier sei auf die vorliegende Originalversion bzw. die deutschsprachige Übersetzung verwiesen. Während das Konzept der Aktivitäten in seiner Bedeutung für die Beurteilung der funktionalen Gesundheit und für die Rehabilitation gut herausgearbeitet ist, fehlt für das Konzept der Teilhabe nach eigenen Angaben der WHO bisher die wissenschaftliche Grundlage für eine angemessene Operationalisierung (vgl. Schuntermann, 2003, S. 19). Wir möchten uns auf die Darstellung der wesentlichen Definitionen und einige wenige erläuternde Bemerkungen beschränken.

**Tabelle 2.5:** Hauptkapitel der Klassifikationen der Aktivitäten und Teilhabe (Schuntermann, 2003, S. 20)

| | |
|---|---|
| 1. | Lernen und Wissensanwendung (z. B. bewusste sinnliche Wahrnehmungen, elementares Lernen, Wissensanwendung) |
| 2. | Allgemeine Aufgaben und Anforderungen (z. B. Aufgaben übernehmen, die tägliche Routine durchführen, mit Stress und anderen psychischen Anforderungen umgehen) |
| 3. | Kommunikation (z. B. Kommunizieren als Empfänger, Kommunizieren als Sender, Konversation und Gebrauch von Kommunikationsgeräten und -techniken) |
| 4. | Mobilität (z. B. die Körperpositionen ändern und aufrecht erhalten, Gegenstände tragen, bewegen und handhaben, gehen und sich fortbewegen, sich mit Transportmitteln fortbewegen) |
| 5. | Selbstversorgung (z. B. sich waschen, pflegen, an- und auskleiden, die Toilette benutzen, essen, trinken, auf seine Gesundheit achten) |
| 6. | Häusliches Leben (z. B. Beschaffung von Lebensnotwendigkeiten, Haushaltsaufgaben, Haushaltsgegenstände pflegen und anderen helfen) |
| 7. | Interpersonelle Interaktionen und Beziehungen (z. B. allgemeine und besondere interpersonelle Beziehungen) |
| 8. | Bedeutende Lebensbereiche (z. B. Erziehung / Bildung, Arbeit und Beschäftigung, wirtschaftliches Leben) |
| 9. | Gemeinschafts-, soziales und staatsbürgerliches Leben (z. B. Erholung und Freizeit, Religion und Spiritualität) |

Für das *Konzept der Aktivitäten* sind vor allem die Begriffe Aktivität, Leistungsfähigkeit und Leistung von zentraler Bedeutung.

> *Definitionen:*
> *Aktivität* ist die Durchführung einer Handlung oder Aufgabe durch eine Person.
> *Leistungsfähigkeit* ist das maximale Leistungsniveau einer Person in einem (ein- oder mehrelementigen) Lebensbereich unter Testbedingungen oder hypothetischen Bedingungen wie Standard-, Ideal- bzw. Optimalbedingungen (= capacity).
> *Leistung* ist die tatsächliche Durchführung einer Handlung oder Aufgabe in einem Lebensbereich unter realen Lebensbedingungen, insbesondere unter den gegenwärtigen Alltagsbedingungen der Person mit ihren bestehenden Förderfaktoren und Barrieren (= *performance*).
> Eine *Beeinträchtigung (Einschränkung) der Aktivität* ist eine Schwierigkeit, die eine Person bei der Durchführung der Aktivität haben kann. Sowohl die Leistung als auch die Leistungsfähigkeit werden auf einer Skala von 0 bis 5 eingeschätzt. Die Zahlenwerte bedeuten in aufsteigender Richtung: „kein", „leichtes", „mäßiges", „erhebliches" und „vollständiges Problem".

Von der Leistung kann nicht unmittelbar auf die Leistungsfähigkeit geschlossen werden. Vielmehr ist die Beschreibung einer Leistung im Sinne der ICF nur dann vollständig, wenn angegeben wird, unter welchen Gegebenheiten sie erbracht wird und welche dieser Gegebenheiten als Förderfaktoren bzw. Barrieren anzusehen sind (Schuntermann, 2003, S. 24). Mit einem Fallbeispiel möchten wir dies verdeutlichen. Kommen wir wieder auf unsere im Gehen stark eingeschränkte Person zurück.

> *Fallbeispiel:*
> Stehen dieser Person in ihrer Umwelt weder Hilfsmittel noch Assistenz zur Verfügung, dann wird ihre Mobilitätsleistung (sich fortbewegen) praktisch aufgehoben sein (Bewertung 5). Hat sie jedoch einen Rollator (Gehwagen), verbessert sich ihre Mobilitätsleistung (Bewertung 4). Steht ihr ein Rollstuhl zur Verfügung, wird ihre Mobilitätsleistung weiter verbessert (Bewertung 3).

Dieses Beispiel verdeutlicht, dass die Leistungsfähigkeit als Grundlage für Entscheidungen von Rehabilitationsleistungen maßgeblich ist. Hier bedarf es zusätzlicher Informationen über die Umweltgegebenheiten, unter welchen die Leistungsfähigkeit in Leistung umgesetzt werden soll. Wichtig sind nach dem Modell auch Angaben zur Leistungsbereitschaft der betrachteten Person. Hinweise zur Interpretation der Unterschiede zwischen Leistung und Leistungsfähigkeit findet der interessierte Leser in der deutschsprachigen Version der ICF (Schuntermann, 2003).

Im *Konzept der Teilhabe* (Partizipation) werden inhaltlich „Fragen nach dem Zugang zu Lebensbereichen, der Daseinsentfaltung und dem selbstbestimmten und gleichberechtigten Leben sowie der erlebten gesundheitsbezogenen Lebensqualität in Lebensbereichen, die einer Person wichtig sind, gestellt. ... Das Teilhabekonzept steht eher im Zusammenhang mit den Menschenrechten, ihrer Umsetzung, mit dem Antidiskriminierungsgebot und dem Sozial-, Behinderten- und Rehabilitationsrecht sowie mit den entsprechenden Politiken" (Schuntermann, 2003, S. 27).

Diese Ausführungen verdeutlichen, dass die WHO bei der Operationalisierung dieses Konzeptes vor dem Hintergrund des kurzen Anwendungszeitraums der ICF noch keine international gültigen Standards vorgeben kann.

---

*Definitionen:*
*Teilhabe* ist das Einbezogensein einer Person in eine Lebenssituation oder einen Lebensbereich.
*Beeinträchtigungen der Teilhabe* sind Probleme, die eine Person beim Einbezogensein in eine Lebenssituation oder einen Lebensbereich erlebt.

---

In der praktischen Anwendung wird deshalb Teilhabe mit Leistung (aus dem Aktivitätskonzept) identifiziert und nur Leistung und Leistungsfähigkeit kodiert. Für den interessierten Leser möchten wir an dieser Stelle wiederum auf die deutschsprachige ICF – Version verweisen, in der eine Differenzierung der Begriffe Leistung und Teilhabe sowie eine „deutsche Lösung" präsentiert werden (Schuntermann, 2003, S. 28). Das Konzept der Teilhabe wird der sozialrechtlichen Ebene (Sozialgesetzbuch SGB IX) und das Aktivitätskonzept der praktischen sozialmedizinischen Interventionsebene zugeordnet.

## 2.4.6 Bedeutung der ICF für die Gesundheitsförderung

Mit der ICF hat die Weltgesundheitsorganisation eine weiterentwickelte Klassifikation vorgelegt, die es erstmals ermöglicht,
„das positive und negative funktionale Bild einer Person in den Bereichen der
1. Funktionen und Strukturen des menschlichen Organismus,
2. Tätigkeiten (Aktivitäten) aller Art einer Person und
3. Teilhabe an Lebensbereichen (z.b. Erwerbsleben, Erziehung / Bildung, Selbstversorgung, usw.)

vor dem Hintergrund möglicher Förderfaktoren und Barrieren standardisiert zu dokumentieren" (Schuntermann, 2003, S. 36).

Sie liefert damit eine gemeinsame international anerkannte Sprache für alle Akteure im Gesundheits- und Sozialwesen. Die ICF ist jedoch sehr viel mehr als ein systematisches Kodierungssystem funktionaler Befunde und Symptome. Sie erweitert mit ihrem erweiterten Gesundheitsbegriff die Perspektive für die Entwicklung neuer Interventionsstrategien in der Prävention, vor allem aber in der kurativen Versorgung und Rehabilitation. Im Unterschied zu den in Kapitel 2.2 dargestellten wissenschaftlichen Theorien und Modellen, die ebenfalls die Mehrdimensionalität der Gesundheit unterstreichen, ist bei der ICF vor allem ihre herausragende gesundheits- und sozialpolitische Bedeutung hervorzuheben. Alle aktuellen Definitionen des Begriffes der Rehabilitation basieren auf der ICIDH bzw. der ICF. Für den interessierten Leser verweisen wir zum Abschluss dieses Kapitels auf die **Vertiefung 2.5**, in der die Begriffe Behinderung und Rehabilitation ergänzend definiert werden.

---

**Vertiefung 2.5: Behinderung und Rehabilitation**

Zielperspektive der Rehabilitation ist die *Behinderung*, wobei dieser Terminus im Kontext der ICF nicht mehr nur als rein medizinische Definition zu verstehen ist. Die ICF differenziert einen allgemeinen und einen speziellen Behinderungsbegriff. Der allgemeine Behinderungsbegriff (*disability*) dient als Oberbegriff für jede Beeinträchtigung der funktionalen Gesundheit (Funktionsfähigkeit) auf den Ebenen der Körperfunktionen und Körperstrukturen, Aktivitäten und Teilhabe. Behinderung entsteht demnach „als das Ergebnis der negativen Wechselwirkung zwischen einer Person mit einem Gesundheitsproblem (ICD) und ihren Kontextfaktoren auf ihre funktionale Gesundheit" (Schuntermann, 2003, S. 12). Dieser Behindertenbegriff ist damit sehr weit gefasst, da beispielsweise jede Funktionsstörung auf der kör-

> perlichen Ebene (z. B. eine Muskelverspannung im Rücken) auch ohne Beeinträchtigung der Aktivitäten und Teilhabe einer Person, als Behinderung anzusehen ist. Der spezielle Behinderungsbegriff der ICF beschränkt sich dagegen nur auf Beeinträchtigungen der Teilhabe an einem Lebensbereich.
>
> In dieser bereits in der ICIDH aktualisierten Sichtweise des Behinderungsbegriffes stellt die WHO nicht mehr die Schädigung, sondern die daraus resultierende Funktionsstörung in den Mittelpunkt ihrer Betrachtungsweise. Daraus leitet die UN auch einen erweiterten Rehabilitationsbegriff ab.
>
> „Der Begriff Rehabilitation bezieht sich auf einen Prozess, der darauf abzielt, dass Menschen mit Behinderungen ihr optimales physisches, sensorisches, intellektuelles, psychisches und/oder soziales Funktionsniveau erreichen und aufrecht erhalten, ihnen also Hilfestellungen zur Änderung ihres Lebens in Richtung eines höheren Niveaus der Unabhängigkeit zu geben. Rehabilitation kann Maßnahmen umfassen (1) zur Versorgung und/oder Wiederherstellung von Körperfunktionen oder (2) zur Kompensation des Verlustes bzw. des Fehlens einer Körperfunktion oder einer funktionellen Einschränkung. Der Rehabilitationsprozess umfasst nicht die anfängliche medizinische Behandlung. Sie umfasst ein weites Spektrum von mehr elementaren und allgemeinen rehabilitativen Maßnahmen und Handlungen bis hin zu zielorientierten Vorgehensweisen, wie zum Beispiel die berufliche Rehabilitation" (UNITED NATIONS, 1994; zitiert aus Bundesarbeitsgemeinschaft für Rehabilitation, 1994, S. 5).

Die ICF liefert im Themenfeld Gesundheitsförderung Handlungsleitlinien für die Bereiche der Sekundär- und Tertiärprävention. Innerhalb der WHO wird aktuell an einer *International Classification of Health Interventions* (ICHI) gearbeitet.

## 2.5 Ansatzpunkte und Inhalte von Gesundheitsförderung

Die Strategien der Prävention und Gesundheitsförderung können bezüglich ihres Ansatzpunktes, den sie wählen, um Veränderungen zu erreichen, differenziert werden. Es wurde bereits herausgearbeitet, dass Maßnahmen direkt bei der Person (verhaltensorientierte Maßnahmen) oder an der Umwelt, in der diese Person lebt (verhältnisorientierte Maßnahmen), ansetzen können.

## 2.5.1 Verhaltensorientierte Strategien

Verhaltensorientierte Maßnahmen der Gesundheitsförderung versuchen, individuelles Risikoverhalten wie Rauchen oder körperliche Inaktivität zu verändern oder Menschen zu motivieren, medizinisch-technologische Interventionen wie Impfungen oder Früherkennungsverfahren in Anspruch zu nehmen (Leppin, 2004). Typische Beispiele für verhaltensorientierte Maßnahmen sind:
- Rückenschulkurse zur Verminderung muskuloskeletaler Beschwerden;
- Vorträge über die positiven Wirkungen körperlicher Aktivität hinsichtlich der Prävention von Herz-Kreislauf-Erkrankungen;
- schulische Programme zur Förderung des Selbstwertgefühls der Heranwachsenden, um sie vor dem Konsum von legalen und illegalen Drogen zu schützen;
- Plakate und Fernsehspots zur Aidsaufklärung.

Die verhaltensorientierten Strategien gehen von der Prämisse aus, dass der anzustrebende Zustand der Gesundheit durch bestimmte Verhaltensweisen des Individuums verbessert oder zumindest aufrechterhalten werden kann. Im Mittelpunkt steht die Beeinflussung dieses Verhaltens durch Maßnahmen, die auf unterschiedlichen Ebenen ansetzen können: auf der Ebene der sozialen, personalen, strukturellen und kulturellen Verhaltensbedingungen.

## 2.5.2 Kontextorientierte Strategien

Verhältnisorientierten Maßnahmen geht es darum, die ökologischen, sozialen, ökonomischen und / oder kulturellen Umweltbedingungen zu ändern und somit indirekt Einfluss auf die Entstehung und Entwicklung von Krankheiten zu nehmen (Laaser & Hurrelmann, 2003). Klassische Beispiele für verhältnisorientierte Maßnahmen sind:
- flächendeckende Fluorodierung des Trinkwassers;
- ergonomische Maßnahmen an Arbeitsplätzen und die Flexibilisierung der Arbeitszeit;
- serienmäßiger Einbau von Airbags in Autos;
- gesetzliche Regelungen zum Verbot gesundheitsschädlicher Baustoffe;
- die Durchführung von Impfkampagnen.

## 2.6 Erfolgreiches Altern

Aufgrund der gestiegenen gesellschaftlichen Bedeutung des Themas Alter, ist in den letzten Jahrzehnten in der Medizin, Psychologie und Soziologie ein verstärktes wissenschaftliches Interesse am Thema Altern zu konstatieren. Mit der Gerontologie ist eine eigene Wissenschaftsdisziplin entstanden, die versucht, interdisziplinär Fragen des erfolgreichen Alterns zu bearbeiten (Baltes, 1996; Lehr, 2000).

Der Ansatz des erfolgreichen Alterns basiert auf der Entwicklungspsychologie der Lebensspanne (Baltes, 1990; 2002), die nach Erklärungen für die menschliche Entwicklung im Lebenslauf sucht. Als grundlegende Prämisse wird davon ausgegangen, dass Alter und Altern im Rahmen eines genetisch determinierten Rahmens gestaltbar und veränderbar sind. Zum einen gilt das Forschungsinteresse der Beschreibung und Erklärung von Veränderungen im Lebenslauf von einzelnen Personen sowie Personen- und Gruppenunterschieden. Zum anderen ist es das Ziel, gegen Abbauprozesse, die im Alter zunehmen, zu intervenieren und die vorhandenen Kapazitäten zu optimieren.

Zurück geht der Begriff des erfolgreichen Alterns auf Havighurst et al. (1964), die damals bereits „sucessful aging" als ein Gefühl „der Zufriedenheit mit dem gegenwärtigen und vergangenen Leben" beschreiben. Es ist ein Ausdruck der persönlich gelungenen Bewältigung der jeweiligen Aufgaben, die sich im Verlauf des Lebens gestellt haben und noch stellen. Neben dem rein subjektiven Kriterium der Lebenszufriedenheit werden in neueren Definitionen von erfolgreichem Altern auch objektivierbare Indikatoren sozialer, psychischer und physischer Funktionsfähigkeit herangezogen, denen für die Lebensqualität im Alter zentrale Bedeutung beigemessen wird (Baltes & Baltes, 1989). Der entscheidende Vorteil des Begriffs liegt in der Überwindung eines reinen Defizitmodells (Zunahme an Krankheiten, Entwicklungsrückgänge etc.). Der Ansatz des erfolgreichen Alterns beschäftigt sich nicht primär mit der Verlängerung des Lebens, sondern mit dem Erhalt und der Verbesserung der Lebenszufriedenheit und Funktionsfähigkeit (Kompetenzen) im Alter. Ziel es ist also nicht nur, dem Leben Jahre, sondern vor allem den Jahren Leben zu geben.

*Alternstheorien*
Eine einheitliche Alternstheorie gibt es bislang nicht, da die möglichen Ursachen des Alterns vielfältiger Natur sind. Aus der Fülle der Theorien zur Erklärung des Alterns werden im Folgenden ausgewählte Ansätze im Überblick vorgestellt, wobei der Schwerpunkt auf sozialwissenschaftlichen Alternstheorien liegt:

Bei der *Disengagement-Theorie* (Cumming & Henry, 1961; Henry, 1964) wird von einer defizitären Grundvorstellung ausgegangen: Der alternde Mensch wird als ein den Abbauprozessen ausgeliefertes Wesen gesehen. Die Theorie basiert auf der Annahme, dass ältere Menschen eine Reduzierung sozialer Kontakte wünschen und vom mittleren Alter an eher in sich gekehrt sind. Dieser Grundannahme folgend führt jegliche Aktivität zu Konflikten, da sie mit einer Lebensraumerweiterung verbunden sind und damit im Widerspruch zu dem herannahenden Lebensende stehen.

Die *Aktivitätstheorie* (Tartler, 1961) entwickelte sich aus der Kritik an der Disengagement-Theorie. Es wird davon ausgegangen, dass nur diejenigen Personen zufrieden sind, die etwas leisten und deshalb von anderen gebraucht werden. Die Grundannahme ist, dass der alternde Mensch sozial aktiv sein will und erfolgreiches Altern durch einen aktiven Lebensstil erreichbar ist (Lehr, 2000).

Dieser Ansatz steht in enger Verbindung zum Disuse-Modell, das auf der Erkenntnis beruht, dass Funktionen, die häufig gebraucht werden (use), weniger schnell verkümmern als wenig oder gar nicht geübte (disuse; vgl. Kirchner & Schaller, 1996).

Die *Kompetenztheorie* versucht, die Aktivitätstheorie inhaltlich zu erweitern. Nach Olbrich (1987) sind auch ältere Menschen in der Lage, Ressourcen zu aktivieren, wodurch Verbesserungen der individuellen Situation erreicht und physische, psychische und soziale Kompetenzen erhalten und weiterentwickelt werden können. Nach der Kompetenztheorie kann der ältere, wie auch der junge Mensch seine Entwicklung beeinflussen, indem er sich aktiv mit seiner Umwelt und deren Anforderung auseinandersetzt (Kirchner & Schaller, 1996).

Ein Rahmenmodell zur Erklärung von erfolgreichem Altern hat Lehr (2000) vorgelegt. Sie operationalisiert erfolgreiches Altern über Langlebigkeit und psycho-physisches Wohlbefinden.

Lehr geht davon aus, dass für ein erfolgreiches Altern eine Vielzahl biologischer, psychologischer und sozialer Faktoren sowie die Interaktionen zwischen diesen Faktoren verantwortlich ist. Das in **Abbildung 2.7** dargestellte Rahmenmodell weist in vielen Bereichen Ähnlichkeiten mit dem Salutogenese-Modell und dem Anforderungs-Ressourcen-Modell (vgl. Kap. 2.3.1) auf. Bedingungsvariablen in dem komplexen Wirkungsgefüge sind körperliche Aktivitäten und Sport. Verschiedene Studien zeigen, dass vor allem körperliche und geistige Aktivitäten wichtige Grundlagen für ein gesundes und zufriedenes, für ein erfolgreiches Altern sind (Lehr & Jüchtern, 1997). In gerontologischen Publikationen zu diesem Thema bleibt jedoch of-

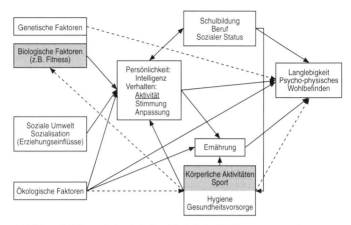

**Abbildung 2.7:** Interaktionistisches Modell der Bedingungen von Langlebigkeit und Altwerden bei psycho-physischem Wohlbefinden (nach Lehr 2000, S. 72)

fen, welche Personen welche Bewegungsaktivitäten in welchem Umfang und mit welcher Intensität ausüben sollten, um positive Effekte zu erzielen.

Mit den Heidelberg-Richtlinien zur Förderung von körperlicher Aktivität älterer Menschen dokumentiert die Weltgesundheitsorganisation (WHO) im Rahmen des Internationalen Kongresses „Healthy Aging, Activity and Sports" im August 1996 in Heidelberg den herausragenden Stellenwert eines körperlich aktiven Lebensstils für ein gesundes, zufriedenes und kompetentes Altern. In Anlehnung an Modellvorstellungen von Bouchard & Shephard (1994) ist davon auszugehen, dass Wechselbeziehungen zwischen den einzelnen in **Abbildung 2.8** dargestellten Komponenten bestehen.

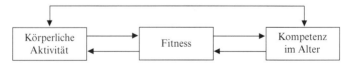

**Abbildung 2.8:** Hypothetischer Zusammenhang zwischen körperlicher Aktivität, Fitness und Kompetenz im Alter (in Anlehnung an Bouchard & Shephard, 1994)

## 2.7 Zusammenfassung und Kontrollfragen

Ziel dieses Kapitels war, den Rahmen des Themas Gesundheit und Gesundheitsförderung abzustecken. Dazu haben wir zunächst zentrale Begrifflichkeiten eingeführt und die grundlegenden Zugangsweisen zum Thema Gesundheit vorgestellt. Dabei sollte deutlich geworden sein, dass sich mit dem Themenfeld Gesundheit und Gesundheitsförderung verschiedene wissenschaftliche Teildisziplinen beschäftigen (u. a. die Gesundheitspsychologie, Gerontologie, Sportwissenschaft). Ähnlich wie in anderen Wissenschaftsfeldern lässt sich im Themenfeld Gesundheitsförderung ein Spektrum von wissenschaftlichen Ansätzen identifizieren, der entscheidend zu ihrer ausgeprägten Interdisziplinarität beitragen. Dies gilt sowohl für die Erklärung von Gesundheit und Gesundheitsverhalten als auch für die Analyse von speziellen Gesundheitswirkungen einzelner Gesundheitsverhaltensweisen, wie z.B. Gesundheitssport. Besonders im Hinblick auf die Intervention, die Gesundheitsförderung ist ein Zusammenspiel verschiedener Disziplinen unerlässlich.

Eine zentrale Rolle in diesem Kapitel hat das Modell der Salutogenese gespielt, da dieses Modell als Paradigma der Gesundheitswissenschaften – verstanden als die Suche nach gesunderhaltenden, protektiven Faktoren – von entscheidender Bedeutung für die Entwicklung dieses Wissenschaftsbereichs ist. Auch die Mehrdimensionalität des Gesundheitsbegriffs, der soziale, psychische und physische Komponenten mit einschließt, verkörpert eine grundlegende Annahme der Gesundheitswissenschaften. Dies wird auch in den verschiedenen Gesundheitsdefinitionen der Weltgesundheitsorganisation (WHO) deutlich. Aufbauend auf diesem Verständnis wurden verschiedenen Modelle für die Primär- und Sekundärprävention, die für den Gesundheitssport bedeutsam sind, als auch Modelle wie die International Classification of Functioning, Disability and Health (ICF) entwickelt, die sich mit der Sekundär- und Tertiärprävention auseinandersetzt und als Modell für die Rehabilitation im Allgemeinen und für die Sporttherapie im besonderen von Bedeutung ist.

Ein weiteres Anliegen dieses Kapitels war die Identifikation von verschiedenen Zielgruppen, Interventionsstrategien (individuum- versus kontextorientiert) sowie die Diskussion von Theorien des Gesundheitsverhaltens, da diesen sowohl bei der Verhaltensmodifikation als auch bei der Segmentierung von Zielgruppen eine wichtige Bedeutung zukommt.

Insbesondere bei den Ansätzen zum kompetenten und erfolgreichen Altern wird deutlich, das der körperlichen Aktivität und Fitness als Determinanten des kompetenten Alterns in verschiedensten theoretischen Ansätzen ein wichtiger Stellenwert eingeräumt wird. Inwieweit hat körperliche Aktivität Einfluss auf gesundes Altern? Wie körperlich aktiv sind ältere Menschen? Wie entwickelt sich die körperliche Leistungsfähigkeit in der zweiten Lebenshälfte? Diesen Fragen wird im folgenden Kapitel 3 detailliert nachgespürt.

> Fünf Kontrollfragen zu Kapitel 2:
>
> 1. Was versteht man unter Gesundheit und Gesundheitsverhalten?
> 2. Was sind Komponenten in den Theorien zur Erklärung des Gesundheitsverhaltens?
> 3. Welchen Stellenwert hat die ICF im Rahmen der Gesundheitsförderung?
> 4. Was versteht man unter dem Konzept der Gesundheitsförderung?
> 5. Welche Ansatzpunkte und Inhalte von Gesundheitsförderung lassen sich unterscheiden?

Als weiterführende Literatur empfohlen:

1. Schuntermann, M.F. (2003). *Einführung in die Internationale Klassifikation der Funktionsfähigkeit, Behinderung und Gesundheit unter besonderer Berücksichtigung der sozialmedizinischen Begutachtung und Rehabilitation. Ein Grundkurs* (Version 1.0). Deutsches Institut für medizinische Dokumentation und Information (Hrsg.): www.dimdi.de.
2. Schwarzer, R. (1996). *Psychologie des Gesundheitsverhaltens*. Göttingen: Hogrefe.
3. Schwarzer, R. (Hrsg.) (1997). *Gesundheitspsychologie. Ein Lehrbuch*. Göttingen: Hogrefe.
4. Woll, A. (1996). *Gesundheitsförderung in der Gemeinde – eine empirische Untersuchung zum Zusammenhang von sportlicher Aktivität, Fitneß und Gesundheit bei Personen im mittleren und späteren Erwachsenenalter*. Neu – Isenburg: LinguaMed.

# 3 Körperliche Leistungsfähigkeit und Aktivität als Ressource von gesundem Altern

„Ich fühle mich wie eine Rose, die kurz vor der Blüte steht"
(Grant & O´Brien Cousins, 2001, S. 238).

## 3.1 Einführung

Diese Aussage einer 75jährigen, die nach Jahrzehnten als Nichtsportlerin im Alter von 75 Jahren anfing, sportlich aktiv zu werden, unterstreicht den Stellenwert von körperlicher Aktivität, Bewegung und Sport als Ressource gesunden Alterns. Das Kapitel drei baut auf den theoretischen Grundlagen aus Kapitel zwei auf und zeigt, ob und inwiefern körperliche Leistungsfähigkeit und körperliche Aktivität eine Rolle im Hinblick auf Gesundheit und gesundes Altern spielen. Hierfür wird zunächst dargestellt, wie sich die körperliche Leistungsfähigkeit über die Lebensspanne entwickelt. Insbesondere interessieren hier folgende Fragen: In welchen Altersabschnitten gibt es Zunahmen und wann Rückgänge der körperlichen Leistungsfähigkeit? Gibt es Altersabschnitte im Erwachsenenalter, in denen die körperliche Leistungsfähigkeit schneller abnimmt als in anderen? Insbesondere interessiert in diesem Zusammenhang der Einfluss von mangelnder körperlich-sportlicher Aktivität auf den Rückgang der körperlichen Leistungsfähigkeit. Ist der Rückgang im Erwachsenenalter ein natürlicher, altersbedingter und damit nicht zu beeinflussender Vorgang oder kann regelmäßige körperlich-sportliche Aktivität den Rückgang aufhalten? Kann die körperliche Leistungsfähigkeit im Alter genauso trainiert werden wie in der Jugend und im frühen Erwachsenenalter? Mit Hilfe von empirischen Forschungsergebnissen werden diese Fragen beantwortet.

Im nächsten Schritt werden Bedingungen und Wirkungen von körperlich-sportlicher Aktivität dargestellt. Wie aktiv sind die deutschen Älteren im Durchschnitt? Welche Motive existieren für den Zugang zu körperlich-sportlicher Aktivität und welche Barrieren gilt es zu überwinden, damit Ältere regelmäßig sportlich aktiv sind? Sind Personen regelmäßig sportlich aktiv, so hat dies vielfältige Wirkungen auf die physische und psychische Gesundheit. Diese Wirkungen werden im Detail dargestellt, bevor abschließend die Zusammenhänge von körperlich-sportlicher Aktivität und gesunden Alterns in einem modifizierten Anforderungs-Ressourcen-Modell dargestellt werden.

## 3.2 Zentrale Begriffe

Für viele Begrifflichkeiten gibt es in der Wissenschaft unterschiedliche Definitionen, die den jeweiligen Forschungsgegenstand aus unterschiedlichen Blickwinkeln betrachten. Um festzulegen, welche Betrachtungsweisen dem vorliegenden Band zu Grunde liegen, werden zentrale Begriffe dieses Kapitels im Folgenden definiert.

*Entwicklung*
Lange Zeit wurde der Begriff „Entwicklung" nur für das Kindes- und Jugendalter verwendet. Veränderungen wurden nur dann als Entwicklung verstanden, wenn sie eine unidirektionale und natürliche Abfolge zeigen, wenn sie ein Ziel bzw. einen Endzustand haben, irreversibel sind und universale Gültigkeit aufweisen. Für eine Entwicklungspsychologie der Lebensspanne muss jedoch ein weit reichenderer Entwicklungsbegriff gelten, denn Entwicklung ist mit dem Eintritt ins Erwachsenenalter nicht abgeschlossen. Es gibt in diesem Alter aber meist keine generellen, unidirektionalen Veränderungen (Baltes, 1979). In Anlehnung an Arbeiten aus der Entwicklungspsychologie (u.a. Montada, 1987) und aus der Sportwissenschaft (u. a. Willimczik, 1983; Okonek, 2000) wird Entwicklung daher verstanden als „Veränderungen des Verhaltens, der Verhaltensmöglichkeiten und des Erlebens über die Zeit, orientiert am Lebensalter" (Conzelmann, 1997, S. 28). Hierbei steht die Entwicklung des Individuums (in der Fachliteratur nennt man diesen Forschungszweig Ontogenese) im Vordergrund. Das Lebensalter ist lediglich als „Trägervariable" zu sehen, in der Prozesse ablaufen, jedoch nicht als Ursache der Veränderung. Zudem lässt ein solcher Entwicklungsbegriff verschiedene Richtungen, d. h. Anstieg und Rückgang, zu.

*Körperliche Leistungsfähigkeit bzw. Fitness*
Die Begriffe Motorik und körperliche Leistungsfähigkeit bzw. Fitness[1] sind eng miteinander verknüpft. Unter Motorik wird die Gesamtheit aller Steuerungs- und Funktionsprozesse verstanden, denen Haltung und Bewegung zu Grunde liegen (Bös & Mechling, 1983). Diese Beschreibung beinhaltet, dass Haltung und Bewegung nicht getrennt voneinander zu sehen sind. Das bedeutet, dass Bewegungen nur dann Ziel gerichtet ausgeführt werden können, wenn durch eine angemessene Haltung des Körpers und der Gliedmaßen bestimmte Ausgangspositionen eingenommen werden. Die Kontrolle

---
1 Körperliche Leistungsfähigkeit und Fitness werden synonym verwendet

dieses Zusammenspiels von Haltung und Bewegung und deren Kopplung zählen daher auch zu den wichtigsten Aufgaben der motorischen Systeme (Singer & Bös, 1994).

In diesem Band wird der Ansatz der Fähigkeitskonzepte der Motorik verwendet. Grundlegend ist hierbei, dass nicht auf der Prozessebene gemessen wird, sondern dass motorische Fähigkeiten betrachtet werden. Diese motorischen Fähigkeiten sind nicht direkt beobachtbare, latente Konstrukte. Es wird angenommen, dass diese inneren Fähigkeiten auf der Ebene von Bewegungshandlungen als Leistung erfasst werden können. Motorische Fähigkeiten sind damit für den Erwerb und das Zustandekommen von Bewegungshandlungen verantwortlich (Bös et al., 2001). Körperliche Leistungsfähigkeit ist nun als Oberbegriff dieser motorischen Fähigkeiten zu verstehen und ist mit Hilfe der beobachtbaren Bewegungsleistungen messbar. **Abbildung 3.1** zeigt die Systematisierung der körperlichen Leistungsfähigkeit nach Bös (1987).

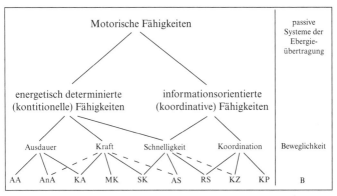

Abbildung 3.1: Differenzierung motorischer Fähigkeiten (Bös, 1987, S. 94)

Bös (1987) unterscheidet auf einer ersten Ebene motorische Fähigkeiten in energetisch determinierte (konditionelle) und informationsorientierte (koordinative) Fähigkeiten. Auf der zweiten Einteilungsebene werden diese in die motorischen Grundeigenschaften Ausdauer, Kraft, Schnelligkeit, Koordination und Beweglichkeit aufgefächert. Auf einer dritten Ebene lassen sich die motorischen Fähigkeiten weiter unterteilen.

*Ausdauer:*
In Abhängigkeit von der Art der Energiegewinnung wird die Ausdauer unterteilt (Hollmann & Hettinger, 2000). Findet der Energie-

stoffwechsel unter Sauerstoffbedingungen statt, spricht man von aerober Ausdauer (AA), bei einem Energiestoffwechsel ohne Sauerstoff von anaerober Ausdauer (AnA). Bewegungen von langer Dauer, aber geringer Intensität (z. B. moderater Waldlauf) finden unter aeroben Bedingung statt. Bewegungen von kurzer Dauer, aber sehr hoher Intensität werden anaerob erbracht (z. B. 200m-Lauf). Der anaeroben Ausdauer kommt unter gesundheitlichen Gesichtspunkten wenig Bedeutung zu und wird daher in diesem Band nicht thematisiert.

*Kraft:*
Die motorische Grundeigenschaft Kraft wird in Anlehnung an Bührle & Schmidtbleicher (1981) in Maximalkraft (MK), Schnellkraft (SK) und Kraftausdauer (KA) unterschieden. Die Maximalkraft ist als Basisfähigkeit für Kraftausdauer und Schnellkraft zu sehen und stellt die höchste Kraft dar, die bei einer maximalen willkürlichen Anspannung (Kontraktion) entfaltet werden kann. Kraftausdauer ist hingegen das Vermögen, eine Kraftbelastung möglichst lange aufrechtzuerhalten. Unter Schnellkraft wird die Fähigkeit verstanden, einen möglichst großen Kraftstoß innerhalb einer kurzen Zeit zu entfalten (vgl. Boeckh-Behrens & Buskies, 2000).

*Schnelligkeit:*
Die Schnelligkeit wird in Aktionsschnelligkeit (AS) und Reaktionsschnelligkeit (RS) unterschieden. Der Schnelligkeit kommt aus gesundheitlicher Sicht nur wenig Bedeutung zu, und sie wird daher nicht weiter thematisiert.

*Koordination:*
Die koordinativen Fähigkeiten als informationsorientierte Funktionspotenzen können nach der Art der sensorischen Regulation und in Abhängigkeit vom Anforderungsprofil der Bewegungshandlungen unterschieden werden. Unterscheiden lassen sich ein Präzisionsaspekt, und zwar die Fähigkeit zur genauen Kontrolle von Bewegungen (KP) und ein Zeitaspekt, und zwar die koordinativen Fähigkeiten unter Zeitdruck (KZ).

*Beweglichkeit:*
Beweglichkeit lässt sich nicht eindeutig dem konditionellen oder koordinativen Bereich zuordnen. So spricht Bös (1987) nicht von einer Fähigkeit, sondern einer personalen Leistungsvoraussetzung der passiven Systeme der Energieübertragung, die einerseits von den musko-skelettären Leistungsvoraussetzungen, zum anderen vom energetischen Potential und vom Niveau der sensorischen Regulation bei der Bewegungsausführung abhängig ist.

Körperliche Leistungsfähigkeit stellt eine physische Gesundheitsressource dar. Insbesondere im Seniorenalter wird eine gute körperliche Leistungsfähigkeit in vielen alltäglichen Bereichen zur Voraussetzung, sein Leben selbstständig zu meistern und mit Freude zu genießen. Aus diesem Grund wird der Beschreibung der Entwicklung der körperlichen Leistungsfähigkeit für gesundes Altern ein großer Stellenwert eingeräumt.

*Körperliche und sportliche Aktivität:*
Allgemein wird unter körperlicher Aktivität die Summe aller Prozesse verstanden, bei denen durch aktive Muskelkontraktionen Bewegungen des menschlichen Körpers hervorgerufen werden bzw. vermehrt Energie umgesetzt wird (Rost, 1997). Es wird unterschieden in *unstrukturierte körperliche Aktivitäten*, wie z. B. Alltagsbewegungen des Menschen (u. a. Gehen, Radfahren, Treppensteigen, Putzen), die oft unbewusst und selbstverständlich im Alltag geschehen und mit niedriger Intensität ausgeübt werden. Bei *strukturierten körperlichen Aktivitäten* hingegen ist der bewusste Einsatz von Bewegungen mit Anpassungserscheinungen gemeint, die mit höherer Intensität als normale Alltagstätigkeiten durchgeführt werden (Rost, 1997). Ein zielgerichtetes Trainingsprogramm zur Verbesserung der körperlichen Leistungsfähigkeit wäre ein Beispiel dafür. Strukturierte körperliche Aktivität wird oft gleichgesetzt mit sportlicher Aktivität.

## 3.3 Entwicklung der körperlichen Leistungsfähigkeit im Lebenslauf

Wird die Entwicklung der körperlichen Leistungsfähigkeit über die gesamte Lebensspanne grob skizziert (vgl. **Abbildung 3.2**), so zeigt sich, dass nach einer Aufbauphase mit kontinuierlichem Anstieg (Kindes- und Jugendalter: 0 bis 18/20 Jahre) und einer Plateauphase (frühes Erwachsenenalter: 18/20 bis 30/35 Jahre) in allen motorischen Fähigkeitsbereichen ein mehr oder weniger ausgeprägter kontinuierlicher Leistungsrückgang zu beobachten ist. Häufig wird das mittlere Erwachsenenalter (30/35 bis 45/50 Jahre) als Jahre der allmählichen Leistungsminderung, das spätere Erwachsenenalter (45/50 bis 65/70 Jahre) als Jahre der verstärkten motorischen Leistungsminderung und das späte Erwachsenenalter (ab 65/70 Jahre) als Jahre der ausgeprägten motorischen Involution charakterisiert (Meusel, 1996).

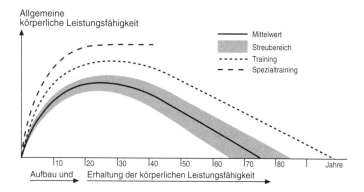

**Abbildung 3.2**: Modellkurve zum Entwicklungsverlauf der körperlichen Leistungsfähigkeit (nach Weiss in Bös, 1994, S. 248)

Der Entwicklungsverlauf in **Abbildung 3.2** stellt jedoch nur eine grobe Skizzierung für die gesamte körperliche Leistungsfähigkeit dar. Die einzelnen motorischen Fähigkeiten können sich hinsichtlich Zeitpunkt, Art und Höhe des Anstiegs bzw. Rückgangs unterschiedlich entwickeln. Mit zunehmendem Alter streut die individuelle körperliche Leistungsfähigkeit zwischen Gleichaltrigen sehr stark. Im Kindes- und Jugendalter gibt es eine wesentlich größere Konstanz und damit auch Vergleichbarkeit zwischen Gleichaltrigen, während mit zunehmendem Alter die interindividuellen Unterschiede immer größer werden (Winter, 1987). So kann beispielsweise ein 60jähriger biologisch jünger sein als ein 40jähriger. Diese unterschiedliche Entwicklung gleichaltriger Erwachsener kann auch durch körperlich-sportliches Training bedingt sein.

In den folgenden Abschnitten wird – differenziert nach motorischen Fähigkeiten – der jeweilige Entwicklungsverlauf sowie die möglichen Effekte körperlich-sportlichen Trainings aufgezeigt. Es wird die gesamte Lebensspanne aufgezeigt, der Schwerpunkt der Betrachtungen liegt jedoch im mittleren, späteren und späten Erwachsenenalter.

### 3.3.1 Ausdauer

Im Kindes- und Jugendalter verzeichnet die aerobe Ausdauer einen raschen Anstieg, bleibt im frühen Erwachsenenalter stabil und fällt danach allmählich ab. Der Leistungshöhepunkt liegt bei Normalpersonen Ende der zweiten bzw. am Anfang der dritten Lebensdekade. Im Kindesalter zeigen sich noch keine geschlechtsspezifischen Unterschiede. Als allgemeines Bruttokriterium und als leistungsbegrenzender Faktor der allgemeinen aeroben Ausdauer (Hollmann & Hettinger, 2000), unabhängig von der Messmethode, gilt die maximale Sauerstoffaufnahme ($VO_2$max), die auch im folgenden zur Beschreibung der Entwicklung der Ausdauer herangezogen wird. Ab der Pubertät verzeichnen Männer einen rasanten Anstieg der $VO_2$max, sodass sie im 3. Lebensjahrzehnt etwa 30 % höhere Werte aufweisen als Frauen (Conzelmann, 1994). Studien zeigen, dass die aerobe Ausdauerleistungsfähigkeit im mittleren Erwachsenenalter durchschnittlich nur geringfügig (3 % pro Lebensdekade bezogen auf Z-Werte) und ab der 5. Lebensdekade leicht verstärkt abnimmt (6 bis 10 % pro Lebensdekade bezogen auf Z-Werte) (vgl. Winter & Baur, 1994; Tittlbach, 2002). Die nachlassende Ausdauer wird von Älteren oft erst relativ spät wahrgenommen, da sie für die Alltagskompetenz im Gegensatz zu Kraft, Koordination und Beweglichkeit eine eher untergeordnete Rolle spielt. Trotzdem ist sie als Basisfähigkeit für die Ausführung vieler Alltagstätigkeiten notwendig und

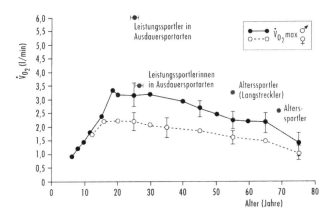

**Abbildung 3.3**: Die maximale Sauerstoffaufnahme/min im Laufe des Lebens bei männlichen und weiblichen Personen (N = 2834). Fahrradergometerarbeit im Sitzen (Hollmann & Hettinger, 2000, S. 315)

hat zudem einen hohen gesundheitlichen Wert für das Herz-Kreislauf-System (Denk & Pache, 2003).

**Abbildung 3.3** verdeutlicht den durchschnittlichen Rückgang der Ausdauer über die gesamte Lebensspanne und zeigt geschlechtsspezifische Unterschiede. Männer weisen bis zur sechsten Lebensdekade eine höhere Ausdauerleistungsfähigkeit auf als Frauen, der Rückgang der Ausdauer vollzieht sich jedoch bei beiden Geschlechtern annähernd gleich. In weiteren Studien wurden ab der sechsten Lebensdekade Tendenzen der Annäherung hinsichtlich der Ausdauerleistungsfähigkeit festgestellt. Das heißt, die Abnahme ist bei Frauen geringer als bei Männern, und somit nähern sich die Fähigkeitsniveaus einander an (Winter & Baur, 1994).

> Zusammenfassend deuten die vorliegenden Ergebnisse darauf hin, dass die aerobe Ausdauerfähigkeit bei Untrainierten im mittleren Erwachsenenalter nur geringfügig, ab der fünften Lebensdekade jedoch verstärkt abnimmt. Zwischen dem 30./35. und 50. Lebensjahr ergibt sich eine durchschnittliche Abnahme von ca. 5 bis 6%, ab dem 50. Lebensjahr von ca. 10% pro Lebensdekade.

### 3.3.2 Kraft

Vom Kindesalter bis zur Pubertät zeigt sich für beide Geschlechter eine kontinuierliche Verbesserung der Kraft. Im frühen Erwachsenenalter nimmt die Kraft der Männer aufgrund der beginnenden Freisetzung von Sexualhormonen stark zu. Frauen erreichen den Krafthöhepunkt mit ca. 20 Jahren, Männer jedoch erst während der dritten Lebensdekade. Im Anschluss daran nimmt die Kraft bis zum 45. Lebensjahr nur geringfügig (ca. 6 % pro Lebensdekade bezogen auf Z-Werte) und ab dem 45. bis 50. Lebensjahr leicht verstärkt ab (ca. 11 % pro Lebensdekade bezogen auf Z-Werte) (Schmidtbleicher, 1994; Hurley, 1995; Tittlbach, 2002). Die verstärkte Abnahme verlangsamt sich wieder nach dem 50. Lebensjahr (ca. 9 bis 10 % pro Lebensdekade bezogen auf Z-Werte), bleibt jedoch höher als in der vierten Lebensdekade (Tittlbach, 2002). Die Abnahme der Kraftfähigkeit beginnt bei Frauen früher als bei Männern, jedoch vollzieht sich der Rückgang langsamer (Winegard et al., 1996). Es erfolgt somit eine langsame Annäherung in der Leistungsfähigkeit der Kraft zwischen Männern und Frauen. Trotz dieser leichten Annäherung zeigen Querschnittstudien, dass im späteren und späten

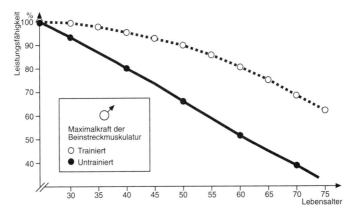

**Abbildung 3.4**: Rückgang der Maximalkraft der Beinstreckmuskulatur in Abhängigkeit von sportlicher Aktivität bei Männern (Schmidtbleicher, 1994, S. 150).

Erwachsenenalter die Kraft bei Frauen auch nach Korrektur des Körpergewichts immer noch um 23 % geringer ist als bei gleichaltrigen Männern (Frontera et al., 1991).

Die einzelnen Kraftfähigkeiten nehmen unterschiedlich ab. Der Rückgang der Maximalkraft (vgl. **Abbildung 3.4**) verläuft ab ca. dem 25. Lebensjahr wesentlich schneller als derjenige der Schnellkraft. Insgesamt geht die Maximal- und Schnellkraft im Verlauf der Lebensspanne um ca. 20 bis 30 % zurück, während die Kraftausdauer um ca. 50 bis 75 % abnimmt (Winter & Baur, 1994). Skelton et al. (1992a; 1992b; 1994) kommen bei einer Querschnittstudie mit Personen im Alter von 65 bis 89 Jahren sogar zu noch größeren Differenzen zwischen Maximalkraft- und Kraftausdauerentwicklung. Die Kraftausdauer der Beinstrecker nimmt bei ihrer Studie um ca. 3,5 % pro Jahr ab. Das wäre demnach ein Rückgang von ca. 35 % pro Dekade, während die Maximalkraft der Kniestrecker nur um ca. 15 bis 20 % pro Dekade abnimmt.

Definitive Erklärungen für den unterschiedlich hohen Rückgang von Kraftausdauer und Maximalkraft liegen bislang noch nicht vor. Ein möglicher Erklärungsansatz könnte in der erst ab dem 70. Lebensjahr beobachteten, verstärkten Reduktion des Querschnitts der schnellen Muskelfasern liegen (Aniansson & Gustafsson, 1981). Offensichtlich beeinträchtigt erst diese späte Abnahme die Maximalkraft in entscheidender Weise. Auf den in **Abbildung 3.4** ersichtlichen Unterschied zwischen der Abnahme der Kraft bei Trainierten und Untrainierten, wird in Kapitel 3.4 näher eingegangen.

> Zusammenfassend zeigt sich, dass der Rückgang der Kraft bis zum Alter von ca. 45 Jahren nur geringfügig ist (ca. 5 bis 6%) und sich ab dem 45. bis 50. Lebensjahr bis zum 80. Lebensjahr auf ca. 10 bis 15% pro Dekade verstärkt. Insgesamt ergibt sich für die Lebensspanne vom Eintritt ins Erwachsenenalter bis ins hohe Alter ein Rückgang der Maximal- und Schnellkraft um ca. 20 bis 30% und 50 bis 75% bei der Kraftausdauer.

### 3.3.3  Koordination

Bei den koordinativen Fähigkeiten ist von einer sehr hohen intra- und interindividuellen Variabilität auszugehen (Roth & Winter, 1994). Nach einem frühzeitigen Anstieg ist bis zum Beginn der Pubertät von einer starken Steigerung der koordinativen Fähigkeiten auszugehen, die sich danach etwas verlangsamt und sich zwischen Adoleszenz und frühem Erwachsenenalter nochmals verstärkt. Bei Untrainierten erfolgt ab dem frühen Erwachsenenalter ein langsamer Rückgang, der sich ab dem mittleren und späteren Erwachsenenalter signifikant beschleunigt (ca. 22 % pro Lebensdekade bezogen auf Z-Werte) (Tittlbach, 2002). In einer eigenen Längsschnittstudie (Tittlbach, 2002; Woll, 2002) mit 500 Personen im Alter von 35–60 Jahren konnte gezeigt werden, dass sich dieser beschleunigte Rückgang ab dem mittleren Erwachsenenalter, ähnlich wie bei der Kraft, nach dem 50. Lebensjahr wieder verlangsamt. Beträgt der Rückgang in der fünften Lebensdekade ca. 22 % pro Lebensdekade, so liegt er nach dem 50. Lebensjahr durchschnittlich nur noch bei ca. 20 % pro Lebensdekade. Somit ist der Rückgang nach dem 50. Lebensjahr jedoch höher als in der vierten Lebensdekade, in der ein Rückgang von ca. 16 % pro Lebensdekade zu verzeichnen ist. Es zeigt sich also, dass der Rückgang bei älteren Personen schneller vonstatten geht als bei Personen im mittleren Erwachsenenalter.

Insgesamt weist die Koordination in dieser Studie im mittleren und späteren Erwachsenenalter einen durchschnittlichen Rückgang von ca. 18 bis 20 % (bezogen auf Z-Werte) pro Lebensdekade auf. Im Vergleich nehmen Kraft, Ausdauer und Beweglichkeit in dieser Stichprobe im gleichen Zeitintervall lediglich um 6 bis 10 % pro Lebensdekade ab. Die Koordination geht also um ein Vielfaches stärker zurück als die übrigen motorischen Fähigkeiten. Diese Ergebnisse der eigenen Längsschnittstudie stehen im Gegensatz zu früheren

Querschnittuntersuchungen (vgl. Roth & Winter, 1994), die konstatierten, die Koordination würde langsamer und später abnehmen als die konditionellen Fähigkeiten. Gründe für diese unterschiedlichen Ergebnisse können in der messtheoretisch schwierigen Erfassung der verschiedenen koordinativen Fähigkeiten liegen, in den Besonderheiten der untersuchten Stichproben (Normalbevölkerung vs. Seniorensportler bei vielen früheren Untersuchungen) sowie möglicherweise in einem Kohorten- bzw. Generationeneffekt. Dieser Generationeneffekt ist darin zu sehen, dass diejenigen Personen der Längsschnittstudie (Geburtsjahrgänge: 1935 bis 1959) in ihrer Bewegungssozialisation vermutlich weniger Alltagsmotorik einsetzen mussten als die in früheren Studien untersuchten Personen, die ein älteres Geburtsdatum haben (Tittlbach, 2002).

Koordination ist eine komplexe motorische Fähigkeit, deren Aspekte (vgl. **Abbildung 3.1**) sich unterschiedlich entwickeln. Ist der Bewegungsanteil bei Aufgaben sehr gering, so ist bei Präzisionsanforderungen ein höherer Leistungsabfall mit zunehmendem Alter zu beobachten als bei Aufgaben unter Zeitdruck. Werden hingegen Aufgaben gestellt, bei denen ein hoher Bewegungsanteil gefordert wird, so zeigen sich hier mit zunehmendem Alter größere Leistungsabfälle für die Koordination unter Zeitdruck als für den Präzisionsaspekt (Roth & Winter, 1994). Dies gilt insbesondere für Frauen. Hirtz et al. (1990) stellten unabhängig vom Koordinationsaspekt fest, dass der altersbedingte Leistungsabfall desto früher einsetzt, je höher der Bewegungsanteil einer Koordinationsaufgabe ist. Weitere Unterschiede zeigen sich zwischen feinmotorischen und großmotorischen Aufgaben. Die Unterscheidung zwischen Groß- und Feinmotorik beruht auf dem an der Bewegung beteiligten Muskelanteil, der Größe der bei der Bewegung beteiligten Muskelgruppen und dem damit zusammenhängenden Umfang der Fortbewegung. Großmotorische Anteile beziehen sich hierbei auf große Muskelgruppen (z. B. Haltearbeit, großräumig-ganzkörperliche Bewegungen); feinmotorische Anteile beziehen sich hingegen auf die kleinen Muskelgruppen von Finger, Hand und Fuß und deren präziser Steuerung (z.B. Entlangfahren einer Linie mit dem Stift).

Kommt es bei feinmotorischen Bewegungsaufgaben erst ab ca. 40 Jahren zu einem deutlichen Leistungsabfall, zeigt sich bei komplexen, ganzkörperlichen Aufgaben der Abfall spätestens ab dem 30. Lebensjahr (Teipel, 1988; Hirtz et al., 1990).

Die **Abbildung 3.5** zeigt den alters- und geschlechtsspezifischen Rückgang der Geschicklichkeit, als ein Teilaspekt der Koordination bei Präzisionsaufgaben. Es zeigen sich geringe Geschlechtsunterschiede

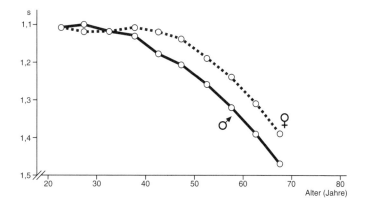

**Abbildung 3.5**: Geschicklichkeit bei Männern und Frauen in Abhängigkeit vom Alter (Miles in Hollmann & Hettinger, 1990, S. 154)

hinsichtlich der Höhe des Fähigkeitsniveaus, die Abnahme der koordinativen Fähigkeiten im mittleren und späteren Erwachsenenalter verläuft jedoch weitgehend gleich zwischen Männern und Frauen. Der beschleunigte Rückgang ab der 4. Lebensdekade ist zu erkennen.

Zusammenfassend wird deutlich, dass sich auch bei den koordinativen Fähigkeiten altersbedingte Leistungseinbußen zeigen. Der Rückgang der Koordination ist zwischen 35 und 45 Jahren allmählich, ab 45 Jahren verstärkt und ab 60 bis 65 Jahren stark ausgeprägt. Im Vergleich zu den konditionellen Fähigkeiten zeigen sich in einer nicht selektierten Gemeindestichprobe höhere Rückgänge. Hierbei gibt es Unterschiede zwischen der Koordination unter Zeitdruck, die bei hohen energetischen Anteilen (schnelligkeits- oder kraftbetont) stärker abnimmt als die Koordination unter Präzisionsaspekten mit feinmotorischen Anteilen.

### 3.3.4 Beweglichkeit

Die Beweglichkeit nimmt in den Beanspruchungsebenen der großen Körpergelenke bis zum ca. 20. Lebensjahr zu. In den nicht beanspruchten Ebenen geht die Beweglichkeit teilweise bereits ab dem

10. Lebensjahr zurück (Winter, 1987). Ab dem frühen Erwachsenenalter (ca. 25 bis 30 Jahre) zeigt sich ein Rückgang der Beweglichkeit, der durchschnittlich ca. 3 bis 5 % pro Dekade beträgt (Brown & Miller, 1998; ACSM, 1995). Die Beweglichkeit ist die motorische Fähigkeit, die in wissenschaftlichen Studien hinsichtlich ihrer Entwicklung im Erwachsenenalter am wenigsten untersucht wird. Bisher vorliegende Studien zeigen, dass die Beweglichkeit im mittleren und späteren Erwachsenenalter im Vergleich zu anderen motorischen Fähigkeiten am spätesten und am geringsten abnimmt. Bis zum 40. Lebensjahr nimmt die Beweglichkeit um ca. 4 % pro Lebensdekade ab. In der fünften Lebensdekade beschleunigt sich der Rückgang signifikant (ca. 10 % pro Lebensdekade) und verlangsamt sich nach dem 50. Lebensjahr wieder leicht (ca. 7 bis 8 % pro Lebensdekade) (Tittlbach, 2002).

Die **Abbildung 3.6** zeigt die alters- und geschlechtsbedingten Unterschiede im Rückgang der Beweglichkeit auf. Es wird deutlich, dass Frauen ihr Leben lang beweglicher sind als Männer. Dies ist zurückzuführen auf den höheren Östrogenspiegel, der zu einer geringeren Gewebsdichte und damit zu einer verbesserten Dehnfähigkeit der Muskulatur führt (Weineck, 1990). Die in Abbildung 3.6 dargestellten Ergebnisse zeigen darüber hinaus, dass sich nach dem 50. Lebensjahr die Unterschiede verstärken. Die Beweglichkeit der Frauen

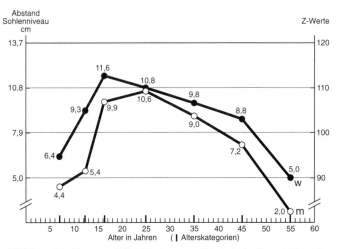

**Abbildung 3.6**: Alters- und Geschlechtsunterschiede in der Entwicklung der Beweglichkeit – Testaufgabe Rumpfbeugen (Bös, 1994, S. 244)

nimmt etwas geringer ab als die der Männer, sodass sich die geschlechtsspezifischen Unterschiede leicht vergrößern (Tittlbach, 2002). Leider liegen bisher keine Ergebnisse für Personen über 60 Jahren hinsichtlich der Entwicklung der Beweglichkeit vor.

Eine pauschale Aussage zur Beweglichkeit ist sehr schwierig, da sie körperregional gebunden ist (Bös & Mechling, 1980). So wurde in Querschnittsuntersuchungen bei Männern zwischen 20 und 60 Jahren eine Abnahme von 23,2 % der Kniebeweglichkeit festgestellt, während die Wirbelsäulenbeweglichkeit um 50 % zurückging (Wright, 1973).

> Zusammenfassen lassen sich die bisherigen Erkenntnisse dahingehend, dass etwa ab dem 25. bis 30. Lebensjahr ein Rückgang der Beweglichkeit zu erwarten ist. Querschnittsuntersuchungen zeigen, dass die Beweglichkeit (meist wird nur die rückwärtige Beinmuskulatur und die untere Wirbelsäulenbeweglichkeit erfasst) vom 20. bis 60. Lebensjahr um ca. 18 bis 23% abnimmt. Pro Dekade bedeutet dies eine Abnahme von 3 bis 5%.

## 3.4 Trainierbarkeit der körperlichen Leistungsfähigkeit im Alter

Warum ist das Training der körperlichen Leistungsfähigkeit im Alter notwendig? Ziel der meisten älteren Menschen ist es, zufrieden und erfolgreich zu altern. Um auch im Alter zufrieden zu sein, sollte möglichst lange ein hohes Maß an Lebensqualität aufrechterhalten werden. Körperlich aktiv sein zu können, spielt hierbei eine große Rolle. Erfolgreich zu altern bedeutet, möglichst lange weitestgehend psychisch und physisch gesund zu bleiben und die Selbstständigkeit ohne intensive Pflege bis ins hohe Alter zu bewahren (Filipp & Ferring, 1989). Die unabhängige Lebensführung wird unter anderem mitbestimmt von der Fähigkeit, notwendige Alltagsaktivitäten ausführen zu können (Cunningham et al., 1993). Die Auswirkungen der Rückgänge der motorischen Fähigkeiten machen sich hierbei im hohen Alter bemerkbar, wenn sich die körperliche Leistungsfähigkeit meist auf ein Minimum reduziert hat. Die Bewältigung des Alltags hängt nämlich in hohem Maße von der körperlichen Funktionsfähigkeit ab. Damit der Mensch unabhängig leben kann, muss er in der Lage sein, sich selbst versorgen und am sozialen Leben teilnehmen zu können. Dazu müssen die alltäglichen Aktivitäten gemeistert werden. Diese Aktivitäten reichen von sogenannten persönlichen Aktivitäten (*personal activities of daily living*), wie z. B. sich waschen, sich anziehen und essen, über instrumentelle Aktivitäten (*instrumental activities of daily living*), wie z. B. putzen und einkaufen, bis hin zur Teilnahme am gesellschaftlichen Leben (Sonn et al., 1995). Die Fähigkeit, sich im Kontext ständig verändernder Umweltanforderungen unabhängig zu bewegen, wird jedoch mit zunehmendem Alter stark eingeschränkt. Viele ältere Personen können sich zwar in ihrer – oft altersgerechten – häuslichen Umgebung bewegen, haben aber außerhalb zunehmend Probleme, auf äußere Haltungseinflüsse, z. B. Stehen im fahrenden Bus, angemessen zu reagieren. Ohne die nötige Kraft der Beinmuskulatur, eine ausreichende $VO_2max$ oder die Fähigkeit, eine kurze Zeit auf einem Bein das Körpergleichgewicht halten zu können, kann die Person keine Treppen steigen oder ohne Hilfe vom Stuhl aufstehen (Ehrsam & Zahner, 1996; Schroll et al., 1997).

Studien zeigen, dass die motorischen Fähigkeiten vieler alter Menschen bereits so niedrig sind, dass sie Alltagsaktivitäten nicht mehr ausführen können (Young & Skelton, 1994). Die durchschnittliche $VO_2max$ von inaktiven 75- bis 80jährigen reicht beispielsweise nicht aus, um Treppen zu steigen (Evans, 1995). Bei dieser Studie zeigt sich, dass speziell bei den untersuchten Frauen die durchschnittliche $VO_2max$ sogar weit unter der für Treppensteigen erforderlichen Kapazität liegt. Auch die Bewältigung des Straßenverkehrs ist abhängig von den motorischen Fähigkeiten. So ist beispielsweise die Entfernung zwischen Boden und der ersten Stufe bei Bussen oder in Zügen mindestens 35 cm hoch. Avlund et al. (1994) zeigten, dass bis zu 50 % der Personen, die bei Tests keine 40 cm hohe Stufe mehr steigen konnten, Probleme bei der Bewältigung des Straßenverkehrs hatten. Ähnlich verhält es sich mit der Gehgeschwindigkeit. Um eine Kreuzung während der Ampelgrünphase überqueren zu können, muss eine Person mindestens 1,4 m/s schnell gehen können. Die Kopenhagener Stadtstudie hat gezeigt, dass nur 15 % der Männer und 4 % der Frauen einer Stichprobe im Alter von 78 bis 81 Jahren in dieser Geschwindigkeit gehen konnten (Danneskiold-Samsoe et al., 1984). Besonders das Sturzrisiko erhöht sich dramatisch mit zunehmendem Lebensalter. Je nach Schwere der resultierenden Verletzung (meist Oberschenkelhalsfraktur) drohen danach häufig Pflegebedürftigkeit, Invalidität oder sogar Tod. Die jährliche Sturzrate lag 1997 bei einer prospektiven Studie mit Personen über 65 Jahren bei ca. 66,8 % (Gryfe et al., 1997), mit steigender Häufigkeit für Personen über 75 Jahre. Ring et al. (1988) und Heitmann et al. (1989) zeigen, dass Personen im Alter von 60 bis 89 Jahren, die öfter stürzen, eine signifikant schlechtere Gleichgewichtsfähigkeit aufweisen als Personen, die selten oder nie stürzen. Neben der schon erwähnten Gleichgewichtsfähigkeit haben auch andere koordinative Fähigkeiten, beispielsweise die Reaktionsfähigkeit, einen erheblichen Einfluss auf die Funktionsfähigkeit älterer Menschen, z. B. in Form des schnellen Reagierens und Abfangens bei Stürzen. Ebenso hat eine schlechte Kraftfähigkeit Einfluss auf das Sturzrisiko. Wolfson et al. (1995) konnten zeigen, dass Personen, die gestürzt waren, weniger als die Hälfte der Kraft in Knie- und Fußgelenk hatten als Personen der gleichen Stichprobe, die bisher noch nicht gestürzt waren. Körperliches Training kann dem Sturzrisiko bei älteren Personen vorbeugen. Becker et al. (2003) zeigten, dass Personen über 60 Jahren nach einem Gleichgewichts- und Krafttraining über zwölf Monate signifikant weniger Stürze aufweisen als gleichaltrige Personen ohne Intervention.

Diese beispielhaften Studien machen die Notwendigkeit deutlich, sich eine gute körperliche Leistungsfähigkeit bis ins hohe Alter durch Training zu bewahren. Inzwischen ist unumstritten, dass die körperliche Leistungsfähigkeit ein Leben lang trainierbar ist. Bis ins hohe Alter zeigen sich Trainingsadaptationen. Der ältere Organismus funktioniert in gleicher Weise wie ein jüngerer Organismus, wenn das körperliche Training den physischen und psychischen Besonderheiten des höheren und hohen Alters angepasst wird. Die Adaptationsfähigkeit ist im Alter verlangsamt und verringert. Das bedeutet, dass der Organismus nur noch Trainingsreize geringerer Intensität verarbeiten kann (Weineck, 1997). Somit müssen im Alterssport mehr Pausen in das Trainingsprogramm integriert werden, um eine Überforderung zu vermeiden (Oschütz & Belinova, 2003).

Um die Möglichkeiten und Besonderheiten der Trainierbarkeit körperlicher Leistungsfähigkeit im Alter zu untersuchen, sind für gerontologische Fragestellungen auf der einen Seite Längsschnittstudien zur motorischen Entwicklung lebenslang trainierender Alterssportler interessant. Sie dokumentieren im Vergleich zu Nichtsportlern, aber auch in der Darstellung sportmotorischer Leistungen im Altersverlauf, ein außerordentliches Leistungsvermögen, aus dem sich ein enormes Entwicklungspotenzial älterer Menschen ableiten lässt. Auf der anderen Seite sind Trainingsstudien im Seniorenalter immens wichtig, um die Adaptationsfähigkeit der älteren Personen an neue Belastungsintensitäten und -arten aufzuzeigen und zu analysieren. Im Folgenden werden Ergebnisse dieser beiden Studientypen vorgestellt.

Okonek (2000) und Conzelmann (1997) haben in retrospektiven Längsschnittstudien mit vorwiegend männlichen Senioren-Leichtathleten der bundesdeutschen Seniorenspitzenklasse und Seniorenbreitensportlern gezeigt, dass es eine hohe Plastizität hinsichtlich der sportmotorischen Leistungen von Senioren gibt. Unter Plastizität wird das Potenzial verstanden, sich unterschiedlichen Situationen anpassen zu können, also die Modifizierbarkeit des Organismus durch die Umwelt (Lerner, 1985; Conzelmann, 1999). In den Studien wird durch Vergleiche zwischen den hohen Altersleistungen von Senioren-Wettkampfsportlern und der geringen körperlichen Leistungsfähigkeit von untrainierten Durchschnittspersonen in der zweiten Lebenshälfte deutlich, dass es ein immenses, inidividuelles Potenzial gibt, den Rückgang motorischer Fähigkeiten mit zunehmendem Alter herauszuzögern und zu verlangsamen.

Aber nicht nur die Seniorenspitzenklasse von Wettkampfsportlern kann eine gute körperliche Leistungsfähigkeit in der zweiten Lebenshälfte aufweisen. In der bereits erwähnten eigenen Längsschnittstudie konnte für Männer zwischen 35 und 60 Jahren gezeigt werden, dass selbst Freizeitsportler, die über mindestens fünf Jahre hinweg regelmäßig mehr als eine Stunde pro Woche sportlich aktiv waren, in allen motorischen Fähigkeiten ein höheres Leistungsniveau aufwiesen als Nichtsportler. Da der altersbedingte Rückgang von Ausdauer, Kraft, Koordination und Beweglichkeit zwischen Sportlern und Nichtsportlern annähernd gleich verlief, konnte dieses – im Vergleich zu Nichtsportlern – höhere Leistungsniveau erhalten werden. Die altersbedingten Rückläufigkeiten sind somit nicht aufzuhalten, aber durch sportliche Aktivität zu verlangsamen (Tittlbach, 2002).

Im Folgenden wird der Einfluss sportlicher Aktivität auf den Rückgang der körperlichen Leistungsfähigkeit sowie die Trainierbarkeit für die einzelnen motorischen Fähigkeiten dargestellt.

*Ausdauer*
Der Forschungsstand hinsichtlich der Entwicklung der aeroben Ausdauer im Erwachsenenalter in Abhängigkeit von körperlich-sportlicher Aktivität ist nicht einheitlich. Einige wenige Studien verzeichnen einen Rückgang der $VO_2max$ von 5 % pro Dekade bei männlichen Trainierten im mittleren und späteren Erwachsenenalter gegenüber 9 bis 10 % bei Untrainierten (Pollock et al., 1987; Rogers et al., 1990). Andere Autoren (Puggaard et al., 1994; Conzelmann, 1997) behaupten jedoch, die jährliche Abnahme der aeroben Leistungsfähigkeit mit zunehmendem Alter sei bei Trainierten und Untrainierten gleich hoch. In der eigenen Längsschnittstudie im mittleren und späteren Erwachsenenalter zeigte sich ebenfalls, dass sich der Rückgang bei männlichen Sportlern (4 % pro Lebensdekade bezogen auf Z-Werte) und Nichtsportlern (5 bis 6 % pro Lebensdekade bezogen auf

Z-Werte) zwischen 35 und 60 Jahren nur geringfügig, jedoch nicht signifikant unterscheidet. Das Leistungsniveau ist bei Sportlern jedoch immer höher (Tittlbach, 2002). Dieses Ergebnis zeigt sich auch in anderen Studien. Heath et al. (1981) konnten zeigen, dass die aerobe Ausdauerfähigkeit aktiver Seniorenathleten um bis zu 60 % höher liegt als von untrainierten Männern gleichen Alters. Der aktive Lebensstil muss jedoch beibehalten werden. Folgt der aktiven Zeit ein inaktiver Lebensstil ohne Bewegung, so verschlechtert sich auch der Leistungszustand von ehemaligen Wettkampfathleten dramatisch (Robinson et al., 1976). Repräsentative Ergebnisse für Frauen liegen bislang nicht vor.

Die Aufnahme eines Ausdauertrainings im späteren und späten Erwachsenenalter kann positive Effekte haben, wie eine Vielzahl an Trainingsstudien zeigen. Beispielsweise wiesen 60- bis 81jährige, die für 25 Wochen an einem kombinierten Ausdauer- und Krafttraining (2x pro Woche) teilnahmen, im Vergleich zur Kontrollgruppe eine signifikante Verbesserung der Ausdauerleistungsfähigkeit ($VO_2max$) auf (Tsuji et al., 2000). Diese Verbesserung entsprach einer Verjüngung der aeroben Kapazität um fünf Jahre. Auch ein neunmonatiges Ausdauertraining an Ergometern, das 3x wöchentlich stattfand, verzeichnete bei 68- bis 85jährigen eine signifikante Zunahme der aeroben Leistungsfähigkeit (Buchner et al., 1997).

> Insgesamt ist der Erkenntnisstand hinsichtlich des Einflusses von sportlicher Aktivität auf die Entwicklung der aeroben Ausdauer im Erwachsenenalter nicht eindeutig. Die meisten aktuellen Studien deuten jedoch darauf hin, dass die Abnahme bei Sportlern und Nichtsportlern bis zu 60 Jahren annähernd gleich hoch ist. Einig sind sich jedoch alle Studien, dass sich Aktive gegenüber Inaktiven durch ein höheres Leistungsniveau auszeichnen. Die Aufnahme eines sportlichen Trainings hat auch im späteren und späten Erwachsenenalter eine Verbesserung der Ausdauer zu Folge.

Im Gegensatz zu den anderen konditionellen Fähigkeiten deuten sportwissenschaftliche Forschungsergebnisse darauf hin, dass es sich bei der aeroben Ausdauer um eine „relativ entwicklungsneutrale Fähigkeit" (Winter, 1984, S. 351) handelt. Der Mensch zeigt während der gesamten Lebensspanne (annähernd) vergleichbare Anpassungserscheinungen auf entsprechende Ausdauerbeanspruchungen (Conzelmann, 1994), auch wenn das absolute Leistungsniveau der aeroben Ausdauer ab dem mittleren Erwachsenenalter abnimmt.

Belegt werden die vergleichbaren Anpassungserscheinungen durch Fallbeispiele aus dem sportlichen Bereich. So reicht z. B. im Marathonlauf das Alter von Teilnehmern, die die Strecke bewältigt haben, von vier bis zu 98 Jahren (Conzelmann, 1994). Es lässt sich aus den vorliegenden Ergebnissen von trainierten und untrainierten Erwachsenen ableiten, dass die aerobe Ausdauer nicht nur während der gesamten Lebensspanne trainierbar ist, sondern es scheint auch, als ob die Anpassungserscheinungen in quantitativer Hinsicht im Lebenslauf nur geringfügig variieren. Bei einer Studie zu vergleichenden Trainingsanpassungen bei 24jährigen und 65jährigen Männern und Frauen konnten Meredith et al. (1989) nach einem anstrengenden Ausdauertraining keine Unterschiede in der absoluten $VO_2$max-Zunahme zwischen den Altersgruppen feststellen. Weitere Interventionsstudien (Blumenthal et al., 1989; Cononie et al., 1991) bestätigen diese Ergebnisse auch bei über 60jährigen.

*Kraft*
Bei der Kraft zeigen sich ebenfalls positive Effekte von sportlicher Aktivität. Beispielsweise fanden Frändin & Grimby (1994), sowie Seeman et al. (1995) Korrelationen zwischen der Teilnahme an sportlicher Aktivität und der Ausprägung der Muskelkraft. Sygusch et al. (2005) zeigten, dass ein einjähriges allgemeines Gesundheitssporttraining (1x pro Woche à 90 Minuten) bei Personen im mittleren und späteren Erwachsenenalter signifikante Kraftzuwächse zur Folge hatte. Nach Schroll (1994) genügen bei 75jährigen vier Stunden leichter körperlich-sportlicher Aktivität in der Woche, um den Rückgang der Funktions- und Kraftfähigkeit zu beeinflussen. Auch bei Personen im späten Erwachsenenalter hatte eine achtjährige, regelmäßige sportliche Aktivität einen positiven Effekt auf den Rückgang der Kraftfähigkeit. Bei diesen Personen ergab sich in den acht Jahren nur ein jährlicher Rückgang zwischen 0 und 0,3 % der Kraftfähigkeit (Greig et al., 1993).

Die **Abbildung 3.4** belegt am Beispiel der Maximalkraft der Beinstreckmuskulatur, dass körperliches Training einen hohen Einfluss auf den Rückgang der Kraft haben kann, sodass Trainierte immer eine höhere Leistungsfähigkeit aufweisen als Untrainierte. Der Rückgang der Kraft ist deskriptiv bei sportlich aktiven Männern mit durchschnittlich 5 % pro Lebensdekade (bezogen auf Z-Werte) niedriger als bei nicht aktiven Männern (8 bis 10 %), dieser Unterschied ist jedoch nur tendenziell signifikant. Somit zeigt sich eine leichte Schere zwischen Trainierten und Untrainierten bis ins späte Erwachsenenalter (Conzelmann, 1997; Tittlbach, 2002).

Interventionsstudien zeigen, dass Krafttraining auch im hohen Alter positive Effekte haben kann. Die Trainierbarkeit der Kraft im

Alter wurde inzwischen in allen Altersgruppen bis ins späte Erwachsenenalter vielfach bestätigt. So führte ein spezielles Krafttraining (3x pro Woche) bei Probanden im Alter von 86 bis 96 Jahren nach 8 Wochen zu einem Zuwachs der Maximalkraft von 60 bis 70 %. Eine zusätzlich durchgeführte Computertomographie zeigte eine deutliche Muskelquerschnittzunahme (Fiatarone et al., 1990).

> Der Rückgang der Kraft ist im Erwachsenenalter zwischen Trainierten und Untrainierten nicht signifikant unterschiedlich. Es zeigt sich eine statistische Tendenz, dass sich mit zunehmendem Alter eine leichte Schere zugunsten der Trainierten zeigt. Das Leistungsniveau der Kraft ist in allen Studien bei Aktiven höher als bei Inaktiven. Trainingsstudien verzeichnen auch im Alter einen Zuwachs an Kraft.

*Koordination*
Die Koordination nimmt bei Sportlern und Nichtsportlern zwischen 35 und 60 Jahren (Angaben beziehen sich nur auf Männer) mit durchschnittlich 10 % pro Lebensdekade (bezogen auf Z-Werte) gleich stark ab. Es zeigen sich also keine Unterschiede im Rückgang der Koordination zwischen Sportlern und Nichtsportler. Jedoch verzeichnen die sportlich aktiven Männer ein höheres koordinatives Leistungsniveau als inaktive (Tittlbach, 2002). Das bedeutet, dass sportliche Aktivität dem Rückgang nicht vorbeugen kann, dass jedoch der Rückgang von einem höheren Niveau aus beginnt und Sportler somit länger eine einigermaßen gute koordinative Leistungsfähigkeit aufweisen. Somit fallen sie erst wesentlich später unter sogenannte Schwellenwerte, die für die Erhaltung eines motorischen Funktionsniveaus von Bedeutung sind. Studien mit weiblichen Personen liegen nicht vor.

Nach Winter (1992) gehört sportliche Aktivität, unabhängig ob in Form einer koordinativ akzentuierten Aktivität oder eines disziplinübergreifenden Trainings zu den zentralen exogenen Einflussfaktoren auf die Entwicklung der Koordination in der Lebensspanne. Je nach Höhe des Bewegungsanteils werden auch hier Unterschiede deutlich. Es zeigt sich, dass sich der Einfluss des Trainings auf das koordinative Fähigkeitsniveau mit steigendem Bewegungsanteil erhöht und bei geschwindigkeitsakzentuierten Aufgaben größer ist als bei genauigkeitsbezogenen. Bei einer Untersuchung mit feinmotorischen und grobmotorischen Aufgaben ergeben sich nur leichte Effekte bei feinmotorischen Items, während sich starke Übungseffekte bei ganzkörperlichen Sprungaufgaben zeigen (Hirtz et al., 1990).

Die Wirksamkeit von sportlichem Training ist bei Frauen im Bereich ganzkörperlicher Koordinationsleistungen unter Zeitdruck und bei Männern bei genauigkeitsbezogenen, feinmotorischen Tätigkeiten am höchsten (Roth & Winter, 1994). Frauen erreichen bei ganzkörperlichen Koordinationsleistungen unter Zeitdruck niedrigere Werte als Männer und haben in diesem Bereich somit ein höheres Verbesserungspotenzial durch sportliches Training.

Eine Vielzahl von Interventionsstudien zeigt den positiven Einfluss eines koordinativen Trainings bis ins hohe Alter. So verbesserten 65- bis 90jährige ihre Haltungsstabilität und das Gleichgewicht auf einem Bein nach einem nur 15tägigen Balancetraining signifikant gegenüber der Kontrollgruppe (Hu & Woollacott, 1994). Rikli & Edwards (1991) kamen auch zu dem Ergebnis, dass inaktive Frauen im Alter von 57 bis 85 Jahren ihr Gleichgewicht sowie ihre Reaktionszeit durch ein Koordinationstraining verbessern konnten. Es zeigte sich, dass altersbedingte Rückgänge der motorischen Leistungsfähigkeit verlangsamt oder sogar in Zuwächse umgedreht werden konnten. Da die Funktionsfähigkeit der koordinativen Fähigkeiten bei sämtlichen sportlichen oder körperlichen Aktivitäten notwendig ist, können neuromuskuläre Funktionen auch durch Trainingsformen verbessert werden, die kein reines Koordinationstraining darstellen. Puggaard et al. (1994) zeigten, dass 60- bis 82jährige nach einem fünfmonatigen Gymnastik- und Seniorentanztraining (2x pro Woche à 45 Minuten) signifikante Verbesserungen der neuromuskulären Funktionen Handkoordination, Gleichgewicht und Reaktionszeit aufwiesen. Sygusch et al. (2005) zeigten, dass die Koordination durch moderate sportliche Aktivität von mindestens 90 Minuten pro Woche bei Personen im mittleren und späteren Erwachsenenalter signifikant gesteigert werden konnte. Insgesamt zeigen die meisten Studienergebnisse, dass spezielles Koordinationstraining, aber auch jede andere Form von Aktivität den Rückgang der koordinativen Fähigkeiten im Altersgang positiv beeinflussen können. Sie stellen somit effektive, kosteneffiziente und sichere Methoden für Primär- und Sekundärprävention bei Älteren dar (Rooks et al., 1997).

---

Der Rückgang der Koordination verläuft im mittleren und späteren Erwachsenenalter annähernd gleich. Die Sportler verzeichnen jedoch durchgängig ein höheres Leistungsniveau als Nichtsportler. Vorliegende Studien zeigen insgesamt, dass sportliches Training einen positiven Effekt auf den Rückgang der Koordination aufweist.

*Beweglichkeit*
Ähnlich wie bei der Kraft liegen im mittleren und späteren Erwachsenenalter tendenzielle Signifikanzen im unterschiedlichen Rückgang der Beweglichkeit zwischen sportlich aktiven und inaktiven Männern vor. Die Inaktiven nehmen um ca. 8 % pro Lebensdekade (bezogen auf Z-Werte) ab, während die Aktiven nur um 4 % abnehmen. Darüber hinaus sind Aktive auf einem höheren Leistungsniveau als Inaktive (Tittlbach, 2002). Dies kann unseres Erachtens jedoch nicht für jegliche Art von sportlicher Aktivität pauschalisiert werden, sondern ist stark sportartabhängig und nach Körperregion unterschiedlich. Bei einer die Beweglichkeit und Dehnfähigkeit beanspruchenden Sportart, wie z. B. Gymnastik/Tanz oder allgemeiner Gesundheitssport, ist bei aktiven Sportlern eine bessere Beweglichkeit als bei Nichtsportlern zu erwarten, während bei einseitigen, die Beweglichkeit nicht beanspruchenden Sportarten, wie z. B. Fußball oder Tennis, höhere Beweglichkeitsniveaus im Vergleich zu Nichtsportlern nicht zwingend zu erwarten sind.

Obwohl die Beweglichkeit diejenige motorische Fähigkeit ist, deren Rückgang am frühesten einsetzt und die stark von endogenen Faktoren abhängig ist, z. B. Geschlecht, Elastizität des Sehnen- und Bandapparates (Gaschler, 1994), zeigen Interventionsstudien, dass auch die Beweglichkeit bis ins hohe Alter trainierbar ist. 63- bis 91jährige Heimbewohner konnten z.b. durch ein siebenmonatiges Training (2x pro Woche à 45 Minuten) im Vergleich zur Kontrollgruppe ihre Wirbelsäulenbeweglichkeit signifikant verbessern (McMurdo & Rennie, 1993). Sygusch et al. (2005) zeigten, dass ein einjähriges allgemeines Gesundheitssporttraining bei Personen im mittleren und späteren Erwachsenenalter signifikante Zuwächse der Beweglichkeit zur Folge hatte.

---

Der Rückgang der Beweglichkeit verläuft bei sportlich Aktiven tendenziell langsamer als bei Inaktiven. Trainingsstudien zeigen zudem, dass durch entsprechendes Training auch im späteren und späten Erwachsenenalter eine Verbesserung bzw. Stabilisierung der Beweglichkeit möglich ist.

---

Alle aufgeführten Studien zeigen, dass der altersbedingte Rückgang der körperlichen Leistungsfähigkeit nicht aufgehalten werden kann und auch Sportler einen Rückgang verzeichnen. Die Ergebnisse zeigen jedoch auch, dass sportliche und körperliche Aktivität diesen altersbedingten Rückgang verlangsamen kann und dass die körperliche Leistungsfähigkeit bis ins hohe Alter trainierbar ist.

Im hohen Alter ist aber nicht nur die Förderung der Motorik wichtig. Zur Erhaltung der Selbstständigkeit ist eine zusätzliche Förderung der Kognition notwendig. Die groß angelegte SIMA-Studie über die Bedingungen der Erhaltung und Förderung der Selbstständigkeit im höheren Lebensalter im Raum Erlangen-Nürnberg konnte bei 75- bis 93jährigen zeigen, dass ein einjähriges kombiniertes Psychomotorik- und Gedächtnistraining große Effekte hinsichtlich der Verbesserung und Stabilisierung von Alltagskompetenz, Motorik und Gedächtnisleistung haben kann (Oswald et al., 1998). Einen ähnlichen Effekt verzeichneten wir bei einer vergleichbar angelegten, eigenen Studie mit multimorbiden Altenpflegeheimbewohnern. Diese haben ihre Selbstständigkeit zwar schon verloren, trotzdem ist es wichtig, sie für das Leben im Altenpflegeheim körperlich und geistig so fit wie möglich zu halten. Ein zehnwöchiges allgemeines, psychomotorisches Trainingsprogramm, das zweimal pro Woche je eine Stunde stattfand, hatte bei 73- bis 93jährigen Bewohnern positive Effekte hinsichtlich motorischer und kognitiver Funktionen. Bei den motorischen Funktionen konnten insbesondere Koordination, Beweglichkeit und Reaktionsschnelligkeit der Versuchsgruppe im Vergleich zur Kontrollgruppe verbessert werden (Henken & Lautersack, 2004; Tittlbach et al., 2005).

Multimorbidität, also das gleichzeitige Auftreten mehrerer Krankheiten, zeigt eine steigende Tendenz mit dem Lebensalter und wird als ein charakteristisches Phänomen des Alters bezeichnet (Nikolaus & Specht-Leible, 1992). Daher ist die Erhaltung und Förderung der Gesundheit mit zunehmendem Alter immer wichtiger. Die Erhaltung der körperlichen Funktionsfähigkeit und eine gute Gesundheit hängen jedoch eng zusammen. Young & Skelton (1994) konnten in ihren Studien nur wenige alte Personen finden, die große Einschränkungen in ihrer Fähigkeit, Alltagsanforderungen zu bewältigen, hatten, aber dennoch gesund waren. Tendenziell scheint moderate sportliche Aktivität bestimmten Alterungsprozessen, z. B. der Arteriosklerose, Arthrose und Osteoporose, entgegenwirken zu können und das vorzeitige Mortalitätsrisiko zu senken (vgl. Bouchard, Shephard & Stephens, 1994). In Kapitel 3.6 wird detailliert aufgezeigt, welche Wirkungen körperliche Aktivität auf die Gesundheit haben kann. Es wird somit deutlich, dass körperliche und sportliche Aktivität auch im Alter ein Instrument der Gesundheitsförderung darstellt. Physiologische und pathologische Prozesse führen allerdings zu einer hohen interindividuellen Variabilität hinsichtlich der Belastbarkeit und Trainierbarkeit im Alter. Im Unterschied zu jüngeren sollten ältere Menschen daher regelmäßig allgemein- und sportmedizinisch untersucht werden. Dies gilt insbesondere für Neueinsteiger bzw. Wiederbeginner.

## 3.5 Körperliche Aktivität

In den vorangegangen Abschnitten wurde deutlich, wie wichtig regelmäßige körperliche Aktivität ist, um sich lange eine relativ gute körperliche Leistungsfähigkeit zu erhalten. In diesem Zusammenhang stellt sich die Frage, wie viele in der Bundesrepublik Deutschland im mittleren und höheren Alter überhaupt sportlich aktiv sind. Im Folgenden wird dargestellt, wie aktiv die Menschen im Durchschnitt sind und was sie zum Sporttreiben motiviert bzw. welche Barrieren ihnen den Zugang erschweren.

### 3.5.1 Aktivität und Inaktivität im Alter

Unter der Voraussetzung, dass körperliche Aktivität vielfältige positive Wirkungen auf die Gesundheit haben kann, stellt sich aus einer epidemiologischen Perspektive die Frage, wie hoch der Anteil der sportlich Aktiven in der Bevölkerung ist. Nach Ergebnissen von kommunalen Freizeitsportuntersuchungen in den letzten 15 Jahren variiert der Anteil derjenigen, die sich für sportlich aktiv halten, je nach Definition des Kriteriums sportliche Aktivität zwischen 51 % und 75 %. Um gesundheitliche Wirkungen zu erzielen, muss die sportliche Aktivität eine bestimmte Häufigkeit, Dauer und Intensität aufweisen. Wählt man einen härteren Maßstab für *gesundheitsrelevante sportliche Aktivität*, z.B. einen Energieverbrauch durch Sport von mehr als 1000 kcal pro Woche bzw. mindestens zwei Stunden intensive sportliche Aktivität pro Woche, dann liegt der Anteil der sportlich aktiven Erwachsenen in Deutschland zwischen 10 % und 20 %.

Tabelle 3.1: Sportliche Betätigung in Deutschland nach Bundesländern (alte / neue) und Geschlecht (in %) im Jahr 1991 (Deutscher Sportbund, 1996) (N = 7454 im Altersbereich von 25 bis 69 Jahren)

| Stunden pro Woche | neue Bundesländer | | | alte Bundesländer | | |
|---|---|---|---|---|---|---|
| | gesamt | Männer | Frauen | gesamt | Männer | Frauen |
| über 2 | 8.5 | 12.1 | 5.3 | 16.0 | 20.6 | 11.6 |
| 1 bis 2 | 15.3 | 15.1 | 15.4 | 22.6 | 21.6 | 24.1 |
| unter 1 | 23.5 | 24.1 | 22.9 | 17.9 | 9.6 | 16.2 |
| kein Sport | 52.8 | 48.7 | 56.5 | 43.5 | 38.6 | 48.2 |
| N | 2209 | | | 5245 | | |

Während in den neuen Bundesländern 8,5 % der Bevölkerung mehr als zwei Stunden intensiv sportlich aktiv sind, liegt der Anteil in den alten Bundesländern bei 16 % (vgl. **Tabelle 3.1**).

Empirisch gut abgesichert ist eine starke Zunahme der sportlichen Aktivität in den 1980er Jahren (Opaschowski, 1987; Bös & Woll, 1989). Ermittelte das EMNID-Institut 1972 noch einen Anteil von 35 % sportlich Aktiver in der Altersgruppe der über 18jährigen Deutschen, so waren es 1991 nach den Ergebnissen der Deutschen Herz-Kreislauf-Präventionsstudie (DHP) bereits 47,2 % in den neuen Bundesländern und 56,5 % in den alten Bundesländern (Deutscher Sportbund, 1996). Umstritten ist jedoch die Entwicklung der sportlichen Aktivität in der Bevölkerung Mitte der 1990er Jahre. So behauptet der Freizeitforscher Opaschowski (1996), dass eine Massenflucht aus dem Sport festzustellen sei, während der Deutsche Sportbund (DSB) und eine Reihe von sportwissenschaftlichen Studien eine Zunahme der sportlichen Aktivität postulieren. Problematisch bei der Beurteilung dieser unterschiedlichen Befunde ist die Tatsache, dass die Ergebnisse zum einen auf unterschiedlichen Datenquellen beruhen, zum anderen in den empirischen Untersuchungen nicht mit vergleichbaren Methoden gearbeitet wurde (Woll et al., 1998). Ansätze einer systematischen Sportverhaltensberichterstattung werden zurzeit entwickelt (Rütten, 2002; Breuer & Rittner, 2002).

Es ist zu berücksichtigen, dass nicht alle gesellschaftlichen Gruppen gleichermaßen sportlich aktiv sind. So wurde in verschiedenen sportsoziologischen Untersuchungen gezeigt, dass Personen aus der sozialen Ober- und Mittelschicht sportlich aktiver sind als Personen aus der Unterschicht (Opper, 1998). In einer umfassenden Analyse zur sportlichen Aktivität der erwachsenen Bevölkerung (25 bis 69 Jahre) ermittelten Winkler et al. (1998) die in **Tabelle 3.2** dargestellten Aktivitätsgrade für die deutsche Bevölkerung in Abhängigkeit von der Schichtzugehörigkeit.

Ebenfalls belegt ist der höhere Aktivitätsgrad der Männer (Schwarzer, 1996). Dabei ist zu berücksichtigen, dass sich die Unterschiede in den letzten Jahrzehnten stark verringert haben (Bös & Woll, 1989) und inzwischen Frauen außerhalb des Sportvereins, z.B. in den Fitness-Studios oder in den Sportkursen der Volkshochschulen, stärker vertreten sind als Männer (Mrazek, 1988). Deutliche Unterschiede bestehen bezüglich der Intensität des Sporttreibens: Männer sind bei Sportarten mit intensiver Belastung deutlich stärker vertreten als Frauen (Woll, 2002).

**Tabelle 3.2:** Sportliche Betätigung in der BRD nach Bundesländern (alte / neue) und Schichtzugehörigkeit (in %) im Jahr 1991 (Winkler et al., 1998)

| Stunden pro Woche | neue Bundesländer | | | |
|---|---|---|---|---|
| | gesamt | Unterschicht | Mittelschicht | Oberschicht |
| über 2 | 8,5 | 4,4 | 8,8 | 14,0 |
| 1 bis 2 | 15,3 | 8,5 | 16,4 | 21,2 |
| unter 1 | 23,5 | 12,9 | 25,2 | 32,6 |
| kein Sport | 52,8 | 74,2 | 49,6 | 32,3 |
| N | 2209 | | | |

| Stunden pro Woche | alte Bundesländer | | | |
|---|---|---|---|---|
| | gesamt | Unterschicht | Mittelschicht | Oberschicht |
| über 2 | 16,0 | 7,1 | 15,1 | 24,4 |
| 1 bis 2 | 22,6 | 13,1 | 22,9 | 29,2 |
| unter 1 | 17,9 | 10,8 | 19,3 | 20,3 |
| kein Sport | 43,5 | 69,1 | 42,7 | 26,1 |
| N | 5245 | | | |

Trotz der kontinuierlichen Erhöhung der Zahl der Freizeitsportler ist das Sporttreiben stark altersabhängig. So nimmt der Anteil der Sporttreibenden nach den Befunden einer repräsentativen Befragung von Opaschowski (1987) von 73 % bei den 14 bis 19jährigen über 52 % bei den 35 bis 39jährigen auf 21 % bei den 60 bis 69jährigen ab. In einer eigenen kommunalen Repräsentativuntersuchung (Woll, 1996) konnte gezeigt werden, dass bereits in der Altersgruppe der 55jährigen weniger als 5 % der Personen mehr als zwei Stunden pro Woche sportlich aktiv sind. Trotz vielfältiger Versuche zur Förderung der sportlichen Aktivität bei Personen des mittleren und späteren Erwachsenenalters kann bislang nicht von einer Ausweitung des Sporttreibens in dieser Altersgruppe ausgegangen werden (Tokarski, 1991; Opaschowski, 1996).

*Sportarten*
Als immer vielfältiger präsentiert sich das Spektrum der ausgeübten sportlichen Aktivitäten, das vom Freizeittanz bis zum Paragliding reicht, und damit den allgemeinen Trend zur Individualisierung im Sportbereich widerspiegelt (Rittner, 1987). Bei verschiedenen reprä-

**Tabelle 3.3**: Hitliste der sportlichen Aktivitäten (Angaben in % der sportlich Aktiven; Mehrfachnennungen möglich)

| Sportart | Bös & Woll (1989)<br>(N = 281, 18 bis 65 Jahre) | Woll (1996)<br>(N = 276; 33 bis 56 Jahre) |
|---|---|---|
| Schwimmen | 29 | 21 |
| Gymnastik | 29 | 27 |
| Jogging | 22 | 26 |
| Radfahren | 18 | 40 |
| Skifahren | 14 | 4 |
| Fußball | 13 | 7 |
| Tennis | 11 | 14 |
| Leichtathletik | 8 | 2 |
| Bodybuilding | 7 | 6 |
| Volleyball | 7 | 4 |
| Wandern | 7 | 4 |

sentativen Befragungen stehen mit Schwimmen, Gymnastik, Jogging und Radfahren im Erwachsenenalter typische freizeitsportliche Aktivitäten an der Spitze (Opaschowski, 1987; Bös & Woll, 1989; Woll, 1996, 2002).

Bei der gruppenspezifischen Betrachtung der ausgeübten sportlichen Aktivitäten nach Geschlecht zeigen sich deutliche Unterschiede: Etwa 50 % der sportlich aktiven Frauen machen Gymnastik, während bei den Männern lediglich circa 10 % dieser Betätigung nachgehen. Bei den Ballsportarten ist hingegen ein deutliches Übergewicht der Männer festzustellen. Neben den geschlechtsspezifischen Präferenzen in der Sportausübung sind auch Alterseffekte offensichtlich: Gymnastik und Wandern erfreuen sich in der Altersgruppe der über 50jährigen der größten Beliebtheit.

### 3.5.2 Motive und Barrieren

Warum und mit welcher Absicht betätigen sich Personen sportlich? In den letzten Jahren hat sich mit der Ausweitung der Sportbewegung auch das Verständnis von Sport verändert. Neben der traditionellen Vorstellung von Sport, die Grundprinzipien wie Leistung, Konkurrenz und Rekord beinhaltete, entstand ein neues Sportverständnis, das sich mit Spaß, Selbstverwirklichung und Mitbestimmung stärker an den Werten der Freizeit orientiert. In verschiedenen aktuellen Studien mit erwachsenen Menschen aus der Normalbevölkerung wird deutlich, dass an der Spitze der Motive zum Sporttreiben Gesundheit, Geselligkeit und Entspannung stehen und weniger die Aspekte der Leistung und des Wettkampfs. Für immer mehr Menschen wird die Sorge um die körperliche Gesundheit zum wichtigen Lebensziel. Teilweise entwickelt sich ein Körperkult quasi als Ersatzreligion: „Die Sorge ... um den intakten Körper nimmt Aspekte der alten Ängste um das seelische Heil an" (Rittner, 1989, S. 38). Immer häufiger wird die sportliche Aktivität als Investition in den Körper gesehen, die man verzinst als Gesundheit wiederum zurückerhält.

Die negativen Folgen dieses Wandels von Sinnmustern zeigen sich im Sport und in der Gesellschaft in Form von Egoismus, Egozentrik, Narzissmus und unsolidarischem Handeln immer deutlicher (Kurz, 1988). Bopp (1987, S. 63) sieht sogar eine neue Zivilisationskrankheit, die „verbissene Sucht nach unaufhörlicher Fitness" herannahen. Trotz dieses sich ausbreitenden Körperkultes machen verschiedene Untersuchungen deutlich, dass das Gesundheitsmotiv als Voraussetzung für eine dauerhafte Bindung an sportliche Aktivität nicht ausreicht (Pahmeier, 1994), sondern mehr ein Einsteiger- als ein Dabeibleiber-Motiv darstellt. Die unterschiedlichen Prozesse, die den Einstieg und die Beibehaltung von regelmäßiger sportlicher Aktivität steuern, werden von Fuchs (1997) und Pahmeier (1999) beschrieben.

Bei der Betrachtung von gruppenspezifischen Unterschieden in den Motivpräferenzen von Sportlern zeigt sich, dass für Frauen das Gesundheitsmotiv eine wichtigere Rolle als für Männer spielt, während für Männer – bei insgesamt geringer Bedeutung – das Messen der Kräfte wichtiger ist als für Frauen (Woll, 1996). Gleichzeitig spielt das Wettkampfmotiv im frühen und mittleren Erwachsenenalter (bis 45 Jahre) naturgemäß eine größere Rolle als im späteren Erwachsenenalter.

Auch in Abhängigkeit von der Schichtzugehörigkeit zeigen sich Unterschiede in Motivpräferenzen. Für Personen aus der niederen sozialen Schicht sind soziale Kontakte als Motive für das Sporttreiben von besonderer Wichtigkeit. Ebenso ist für diesen Personenkreis Sporttreiben wichtig, um Neues zu erleben (Woll, 1996). Eine Ursache hierfür könnte im geringeren Freizeitengagement von Personen aus der unteren Schicht liegen (Martin, 1983). Für diesen Personenkreis werden dann die vorhandenen sozialen Kontakte und die neuen Erfahrungen, die sie im Sport machen können, wichtiger als für Personen der höheren sozialen Statusgruppe, die über ein weites Feld von Freizeitaktivitäten verfügen.

Innerhalb der sportwissenschaftlichen Forschung ist eine ganze Fülle von Einflussgrößen der sportlichen Aktivität untersucht worden. In der derzeitigen Diskussion um die Determinanten von sportlicher Aktivität ist ein deutliches Übergewicht der psychologisch-theoretischen Forschungslinie festzustellen, wobei die personalen Bedingungen dabei in den Mittelpunkt gestellt werden (u. a. Schwarzer, 1996; Fuchs, 1997). Eine rein psychologische Betrachtungsweise, die nur personeninterne psychische Prozesse berücksichtigt, greift jedoch gerade unter einer gesundheitswissenschaftlichen Perspektive, die nicht nur an der Person orientiert ist, sondern in die Intervention auch Veränderungen von Strukturen einbezieht, zu kurz. Für eine Public Health-Perspektive bei der Erforschung der Bedingungen von sportlicher Aktivität ist es deshalb notwendig, psychologische Betrachtungsweisen mit sozialwissenschaftlichen Ansätzen zu verknüpfen. In neueren Modellen, wie z. B. dem sozioökologischen Modell der Sportpartizipation (Sallis & Owen, 1999), werden daher neben psychischen Faktoren sowohl soziale Umweltvariablen (z. B. soziale Unterstützung) als auch Faktoren der physischen Umwelt (z. B. Verfügbarkeit von Sportstätten) als Determinanten der sportlichen Aktivität berücksichtigt.

Im angloamerikanischen Raum hat die Erforschung von personen- und umweltbezogenen Einflussfaktoren auf das Sportverhalten bereits Tradition. Wichtige Vertreter dieser Forschungslinie sind Dishman (1990), Dishman & Sallis (1994), Sallis & Hovell (1990), Oldrige (1982) sowie King et al. (1992). Im deutschsprachigen Bereich hat sich beispielsweise Rütten (1993) intensiv mit dieser Forschungsrichtung beschäftigt. In einem Überblicksartikel fassen Dishman & Sallis (1994) den gegenwärtigen Stand zu den *Determinanten der sportlichen Aktivität* systematisch zusammen. Die wichtigsten Ergebnisse werden in **Tabelle 3.4** zusammengefasst.

*Psychologische Determinanten*
Sowohl bei den fremdorganisierten, als auch bei den selbstorganisierten Aktivitäten erweisen sich die folgenden psychologischen Faktoren als positive Einflussgrößen einer erhöhten Teilnahmewahrscheinlichkeit: Selbstmotivation, sportbezogene Selbstwirksamkeit, internale gesundheitsbezogene Kontrollüberzeugung (*Locus of Control*). Emotionale Störungen und wahrgenommener Zeitmangel korrelieren negativ mit der Teilnahmewahrscheinlichkeit.

Alle anderen potentiellen psychologischen Determinanten sind entweder inkonsistent (z. B. Typ A-Persönlichkeitsstruktur) oder nur

**Tabelle 3.4**: Potentielle Determinanten der Sportaktivität (nach Dishman & Sallis, 1994)

| Determinante | Veränderung der Teilnahmewahrscheinlichkeit | |
|---|---|---|
| | Fremdorganisierte Sportprogramme | Selbstorganisierte Sportaktivität |
| ***Psychologische Determinanten*** | | |
| sportbezogene Selbstwirksamkeit | + | + |
| Sportfreude | + | + |
| Selbstmotivation | + | ++ |
| erwarteter Gesundheitsnutzen durch Sport | 0 | + |
| perzipierter Zeitmangel | — | - |
| emotionale Störungen | - | - |
| Sportbezogene Intention | 0 | + |
| Typ-A-Persönlichkeitsstruktur | - | + |
| Evaluation der Sportkonsequenzen | 0 | 0 |
| gesundheits- und sportbezogenes Wissen | 0 | 0 |
| Einstellungen | 0 | 0 |
| gesundheitsbezogener Locus of Control | + | + |
| ***Physische Determinanten*** | | |
| perzipierte eigene Gesundheit/Fitness | ++ | - |
| ***Soziodemographische Determinanten*** | | |
| Bildungsstand | + | ++ |
| Geschlecht (Männer) | + | ++ |
| Alter | - | - |
| Einkommen | + | ++ |
| ***Sozioökologische Determinanten*** | | |
| Unterstützung durch (Ehe-)Partner | ++ | + |
| Einfluss der Gleichaltrigen | k.A. | + |
| Familiäre Einflüsse (in der Vergangenheit) | k.A. | + |
| Zugang zu Sporteinrichtungen | ++ | 0 |

++ konsistenter Nachweis einer erhöhten Teilnahme (TN-) Wahrscheinlichkeit; + nicht konsistenter bzw. schwacher Nachweis einer erhöhten TN-Wahrscheinlichkeit; 00 konsistenter Nachweis, dass TN-Wahrscheinlichkeit unverändert bleibt; 0 nicht konsistenter bzw. schwacher Nachweis, dass TN-Wahrscheinlichkeit unverändert bleibt; - nicht konsistenter bzw. schwacher Nachweis einer verringerten TN-Wahrscheinlichkeit; — konsistenter Nachweis einer verringerten TN-Wahrscheinlichkeit; k.A. keine Angaben bei einem oder bei keinem der beiden Typen der sportlichen Aktivität bedeutsam an der Vorhersage beteiligt. Während es keine Zusammenhänge von sportlicher Aktivität mit Risiko-Persönlichkeitsfaktoren wie dem Typ A-Verhalten gibt, werden nun auch erste Analysen im Hinblick auf die Bedeutung von „*präventionsorientierten Persönlichkeitsmerkmalen*" (Schwarzer, 1996) durchgeführt.

Antonovsky (1987) sieht beispielsweise im Kohärenzsinn (Sense of Coherence = SOC) eine zentrale Determinante für das Gesundheitsverhalten: Der SOC sei als ein im Erwachsenenalter relativ stabiles Persönlichkeitsmerkmal für die Prädiktion von positivem Gesundheitsverhalten verantwortlich. In einer eigenen Querschnittsstudie zum Zusammenhang zwischen habitueller sportlicher Aktivität und Kohärenzsinn finden sich erste Hinweise darauf, dass der SOC eine Bedeutung für sportliche Aktivität als Prädiktor hat. In der Gruppe der über 45jährigen hatten diejenigen, die in den letzten zehn Jahren keinen Sport getrieben hatten, einen signifikant niedrigeren SOC-Wert als die regelmäßig Sporttreibenden (Opper et al., 1993).

Bei der Betrachtung potentieller psychischer Einflussfaktoren wird nicht nur der SOC, sondern auch eine ganze Reihe weiterer psychologischer Einflussfaktoren untersucht. Einen Überblick über die verschiedensten Variablen liefern Fuchs (1997), Pahmeier (1999) und Wagner (2000). In neueren Untersuchungen wird darauf hingewiesen, dass eine stärkere Berücksichtigung des Prozesses der Sportpartizipation stattfinden sollte. So betont beispielsweise Wagner (2000), dass für die Aufnahme und die Aufrechterhaltung sportlicher Aktivität unterschiedliche Einflussfaktoren verantwortlich sind.

*Physische Determinanten*
Bei den physischen Determinanten berichten Dishman & Sallis (1994) von einem günstigen Einfluss des wahrgenommenen Gesundheitsbzw. Fitnesszustandes auf die Teilnahme bei supervidierten Sportprogrammen. Für die selbstorganisierte sportliche Aktivität spielt die Wahrnehmung des eigenen Gesundheits- und Fitnesszustandes hingegen keine Rolle. Kritisch angemerkt werden muss, dass es sich dabei nur um die wahrgenommene Fitness handelt und nicht um die tatsächlich mit Hilfe von motorischen Tests gemessene Leistungsfähigkeit.

*Soziodemographische Determinanten*
Die Unterschiede in der sportlichen Aktivität in Abhängigkeit von den soziodemographischen Einflussgrößen wurden bereits angesprochen: Mit zunehmendem Alter nimmt die Teilnahmebereitschaft an Sportprogrammen ab, mit zunehmender Bildung und steigendem

Einkommen zu. Männer sind dabei im Sport immer noch etwas stärker vertreten als Frauen.

*Sozioökologische Determinanten*
Zu den wichtigsten Einflussgrößen der Sportpartizipation zählen die sozioökologischen Determinanten. Dabei spielt die soziale Unterstützung eine wichtige Rolle, insbesondere bei der Aufrechterhaltung von sportlicher Aktivität. Unter dem Stichwort *social support* hat sich ein eigener Forschungszweig entwickelt, der, ausgehend von der Bedeutung von sozialen Ressourcen für die Stressbewältigung und Gesundheit (Cohen & Syme, 1985; Schwarzer & Leppin, 1989), deren Einfluss auf die Aufrechterhaltung von sportlicher Aktivität untersucht. Es wird überprüft, in welchem Ausmaß Individuen ihre soziale Umwelt als unterstützend, hilfreich und fördernd wahrnehmen (Sommer & Fydrich, 1989). Im engeren Sinne beziehen sich die sozialen Ressourcen auf das Vorhandensein von Bezugspersonen sowie auf konkrete Unterstützung in einer Belastungssituation. Schwarzer (1997) unterscheidet nochmals zwischen wahrgenommener und tatsächlich erhaltener Unterstützung. In ihren Auswirkungen auf die Gesundheit hält er dabei die wahrgenommene Unterstützung für wichtiger als die tatsächliche. Fuchs (1997) kommt das Verdienst zu, das Modell der sozialen Unterstützung auf den Sport übertragen zu haben. In empirischen Untersuchungen konnte Fuchs (1996) nachweisen, dass sich sportbezogene soziale Unterstützung günstig auf das Sportverhalten auswirkt.

Neben der sozialen Umwelt spielen bei der Sportpartizipation auch Faktoren der dinglich-materialen Umwelt eine Rolle. So ist der einfache Zugang zu Sportmöglichkeiten und -stätten eine wichtige Voraussetzung für eine dauerhafte Teilnahme am Sport (Rütten, 1993). Ökologische Aspekte, wie etwa das Klima, spielen sowohl für die Art als auch den Umfang der sportlichen Aktivität eine Rolle. In **Tabelle 3.4** wird die kulturelle Situation als Einflussgröße nicht berücksichtigt. Kulturelle Faktoren beeinflussen jedoch nicht nur die Entstehung von kulturspezifischen Sportarten, sondern wirken sich auch auf den Stellenwert von sportlicher Aktivität im individuellen Alltag (Brandl-Bredenbeck, 1999; Ulmer, 2003) aus.

Sozioökologische Aspekte (u. a. soziale Unterstützung) bzw. räumlich-materiale Gegebenheiten oder auch die inhaltlich-konzeptionelle Ebene der Sportangebote werden gerade in neueren Ansätzen aus der Medizin- und Sportsoziologie in die Erklärung der sportlichen Aktivität stärker mit einbezogen (Rütten et al., 2000). Angelehnt an Arbeiten von Max Weber (1972) haben vor allem Rütten (1998) und Abel (1995) Ansätze zur Analyse und Förderung sportlicher bzw.

gesundheitsrelevanter Lebensstile in die sportwissenschaftliche Diskussion um die Erklärung von sportlichem Aktivitätsverhalten eingeführt. Unterschieden werden dabei die drei konstituierenden Dimensionen Verhalten, Orientierungen und Ressourcen. Als theoretischer Bezugsrahmen wird ein dialektisches Verständnis von Lebensführung und Lebenschancen gewählt, sowohl im Hinblick auf die Gesundheit als auch auf spezifische Verhaltensmuster, wie z.B. die sportliche Aktivität: In der Interaktion mit seiner dinglichen und sozialen Umwelt entwickelt das Individuum Verhaltensmuster, in denen sich wiederum Wertorientierungen und Einstellungen entwickeln. Diesen Prozess bezeichnete Weber (1972) als Lebensführung. Verbindet man die gruppentypischen Formen der Lebensführung mit den korrespondierenden Lebenschancen, dann ergibt sich daraus die soziologische Kategorie der Lebensstile. Abel et al. (1998) betonen die Bedeutung von zweckrationalen Werten, d.h. Kosten-Nutzen-Überlegungen, die für gesundheitsförderliche Lebensstile und damit auch für die sportliche Aktivität von besonderer Bedeutung sind. Mit diesem Ansatz verdeutlichen Abel et al. (1998), dass Bewegungsaktivität bzw. -passivität auf der einen Seite zweckrationalen Entscheidungsprozessen unterliegt. Auf der anderen Seite wird jedoch deutlich, dass diese Entscheidung eine nicht für alle Individuen gleichermaßen frei wählbare Option ist. Vielmehr ist sie abhängig von der Interaktion mit den Möglichkeiten, die die Lebenslage bietet.

## 3.6 Wirkungen von körperlicher Aktivität auf die Gesundheit

Körperliche Aktivität hat vielschichtige Wirkungen auf den Körper und die Psyche der aktiven Person. In unserem Zusammenhang interessieren insbesondere die Wirkungen, die körperliche Aktivität auf die Gesundheit, und zwar sowohl auf die physische als auch auf die psychische Gesundheit haben kann.

### 3.6.1 Wirkungen auf die physische Gesundheit

Die physiologischen Wirkungen von sportlicher Aktivität werden in zahlreichen Überblicksarbeiten besprochen (u. a. Banzer et al., 1998; Blair, 1996; Bouchard et al. 1990, 1994; Marti & Hättich, 1999; Samitz, 1998; U.S. Department of Health and Human Services et al., 1996). Dabei zentrieren sich die vorliegenden Konzepte sportlicher Aktivierung zur Stärkung physischer Gesundheitsressourcen auf die Beeinflussung des Herz-Kreislaufsystems sowie des Halte- und

**Tabelle 3.5**: Wirkungen körperlicher Aktivität auf physiologische Funktionsbereiche (Banzer et al., 1998)

| **Kardiovaskuläre Wirkungen** |
| --- |
| Verbesserung des Sauerstoffaufnahmevermögens und der Sauerstofftransportkapazität |
| Senkung der Herzfrequenz |
| Vergrößerung des Schlagvolumens |
| Verbesserung der Durchblutung durch Ausbildung von Kollateralen |
| Hypertrophie der Herzmuskulatur |
| Verbesserung der Kontraktionseigenschaften des Herzmuskels |
| Verbesserung der Blutversorgung der Herzmuskulatur |
| Reduzierung des peripheren Gefäßwiderstandes |
| Senkung des diastolischen Blutdrucks |
| Verbesserung der Blutverteilung in der Skelettmuskulatur |
| **Hämodynamische Wirkungen** |
| Verbesserung der Fließeigenschaften des Blutes |
| Erhöhung der Blutgerinnungsbereitschaft |
| Erhöhung der Fibrinolyse-Aktivität |
| **Metabolische Wirkungen** |
| Zunahme des Mitochondrienvolumens |
| Verbesserung der Enzymaktivität der Muskulatur |
| Anstieg des Myoglobingehaltes in der Muskelzelle |
| Vermehrung der intramuskulären energetischen Substrate |
| Veränderung der Cholesterin-Zusammensetzung durch Verbesserung des HDL-LDL-Verhältnisses |
| Steigerung des Glukose-Spiegels |
| Senkung des Insulin-Spiegels |
| Senkung des Harnsäurespiegels |
| Verbesserung der Zusammensetzung der Knochensubstanz |
| **Endokrinologische Wirkungen** |
| Anstieg der Katecholamine |
| Anstieg des Cortisol |
| Anstieg des Wachstumshormons |
| Änderungen der Geschlechtshormonkonzentrationen |
| Anstieg der endogenen Opioide |

Bewegungsapparats (Brehm et al., 2002). Aber auch Effekte auf das metabolische, endokrinologische und das Immunsystem sind wissenschaftlich nachgewiesen (Vuori, 1998). Insgesamt besteht weitgehend Einigkeit darüber, dass körperliche Aktivität entscheidend zur Stärkung der physischen Gesundheitsressourcen beitragen kann, weil über eine systematische Aktivierung des Muskelsystems komplexe Anpassungsprozesse des gesamten Organismus ausgelöst werden können (vgl. **Tabelle 3.5**). Wenn körperliche Beanspruchungen dauerhaft unterbleiben, können daraus Funktions- und Leistungseinbußen resultieren. Aus Bewegungsmangel oder Fehlbelastungen resultierende Dysbalancen führen zum Auftreten von Beschwerden und internen Risikofaktoren für die Entwicklung von Krankheiten. Manifester Bewegungsmangel liegt dann vor, wenn die Muskulatur chronisch (d.h. über einen längeren Zeitraum) mit weniger als 30 % ihrer Maximalkraft und das Herz-Kreislaufsystem mit weniger als 50 % seiner maximalen Leistungsfähigkeit beansprucht wird. Bedingt durch die modernen Arbeits- und Lebensumstände sind diese Kriterien für die meisten Menschen in den westlichen Industrienationen nur durch entsprechende Bewegungsformen mit sportlichem Charakter einlösbar.

Dass körperliche Aktivität Bewegungsmangel reduziert, ist evident. Es stellt sich aber die Frage, welche gesicherten Effekte regelmäßige körperliche Aktivität auf die physische Gesundheit hat? In **Tabelle 3.6** werden zentrale Forschungsergebnisse zum Zusammenhang von sportlicher Aktivität, Fitness und verschiedenen chronischen Erkrankungen zusammenfassend dargestellt. Insgesamt kann die Hypothese gestützt werden, dass körperliche Inaktivität das Morbiditäts- und Mortalitätsrisiko einer Anzahl von chronischen Erkrankungen erhöht. Dies gilt im Besonderen für koronare Erkrankungen, Hypertonie, Dickdarmkrebs, Fettleibigkeit, funktionelle Leistungsfähigkeit und nicht Insulin abhängigen Diabetes. Zudem verringert ein körperlich aktiver Lebensstil die Wahrscheinlichkeit einer verfrühten Mortalität und erhöht die Lebenserwartung (Blair, 1996).

**Tabelle 3.6**: Überblick über Studienergebnisse (1963 bis 1993) zum Zusammenhang zwischen sportlicher Aktivität, Fitness und ausgewählten chronischen Erkrankungen oder Beschwerden (Blair, 1996)

| Krankheit oder Beschwerde | Anzahl der Studien | Trend zwischen Aktivitäts- oder Fitnesskategorien u. Beweisstärke |
|---|---|---|
| Alle Mortalitätsursachen | *** | ↓↓↓ |
| Koronararterienerkrankung | *** | ↓↓↓ |
| Hypertonie | ** | ↓↓ |
| Fettleibigkeit | *** | ↓↓ |
| Apoplexie | ** | ↓ |
| Periphere vaskuläre Erkrankung | * | → |
| Krebs | | |
| Dickdarm | *** | ↓↓ |
| Rektum | *** | → |
| Magen | * | → |
| Brust | * | ↓ |
| Prostata | ** | ↓ |
| Lunge | * | ↓ |
| Pankreas | * | → |
| nicht Insulin abhängiger Diabetes | * | ↓↓ |
| Osteoarthritis | * | → |
| Osteoporose | ** | ↓↓ |
| Funktionelle Leistungsfähigkeit | ** | ↓↓ |

Legende:
\*** mehr als 10 Studien; ** fünf bis zehn Studien; * weniger als 5 Studien
→ kein Unterschied in der Erkrankungsrate zwischen den Aktivitäts- bzw. Fitnesskategorien
↓ einige Beweise für reduzierte Erkrankungsraten zwischen den Aktivitäts- bzw. Fitnesskategorien
↓↓ sichere Beweise für reduzierte Erkrankungsraten zwischen den Aktivitäts- bzw. Fitnesskategorien, Kontrolle möglicher Störfaktoren, gute Methoden, einige Beweise für biologische Mechanismen;
↓↓↓ stichhaltige Beweise für reduzierte Erkrankungsraten zwischen den Aktivitäts- bzw. Fitnesskategorien, gute Kontrolle möglicher Störfaktoren, ausgezeichnete Methoden, umfangreiche Beweise für biologische Mechanismen, Beziehung wird als ursächlich gesehen.

*Mortalität*
Seit den 1950er Jahren hat die epidemiologische Forschung eine Reihe von Befunden zusammengetragen, die für einen Zusammenhang zwischen sportlicher Aktivität und einer gesteigerten Lebenserwartung sprechen (Morris & Heady, 1953; Paffenbarger, 1991; Kahn, 1963; Lee & Paffenbarger, 2000; U.S. Department of Health and Human Services et al., 1996). Sehr häufig zitiert wird die Untersuchung von Paffenbarger et al. (1978) an ehemaligen Studenten der Harvard-Universität. In dieser Studie wurden 16 936 männliche Probanden im Alter von 35 bis 74 Jahren im Zeitraum von 1962 bis 1978 untersucht. Die gesamte körperliche Aktivität in Beruf und Freizeit wurde in Energieeinheiten umgerechnet. Die empirischen Befunde zeigen mit zunehmender körperlicher Aktivität einen deutlichen Rückgang des Mortalitätsrisikos. Allerdings steigt in der Stufe der höchsten Aktivität (> 3500 kcal pro Woche) das Mortalitätsrisiko wieder an. Bei einer isolierten Betrachtung der sportlichen Aktivität fanden Paffenbarger & Hyde (1984), dass Männer mit einem zusätzlichen Energieverbrauch von über 1 000 kcal pro Woche durch intensive sportliche Aktivität ein nur halb so hohes Mortalitätsrisiko aufwiesen wie die inaktiven Untersuchungspersonen. Ebenfalls berücksichtigt wurde in der Paffenbarger-Studie die sportliche Biographie. Hier zeigte sich, dass Probanden, die früher einmal aktive Sportler oder Hochleistungssportler waren und ihre sportliche Aktivität eingestellt hatten, einer ebenso hohen Gefährdung ausgesetzt sind wie Nichtsportler. Dagegen weisen Personen, die nach dem 30. Lebensjahr sportlich aktiv wurden, ein signifikant geringeres Risiko auf (Paffenbarger et al., 1984). Dieses Ergebnis deckt sich mit den Befunden von Harris et al. (1989) und Leon (1991), die ebenfalls zeigen, dass bei Personen, die lange Zeit inaktiv waren und erst mit höherem Lebensalter regelmäßig Sport trieben, eine protektive Wirkung durch sportliche Aktivität festzustellen ist. Auch Heyden (1991) kommt bei der Auswertung von verschiedenen Studien zu dem Schluss, dass ein leichtes Anwachsen der Lebenserwartung von körperlich aktiven Personen im Vergleich zu Nichtaktiven zu verzeichnen ist. Neben diesen positiven Befunden gibt es jedoch auch epidemiologische Studien, die den Zusammenhang von körperlicher Aktivität und geringerer Mortalität nicht bestätigen konnten, wie etwa die Untersuchungen von Stamler et al. (1960), Costas et al. (1978) sowie Karvonen (1982) dokumentieren.

In einer kritischen Würdigung der vorliegenden epidemiologischen Befunde kommt Knoll (1997) zu dem Schluss, dass in erster Linie die freizeitbezogene körperliche Aktivität – im Unterschied zur arbeitsplatzbezogenen körperlichen Aktivität – als protektiver Faktor wirkt. Bei der Betrachtung des Zusammenhangs zwischen körperlichen Freizeitaktivitäten und einer geringeren Mortalitätsrate ist nach Knoll (1997) zu berücksichtigen, dass es sich nicht um einen linearen Zusammenhang handelt: Ein Mehr an sportlicher Aktivität bedeutet nicht zwangsläufig eine Erhöhung des Schutzes vor Mortalität. Bei hohen Belastungsintensitäten kann es sogar zu negativen Einflüssen auf die Gesundheit kommen.

Verschiedene Studien (u.a. Vuori, 1982) beschäftigen sich mit der Risiko-Nutzen-Relation in Bezug auf die gesundheitlichen Wirkungen sportlicher Aktivität. Es wurde deutlich, dass sowohl der Nutzen als auch das Risiko sportlicher Aktivität dosisabhängig sind. Insbesondere der Belastungsintensität kommt eine entscheidende Rolle zu. Bei zu hoher Intensität steigt das gesundheitliche Risiko u. a. für den plötzlichen Herztod stark an. Nach Powell & Paffenbarger (1985) ist daher der gesundheitliche Wert von sportlicher Aktivität mit niedriger bis mittlerer Intensität höher einzuschätzen, da sie eine bessere Risiko-Nutzen-Relation erzielt. Als Maß gilt das so-

**Tabelle 3.7:** Vor- und Nachteile verschieden intensiven Trainings in der Prävention und Gesundheitsförderung (nach Marti & Martin, 2001)

| Vor- und Nachteile sportlichen Ausdauertrainings (*vigorous exercise*) ||
|---|---|
| Vorteile | Nachteile |
| • effektiver und effizienter in der Verbesserung der kardiovaskulären Fitness<br>• größtmögliche Risikoreduktion für alle durch Bewegung und Sport beeinflussbaren chronischen Krankheiten | • größere Verletzungsgefahr<br>• Triggering eines plötzlichen Herztodes<br>• vermehrte Atemwegsinfekte<br>• psychische Abhängigkeit (nur in Kombination mit Essstörungen) |
| Vor- und Nachteile mittelintensiver Körperaktivität (*moderate-intensity exercise*) ||
| Vorteile | Nachteile |
| • nachgewiesene Verbesserung der kardiovaskulären Fitness (sogar durch Alltagsaktivitäten ohne Tenuewechsel)<br>• weniger verletzungsgefährlich<br>• möglicherweise bessere Akzeptanz im Vergleich zum sportlichen Training | • geringer Effekt auf die kardiovaskuläre Fitness (deshalb kein maximaler gesundheitlicher Benefit)<br>• weniger effizient (d. h. größerer Zeitaufwand) |

genannte MET (= *metabolic equivalent*), das einem Kalorienverbrauch von 1kcal / kg Körpergewicht / Stunde entspricht (entspricht ungefähr dem Ruheumsatz).

In einer neueren Studie betonen Lee & Paffenbarger (2000), dass leichte körperliche Betätigung (Aktivitäten unter 4 METs bzw. geringer als das vierfache des Ruheumsatzes, z. B. langsames Gehen mit einer Geschwindigkeit von 1,6 bis 3,2 km pro Stunde) keinen Einfluss auf die Mortalität hat. Moderate körperliche Aktivität (4 bis 5,9 METs, z.b. schnelles Gehen bei 3,2 bis 6,4 km pro Stunde) zeigt einen günstigen Einfluss und körperliche Aktivität mit hoher Intensität (6 METs und höher, z. B. langsames Joggen) weist deutlich niedrigere Mortalitätsraten auf. Auch Marti & Martin (2001) weisen jedoch darauf hin, dass mit höherer Intensität sowohl die gesundheitlichen Wirkungen als auch die damit einhergehenden Risiken zunehmen (vgl. **Tabelle 3.7**).

*Herz-Kreislauf-Erkrankungen*
Bezüglich koronarer Herzkrankheiten, der führenden Todesursache in den westlichen Industrienationen, ist die Forschungslage eindeutig. Körperlich inaktive Personen erkranken überzufällig häufig an einer koronaren Herzkrankheit (Dickhuth & Schlicht, 1997). Aus verschiedenen epidemiologischen Studien kann geschlossen werden, dass durch regelmäßige körperliche Aktivität das Risiko einer koronaren Herzkrankheit entscheidend gesenkt werden kann und die Aufnahme sportlicher Aktivität nach einer längeren Phase der Inaktivität statistisch gleiche Bedeutung erlangt, wie das Einstellen des Rauchens (Blair, 1996). Marti & Hättich (1999) bezogen in einer integrativen Analyse zum Zusammenhang von körperlicher Aktivität und dem Risiko einer koronaren Herzerkrankung 73 Kohortenstudien ein. „Insgesamt berichten 70 % aller Studien ein signifikant geringeres Risiko für koronare Herzerkrankungen bei körperlich aktive(re)n Menschen" (Marti & Hättich, 1999, S. 57). Bei mehr als 1 000 verbrauchten Zusatzkalorien durch körperliche Aktivität – dies entspricht etwa zwei Stunden intensiven oder drei Stunden moderaten Sporttreibens pro Woche – kann die Wahrscheinlichkeit eines Herzinfarktes um circa 20 % reduziert werden (Paffenbarger et al., 1990). Samitz (1998) nennt in einer zusammenfassenden Analyse durchschnittlich circa 35 % niedrigere kardiovaskuläre Mortalitätsraten für die moderat aktiven Gruppen und circa 55 % für die sehr Aktiven gegenüber den körperlich Inaktiven.

Die Befundlage zu den Wirkungen körperlicher Aktivität auf das Erkrankungsrisiko an Schlaganfall ist demgegenüber eher inkonsistent, deutet aber darauf hin, dass eine Schutzwirkung körperlicher

Aktivität gegenüber dem Erkrankungsrisiko an einer Apoplexie wesentlich geringer ist, als dies für das Erkrankungsrisiko an einer koronaren Herzkrankheit der Fall ist. Blair (1996) sowie Marti & Hättich (1999) gehen zusammenfassend allerdings von tendenziell positiven Wirkungen aus, wobei aber über die Mechanismen, über die eine Senkung des Schlaganfallrisikos erreicht werden kann, derzeit noch weitgehend Unklarheit herrscht.

*Krebserkrankungen*
Bei Krebs, der in Deutschland zweithäufigsten Todesursache, muss zwischen den verschiedenen Tumorarten differenziert werden, wie aus der Zusammenstellung von Blair (1996) ersichtlich wird. Von einem generellen Zusammenhang zwischen körperlicher Aktivität und niedrigerem Krebsrisiko kann nach heutiger Befundlage nicht ausgegangen werden (Dimeo, 2001; Hauk, 2002). Für das Erkrankungsrisiko an Darmkrebs liegen jedoch mittlerweile einige Studien vor, die eine Schutzwirkung körperlicher Aktivität nahe legen (U.S. Department of Health and Human Services et al., 1996). Auch für das Brustkrebsrisiko bei Frauen gibt es Hinweise darauf, dass körperlich aktive Frauen ein geringeres relatives Risiko aufweisen, an Brustkrebs zu erkranken, als inaktive. Thune et al. (1997) konnten in einer Längsschnittstudie über einen Zeitraum von fünf Jahren mit 25 707 Frauen eine signifikante inverse Beziehung zwischen sowohl arbeitsbezogenem als auch freizeitbezogenem Aktivitätsniveau und Brustkrebsrisiko belegen. Danach weisen bei einem Referenzwert von 1,0 für inaktive Frauen, die moderat Aktiven (Kriterium: wenigstens vier Stunden pro Woche moderate körperliche Aktivität, z.B. Radfahren oder Walking) ein relatives Brustkrebsrisiko von 0,93 auf und die häufig aktiven Frauen (Kriterium: wenigstens vier Stunden pro Woche intensiv betriebener Sport) ein relatives Risiko von 0,63. Während die Befunde über den Einfluss körperlicher Aktivität auf das generelle Krebsrisiko insgesamt widersprüchlich ausfallen, belegen neuere Studien die Bedeutung körperlicher Aktivität vor allem in der Rehabilitation von Tumorpatienten (Dimeo, 2001).

*Hypercholesterinämie, Hypertonie, Adipositas,*
*Diabetes und Harnsäurespiegel*
Bei der Analyse der Literatur zum Zusammenhang zwischen sportlicher Aktivität und internen physischen Anforderungen (biochemische Risikofaktoren) stellt man fest, dass der Zusammenhang zwischen sportlicher Aktivität und koronaren Risikofaktoren am besten untersucht ist (u. a. Hollmann et al., 1983; Hollmann, 1989; Niesten-Dietrich, 1992; Knoll, 1997; Bouchard et al., 1994). Dies gilt insbesondere für den Bereich des *Fettstoffwechsels*, dem bei der Ent-

stehung von Arteriosklerose besondere Bedeutung zukommt (Rost, 1991). In verschiedenen Studien konnte gezeigt werden, dass regelmäßige körperliche Aktivität zu einer Steigerung des gesundheitsprotektiven HDL-Cholesterinanteils und zu einer Senkung des LDL- und Triglyzerid-Anteils führt (Niesten-Dietrich, 1992; Bouchard et al., 1994). In einer Meta-Analyse bestätigen Tran et al. (1983) auf der Basis von 66 Studien und N = 2 925 Probanden die Zusammenhänge zwischen sportlicher Aktivität und dem Fettstoffwechsel. Nach den Ergebnissen von Tran et al. (1983) werden die Zusammenhänge jedoch von einer Reihe moderierender Variablen beeinflusst (Alter, Körpergewicht, Körperfettanteil, Gesamtdauer des Trainingsprogramms, Belastungsintensität). Dabei stellen die Autoren heraus, dass sich keine eindeutigen Tendenzen zwischen Dauer, Häufigkeit und Intensität des Trainings sowie den Lipoproteinveränderungen aufzeigen lassen. Umstritten ist der Zusammenhang zwischen sportlicher Aktivität und den protektiven Veränderungen im Fettstoffwechsel bei Frauen. Während Goldberg & Elliott (1987) behaupten, dass Frauen in ihrem Cholesterinspiegel stärker von sportlicher Aktivität profitieren als Männer, kommen Lokey & Tran (1989) bei der Auswertung von 27 Studien mit insgesamt 460 Frauen zu dem Schluss, dass eine Steigerung des HDL-Cholesterins bzw. eine Senkung des LDL-Cholesterins in Abhängigkeit von der sportlichen Aktivität bei Frauen nicht festzustellen ist.

Verschiedene Reviews (u. a. Shephard, 1997) zeigen, dass sportlich aktive Personen seltener unter *Bluthochdruck* leiden als sportlich inaktive. Wie Rost (1991) betont, hat sportliche Aktivität sowohl indirekte (z. B. Blutdrucksenkung durch Gewichtsreduktion) als auch direkte Effekte, u. a. durch die Vermehrung der roten Muskelfasern und somit der Vermehrung der Gefäße, die diese Muskelfasern versorgen und damit zu einer Verringerung des Fließwiderstandes führen.

Zahlreiche Studien beschäftigen sich mit der Frage, ob und inwieweit sich das Körpergewicht bzw. der Risikofaktor *Adipositas* durch sportliche Aktivität beeinflussen lässt. Die empirische Befundlage hinsichtlich der Beeinflussung des Körpergewichts durch sportliche Aktivität ist eindeutig. Durch die gesteigerte körperliche Aktivität wird der Energieverbrauch des Körpers erhöht und damit können überflüssige Fettdepots reduziert bzw. vermieden werden (u. a. Björntrop, 1990; Bray, 1990). In welchem Umfang sich das Körpergewicht allerdings durch sportliche Aktivität beeinflussen lässt, wird in der wissenschaftlichen Literatur kontrovers diskutiert. Während ältere Studien von einem sehr bedeutsamen Einfluss von sportlicher Aktivität auf das Körpergewicht ausgehen, wird dieses Bild durch neuere Untersuchungen modifiziert. Die zwischen sportlich aktiven und inaktiven Personen feststellbaren Unterschiede werden weniger auf den Kalorienverbrauch durch sportliche Aktivität als vielmehr auf die Unterschiede in Körperbewusstsein und Gesundheitsverhalten – und hier im Besonderen auf das Ernährungsverhalten – zurückgeführt (Brehm, 1988). Der Befund, dass Sporttreiben nur langfristig zu einer umfangreichen Gewichtsreduktion führen kann, wenn gleichzeitig auch eine Ernährungsumstellung erfolgt, wird durch zahlreiche Interventionsstudien bestätigt (Bray, 1990; Björntrop, 1990; Hill et al., 1994).

In engem Zusammenhang mit dem Körpergewicht steht auch der *Typ II Diabetes*, dem als Risikofaktor zweiter Ordnung für die koronare Herzkrankheit ebenfalls Bedeutung zukommt (Rost, 1991). Positive Wirkungen von sportlicher Aktivität auf den Glukosespiegel sind nachgewiesen (Vranic & Wassermann, 1990; Gudat et al., 1994). Nach einer Untersuchung von Holloszy et al. (1986) sind hierfür jedoch längere, kontinuierliche, umfangreiche und intensive körperliche Belastungen notwendig.

Ebenfalls als Risikofaktor für die Arteriosklerose gelten erhöhte Harnsäure-Werte im Blut (Rost, 1991). Bei der Betrachtung der Beeinflussbarkeit des *Harnsäurespiegels* durch sportliche Aktivität ist das Bild der Forschung heterogen (Knoll, 1997). In einer Analyse der vorhandenen Literatur zum Zusammenhang von sportlicher Aktivität und dem Harnsäurespiegel fasst Fabian (1987) zusammen: Leichtes körperliches Training führt zu einer Senkung des Harnsäurespiegels, während Leistungssport und damit verbundene hohe körperliche Belastungen den Harnsäurespiegel eher steigern. Kritisch anzumerken ist, dass der Autor keine Angaben über die Grenzen für leichte bzw. hohe körperliche Belastung anführt, sodass eine Einordnung der Ergebnisse schwer möglich ist. Wie Moser (1980) betont, muss generell in die Betrachtung des Zusammenhangs zwischen sportlicher Aktivität und Harnsäurespiegel auch das Körpergewicht als wichtige moderierende Variable einbezogen werden, da der Harnsäure- ebenso wie der Glukosespiegel eng mit dem Körpergewicht verknüpft ist.

In zahlreichen epidemiologischen Studien (vgl. Niesten-Dietrich, 1992) werden gleichzeitig mehrere Risikofaktoren und deren Verteilung in Abhängigkeit von der sportlichen Aktivität betrachtet. Besonders eindrucksvoll ist dabei die Studie von Dannenberg et al. (1989), die bei einer Querschnittsstudie an 1.686 Männern und 1.770 Frauen folgende Zusammenhänge feststellten: Sportlich aktive Personen (> 1 Stunde pro Woche) wiesen einen signifikant höheren Anteil am protektiven HDL-Cholesterin und niedrigere Werte beim Body-Mass-Index (BMI), Rauchen sowie bei der Herzfrequenz auf als sportlich inaktive Personen.

*Erkrankungen des Stütz- und Bewegungsapparates*
Neben den funktionellen Anpassungen im kardiovaskulären Bereich, die durch ein gezieltes Ausdauertraining erreicht werden können, spielt unter gesundheitlichen Aspekten insbesondere die Kraftausdauer der Rumpfmuskulatur eine wichtige Rolle. Wie Hollmann & Hettinger (2000) betonen, kann durch eine gute Entwicklung der Rumpfmuskulatur Haltungsschwächen und in höherem Alter daraus hervorgehenden Haltungsschäden vorgebeugt werden. Besonders in der Prävention von Rückenschmerzen, ein unter Public Health-Gesichtspunkten bedeutsamer Aspekt sportbezogener Prävention, kommt der Kraft als einer Gesundheitsressource große Bedeutung zu. Denn durch Fehlbelastungen hervorgerufene degenerative Veränderungen der Wirbelsäule oder schmerzhafte Verspannungen machen etwa die Hälfte aller Rückenschmerzen aus (Weineck, 1997). Die Untersuchung von Bringmann (1984) zeigt, dass Rückenschmerzen (lumbaler Rückenschmerz, lumbale diskale Degeneration) durch Krafttraining signifikant verringert werden kann. Dieser Befund konnte in neueren Untersuchungen ansatzweise bestätigt werden. Danach scheint die Kräftigung der lumbalen Rückenmuskulatur und Steigerung der aeroben Fitness einen, wenn auch schwachen Effekt auf die Prävention von Rückenschmerzen zu haben (Vuori, 1998). Aber nicht nur die Kraftausdauer der Rumpfmuskulatur, sondern auch eine gut ausgebildete Gelenkmuskulatur kann gesundheitsprotektive Funktionen bei arthrotischen Degenerationen zeigen. Dabei scheint es einen optimalen Trainingsbereich zu geben, denn ebenso wie Inaktivität das Arthroserisiko begünstigt, kann ein Zuviel an sportlicher Aktivität gleichfalls der Entwicklung einer Arthrose Vorschub leisten (Marti & Hättich, 1999). Hollmann & Hettinger (2000) betonen insbesondere den günstigen Einfluss einer gut ausgeprägten Muskulatur auf bereits manifeste arthrotische Degeneration, deren negative Auswirkungen auf die Bewältigung des Alltags durch ein gutes Skelettmuskelkorsett wesentlich reduziert werden kann. Zudem wirkt sich Krafttraining positiv auf den Mineralhaushalt der Knochen aus und reduziert damit die Gefahr einer Osteoporose (Hollmann & Hettinger, 2000). Wie Marti & Hättich (1999) feststellen, erhöht körperliche Aktivität die Knochenmasse vor allem bei Frauen in der peripubertalen Phase und verlangsamt die Reduktion der Knochenmineraldichte im mittleren und hohen Alter. Bei Männern scheint es zwar ähnliche Effekte zu geben, diese sind jedoch weit weniger empirisch gestützt.

Gerade im Alter kann körperliche Aktivität eine Gesundheitsressource darstellen, dem funktionellen Abbau der Organe und des Haltungs- und Bewegungsapparates entgegenzuwirken. In einer eigenen Längsschnittstudie mit 500 Personen im Alter von 35 bis 55 Jahren konnte gezeigt werden, dass die körperliche Fitness (Ausdauer, Kraft, Beweglichkeit und Koordination) mit zunehmendem Alter nachlässt (Woll, 2002). Beim Abbau zeigen sich jedoch deutliche Unterschiede zwischen sportlich aktiven Personen (≥ 1 Stunde pro Woche) und inaktiven. So hat der Rückgang der körperlichen Leistungsfähigkeit im mittleren und höheren Erwachsenenalter bei inaktiven und aktiven Personen in etwa den gleichen Verlauf, doch gehen die aktiven Personen von einem wesentlich höherem Ausgangslevel aus (Tittlbach, 2002; Woll, 2002). Es wird deutlich, dass sportliche Aktivität den altersbedingten funktionellen Abbau verlangsamen und so die Lebensqualität der einzelnen Person entscheidend verbessern kann (Leach, 2000). Die These, dass sportliche Aktivität auch im hohen Alter die Gesundheit fördert, konnte ebenfalls von Möller (1999) bestätigt werden. Bei der Frage nach einem altersbedingten Abbau ist neben der körperlichen in entscheidendem Maße auch die geistige Leistungsfähigkeit betroffen. Neuere Untersuchungen von Hollmann & Strüder (2000, 2002) zum Zusammenhang von Gehirngesundheit und körperlicher Aktivität zeigen erste positive Ergebnisse, die allerdings der weiteren Überprüfung bedürfen.

Zu der Beziehung von Sporttreiben und körperlicher Gesundheit ist zusammenfassend festzustellen, dass zwar eine Reihe an positiven Wirkungen nachgewiesen wurde, aber weiterhin viele Fragen offen sind. Wie Knoll (1997) in einer Metaanalyse zeigen konnte, stellen sich gesundheitliche Wirkungen sportlicher Aktivität nicht per se ein. Entscheidende Moderatorvariablen zum Zusammenhang von Sporttreiben und körperlicher Aktivität sind demnach die Durchführungsbedingungen (Häufigkeit, Dauer, Intensität), die Art der Programme sowie individuelle Voraussetzungen (Fitnesszustand).

### 3.6.2 Wirkungen auf die psychische Gesundheit

Neben den Auswirkungen regelmäßigen Sporttreibens auf das Herz-Kreislaufsystem und den Stütz- und Bewegungsapparat, die lange im Mittelpunkt der Forschung standen, beschäftigen sich immer mehr Untersuchungen mit den psychosozialen Effekten von Sporttreiben (Bös & Brehm, 1995). Als Indikatoren von psychischer Gesundheit werden dabei in der sportwissenschaftlichen Forschung vor allem Befindlichkeit, Depressivität, Angst, Selbstkonzept, Stressverarbeitung und die internale Kontrollüberzeugung als Variablen untersucht (Woll, 2002). Dabei wird deutlich, dass die psychische Gesundheit als Ganzes nur schwer zu erfassen ist und über eine Vielzahl von einzelnen Konstrukten beschrieben werden muss. So lassen sich Zusammenhänge zwischen sportlicher Aktivität und psychischer Gesundheit nicht bei allen Aspekten der psychischen Gesundheit finden, wohl aber bei einzelnen Gesundheitsvariablen (Arent et al., 2001; Brehm, 1998; Schlicht & Schwenkmezger, 1995).

Brehm (1998) fasst die Wirkungen sportlicher Aktivität auf die psychische Gesundheit unter dem speziellen Ansatz der *Befindensforschung* zusammen. Danach gibt es Parameter des aktuellen (kurzfristigen) und habituellen (zur Persönlichkeit gehörenden) Befindens in positiver (Stimmung, Grundgestimmtheit) und negativer (Angst, Depression, Stresswahrnehmung) Ausprägung. Die positiven Wirkungen sportlicher Aktivität auf das aktuelle Befinden sind mittlerweile vielfach bestätigt worden (vgl. Abele et al., 1991; Brehm, 1998). Danach kann von einer Abnahme von Spannungs- und Angstzuständen, Ärgererleben, Depression, Müdigkeit und Verwirrtheit sowie von einem Anstieg der Vitalität gesichert ausgegangen werden. Unter den aktuellen Befindlichkeitsveränderungen durch sportliche Aktivität wurde die Zustandsangst (State-Angst) am häufigsten untersucht. In den hierzu vorliegenden Reviews konnte übereinstimmend eine signifikante Reduzierung der Zustandsangst durch aerobe sportliche Aktivität festgestellt werden (McDonald & Hodgdon, 1991; O´Connor et al., 2000). Allerdings scheint nicht nur aerobes Training derartige Effekte zu erzielen, auch Entspannungstraining kann die Befindlichkeit – wenn auch tendenziell schwächer – positiv verändern (Alfermann & Stoll, 1996).

Die längerfristigen Wirkungen sportlicher Aktivität auf die habituellen Aspekte psychischer Gesundheit, wie zum Beispiel Depression, Eigenschaftsangst (Trait-Angst) und Selbstkonzept werden von Abele et al. (1991) hingegen vorsichtiger beurteilt. Auf Grundlage mehrerer Reviews und Populationsstudien kommt Fuchs (2003) zu dem Schluss, dass Effektstärken für den Zusammenhang von *Depression* und sportlicher Aktivität zwischen 0,53 und 0,72 liegen und das relative Risiko, dass eine körperlich inaktive Person an einer klinischen Depression erkrankt, mit etwa 1,7 errechnet wird. Nach Fuchs (2003, S. 90) hat sportliche Aktivität nachweislich antidepressive Wirkung und ist von der Größenordnung her vergleichbar „mit den Wirkungen, die sich mit psychotherapeutischen Behandlungsverfahren erzielen lassen".

Für den Zusammenhang von sportlicher Aktivität und der *Eigenschaftsangst* kommen Petruzzello et al. (1991) ebenfalls zu einer optimistischen Einschätzung. In einer Metaanalyse stellen sie fest, dass regelmäßige Sportaktivität einen generell günstigen Einfluss auf die dispositionelle Angst hat, wobei dieser Effekt am wahrscheinlichsten von aeroben Sportformen auszugehen scheint, sich aber erst nach einer mindestens zehnwöchigen Treatment-Dauer einstellt. Alfermann & Stoll (1997) konnten hingegen in einer randomisierten Experimentalstudie keinen Effekt sportlicher Aktivität auf die Trait-Angst feststellen. Auch Schlicht (1994) stellt aufgrund einer von ihm durchgeführten Metaanalyse keinen generellen Einfluss sportlicher Aktivität auf die Eigenschaftsangst fest, sondern eher einen zielgruppenspezifischen und zwar vor allem für Personen im mittleren und höheren Erwachsenenalter.

Ein weiterer Aspekt überdauernder Effekte des Sports auf die psychische Gesundheit wird im Zusammenhang mit dem *Selbstkonzept*, das alle auf die eigene Person gerichteten Kognitionen darstellt (Woll, 2002), diskutiert. Es ist sowohl eine Ressource für die Gesundheit, wie auch – wenn es nur schwach ausgeprägt ist – ein Risikofaktor. So zeigen Personen mit hohem Selbstwertgefühl weniger Anzeichen psychischer Instabilität und psychosomatischer Erkrankungen (Alfermann, 1998). Zusammenfassend lässt sich zum Zusammenhang von Sportaktivität und Selbstkonzept festhalten, dass eine positive Wirkung auf das globale Selbstkonzept (Selbstbild, Selbstwertgefühl und Selbstachtung) und auf das Körperkonzept als Bestandteil des Selbstkonzepts als gesichert angenommen werden kann. Allerdings scheinen Erwachsene nur von den direkten Wirkungen sportlicher Aktivität auf das Körperkonzept zu profitieren, während bei Kindern und Jugendlichen der Sport eine gute Gelegenheit bietet, das Selbstwertgefühl insgesamt zu verbessern (Alfermann, 1998; Späth & Schlicht, 2000; Ulmer, 2003).

Auch für eine verringerte *Stressreaktivität* durch sportliche Aktivität gibt es plausible Anzeichen. Crews & Landers (1987) konnten in einer Metaanalyse zeigen, dass ausdauertrainierte Personen eine signifikant bessere Stressreaktivität aufweisen. Zu ähnlichen Ergebnissen kommen Alfermann & Stoll (1997), die neben dem aeroben Ausdauertraining auch bei Entspannungsübungen eine signifikant verbesserte Stressreaktivität fanden.

Fasst man die bisherige Forschung zum Zusammenhang von sportlicher Aktivität und psychischer Gesundheit zusammen, so lässt sich festhalten, dass sportliche Aktivität zur Verbesserung von Selbstkonzept, Beschwerdewahrnehmung, positiver Befindlichkeit und Stressreaktivität sowie zu einer Verminderung von Angst- und Depressionswerten führen kann. Die These, dass Sport die psychische Gesundheit bzw. einzelne Variablen der psychischen Gesundheit positiv beeinflusst, kann somit Plausibilität für sich beanspruchen (Alfermann & Stoll, 1997). Allerdings stellen sich diese positiven Effekte nicht in jedem Fall ein. Denn wie schon Knoll (1997) für die Beziehung zwischen körperlicher Gesundheit und Sporttreiben, so konnte auch Schlicht (1994) für die Beziehung von psychischer Gesundheit und Sporttreiben darstellen, dass positive Wirkungen regelmäßiger sportlicher Aktivität auf die psychische Gesundheit nicht per se zu erwarten sind. Vielmehr müssen in diese Betrachtung stärker als bisher programmspezifische (Art, Umfang, Dauer und Intensität des Sportangebots) und personenspezifische (Alter, Geschlecht, sozialer Status) Moderatorvariablen einfließen.

In einem neueren Review auf der Grundlage von sechs Metaanalysen, die den Forschungsstand im englischsprachigen Raum reflektieren, kommen Arent et al. (2001) zu dem Schluss, dass ein Zusammenhang zwischen körperlicher Aktivität und Variablen der psychischen Gesundheit (Depression, Angst und Befindlichkeit) besteht. Allerdings wird dieser generelle Zusammenhang stark eingeschränkt, denn es ist nicht klar, ob es immer die sportliche Aktivität ist, die diese Effekte bewirkt, oder ob nicht andere Mechanismen, wie das soziale Eingebundensein in eine Gruppe stärkeren Einfluss haben. Auch sind die physiologischen Mechanismen, über die sportliche Aktivität auf die psychische Gesundheit wirkt, weiterhin ungeklärt und auch eine eindeutige Dosis-Wirkungsbeziehung konnte nicht festgestellt werden.

Die verschiedenen meta-analytisch gewonnenen Ergebnisse zu den Zusammenhängen von Sport und psychischer Gesundheit, die aus einer evidenzbasierten Sicht den positiven Nachweis einer solchen Beziehung erbracht haben, dürfen nicht über kritische Aspekte hinwegtäuschen. Denn erstens mangelt es diesem Forschungsbereich an echten experimentellen Arbeiten, die kausale Schlussfolgerungen erst gestatten, zweitens sind keine Arbeiten bekannt, die dem Sport- und Bewegungsverhalten mehrdimensionale Gesundheitsmodelle zu Grunde gelegt hätten und drittens existieren nur wenige Längsschnittstudien (Schlicht, 2003).

## 3.7 Zusammenhänge von körperlicher Aktivität und gesundem Altern – ein modifiziertes Anforderungs-Ressourcen-Modell

In Kapitel 3.6 wurden Einzelwirkungen von körperlicher Aktivität auf verschiedene Gesundheitsparameter betrachtet. Im Folgenden werden die Zusammenhänge von körperlicher Aktivität und Gesundheit, speziell gesundem Altern, vernetzt betrachtet. In **Abbildung 3.7** wird ein eigenes Modell zur Erklärung des Zusammenhangs zwischen sportlicher Aktivität, Fitness und Gesundheit dargestellt (Woll, 2002). Dem Ansatz liegt eine interaktionistische Grundvorstellung

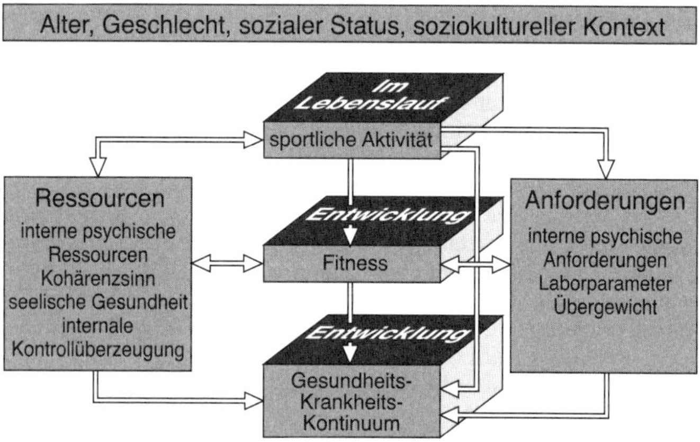

**Abbildung 3.7**: Anforderungs-Ressourcen-Modell zur Erklärung sportlicher Aktivität im Lebenslauf und deren Wirkungen auf die Fitness und Gesundheit (Woll, 2002)

von Entwicklung zu Grunde. Es wird davon ausgegangen, dass einerseits die sportliche Aktivität im Lebenslauf (Frogner, 1991; Brinkhoff, 1998; Baur & Burrmann, 2000), andererseits die Entwicklung der körperlichen Leistungsfähigkeit (Conzelmann, 1997; Pauer, 2001; Tittlbach, 2002) und der Gesundheit (Hurrelmann, 2000; Lehr, 2000) von internen und externen Ressourcen bzw. Anforderungen bestimmt wird. Grundlegende Annahme ist dabei, dass sich die Entwicklung von sportlicher Aktivität, Fitness und Gesundheit in wechselseitiger Abhängigkeit von personalen, internen physischen und psychischen Anforderungen und Ressourcen sowie in der Auseinandersetzung mit externen Ressourcen und Anforderungen vollzieht.

*Rahmenbedingungen*
Als Rahmenbedingungen der Entwicklung von sportlicher Aktivität, Fitness und Gesundheit sind Alter, Geschlecht, sozialer Status und soziokultureller Kontext in das Modell einbezogen.

*Demographische Faktoren*
Das Modell trägt der Tatsache Rechnung, dass im Lebenslauf zahlreiche Entwicklungsveränderungen eine deutliche Bindung an das chronologische Alter und das Geschlecht zeigen. Dazu zählen sowohl umweltbezogene als auch biologische Variablen. Zu nennen sind die biologisch-genetischen Entwicklungsregulative (Singer, 1994).

Bestimmte Entwicklungsprozesse wie Reifungs- und Wachstumsprozesse sowie biologische Alterungsprozesse sind unter einer großen Variationsbreite von Umweltbedingungen gut feststellbar. Aufgrund ihres engen Zusammenhangs mit dem chronologischen Alter sind sie relativ gut vorhersagbar, in ihrer zeitlichen Abfolge bestimmbar und weisen für die meisten Individuen eine ähnliche Einflussrichtung auf. Diese genetischen Steuerungen wirken dabei über die gesamte Lebensspanne. Dies bedeutet jedoch nicht, dass Entwicklungsverläufe starr festgelegt sind, sondern lediglich, dass sie die Reaktionsnorm eines Organismus unter spezifischen Konstellationen externer Bedingungen bestimmen.

Weiterhin zeigen sich in unterschiedlichen Lebensabschnitten typische altersspezifische Entwicklungsaufgaben. Vor allem bei Rollenübergängen wie Schul- und Berufseintritt sowie der Pensionierung werden diese Anforderungen deutlich (Lehr, 2000). Gelingt die Rollenanpassung nicht, so spricht man von kritischen Lebensereignissen. Darunter versteht man einschneidende Veränderungen in wichtigen Entwicklungsbereichen einer Person, die beispielsweise mit dem Verlust eines Angehörigen oder Arbeitslosigkeit einhergehen können und die mit den der Person zur Verfügung stehenden Problemlösekompetenzen nicht bewältigt werden. Ein Umdenken bisheriger Handlungs- und Lebensorientierungen von Individuen sind Konsequenzen dieser kritischen Lebensereignisse. Dabei betont u. a. Filipp (1990), dass die Auftretenswahrscheinlichkeit von kritischen Lebensereignissen teilweise von der lebenszeitlichen Position abhängt. So nimmt die Wahrscheinlichkeit für den Verlust eines Angehörigen im Laufe des Erwachsenenalters zu. Schließlich stellt das Alter nicht nur einen chronologischen Ordnungsparameter, sondern auch ein soziales Korrelat dar, das bestimmte Erwartungen und Bewertungen hervorruft. Die Vorstellung, dass man als alter Mensch keinen Sport treibt oder man als junger Mensch täglich draußen spielen muss, hat normierenden Einfluss auf die Entwicklung. Derartige Altersstereotype können sich auf das tatsächliche Aktivitätsverhalten auswirken (Brandstädter, 1990).

*Soziale und kulturelle Bedingungen*
Im vorliegenden Modell wird davon ausgegangen, dass soziale und kulturelle Faktoren bedeutsame Einflussfaktoren für die Ausprägung von sportlicher Aktivität, Fitness und Gesundheit darstellen. In verschiedenen Untersuchungen (vgl. Opper, 1998) wird deutlich, dass Personen der Unterschicht häufig über weniger Ressourcen verfügen und deutlich mehr Risikofaktoren hinsichtlich Gesundheit und Aufrechterhaltung von sportlicher Aktivität im Lebenslauf bewältigen müssen. So ist das Morbiditäts- und Mortalitätsrisiko sozial

ungleich verteilt. Mit steigendem Einkommen, höherer Bildung und beruflicher Stellung sinkt das Risiko. Auch für den Bereich der sportlichen Aktivität werden in verschiedenen Untersuchungen Unterschiede in Abhängigkeit vom sozialen Status deutlich. Die Höhe des zur Verfügung stehenden Einkommens entscheidet über den Zugang zu bestimmten Sportgeräten, zu Sportanlagen und somit auch über die Ausübung der entsprechenden Sportarten (z. B. Golf). Auch die Möglichkeit der Nutzung institutioneller Sportanbieter ist stark von den ökonomischen Ressourcen abhängig wie beispielsweise die Preise von Fitness-Studios verdeutlichen. Die Ergebnisse verschiedener Studien sprechen dafür, dass sich die Unterschiede in der sportlichen Aktivität und der Gesundheit in Abhängigkeit vom sozialen Status mit zunehmendem Alter sogar noch vergrößern.

Neben den sozialen Bedingungen werden im Modell auch kulturelle Einflüsse berücksichtigt. Nach Baltes (1990) äußern sich historisch gewachsene kulturelle Unterschiede u.a. in kulturspezifischen Einstellungen und Wertorientierungen, die wiederum Einfluss auf das körperliche Aktivitäts- und Gesundheitsverhalten nehmen können. Diese Unterschiede sind daher sowohl bei der Analyse innerhalb eines Landes als auch bei der Analyse verschiedener gesellschaftlicher Gruppen sowie bei der Betrachtung von unterschiedlichen Ländern zu berücksichtigen (Cachay, 1988).

*Interne psychische Ressourcen*
In Anlehnung an die Gesundheitsmodelle von Becker (1992b) und Antonovsky (1987) wird davon ausgegangen, dass interne psychische Ressourcen positive Einflussfaktoren auf die sportliche Aktivität, den Fitnesszustand und die Position auf dem Gesundheits-Krankheits-Kontinuum sind. Dies wird durch empirische Befunde gestützt. So konnten Okonek (2000) und Tittlbach (2002) zeigen, dass sich internale gesundheits- bzw. körperbezogene Kontrollüberzeugungen günstig auf die Entwicklung der körperlichen Leistungsfähigkeit auswirken. Tittlbach (2002) konstatiert darüber hinaus weitere indirekte Effekte, welche die psychische Ressource „seelische Gesundheit als Eigenschaft" (Becker, 1989) auf die Entwicklung der körperlichen Leistungsfähigkeit zeigt.

Die gesundheitspsychologische Literatur (vgl. Schwarzer, 1997) beschäftigt sich mit den Einstellungen, Kognitionen und Gewohnheitsmustern, die dazu beitragen, die Gesundheit zu erhalten oder zu verbessern (interne psychische Ressourcen). In der Zwischenzeit sind eine ganze Reihe von internen psychischen Ressourcen untersucht worden, für die ein günstiger Einfluss auf das Gesundheits-Krankheits-Kontinuum aufgezeigt werden konnte. Daneben ist davon auszugehen, dass die internen psychischen Ressourcen in

Wechselwirkung mit dem Gesundheitsverhalten sowie mit den internen physischen Ressourcen stehen.

*Kohärenzsinn*
Antonovsky (1993) berichtet über die empirische Umsetzung seines Salutogenese-Konzepts. Zahlreiche Studien stützen die Validität des Kohärenzsinns bei Personen des mittleren und späteren Erwachsenenalters sowohl als Prädiktor von Gesundheit als auch von Gesundheitsverhalten. Ferner werden jedoch in einigen Untersuchungen auch Überschneidungen mit anderen psychischen Ressourcen, wie z. B. Selbstwirksamkeitsüberzeugungen deutlich. Mit diesen korreliert der SOC positiv, während negative Korrelationen mit krankheitsorientierten Gesundheitsmaßen konstatiert werden. Die Studien geben Hinweise auf schwache positive Zusammenhänge zwischen dem SOC und dem körperlichen Aktivitätsniveau sowie negative Beziehungen zwischen dem SOC und gesundheitlichen Risikoverhaltensweisen.

*Internale gesundheitsbezogene Kontrollüberzeugung*
Neben dem Kohärenzsinn wird im Modell auch die internale gesundheitsbezogene Kontrollüberzeugung als interne psychische Ressource berücksichtigt. Internale Kontrolle, also die Überzeugung, sein Schicksal bzw. seine Gesundheit selbst steuern zu können, kann als Puffer gegenüber Stress wirken oder sogar von vornherein das Auftreten von subjektiven Stresseinschätzungen unterbinden, während die externale Kontrolle das Stresserleben und den Gesundheitszustand negativ mitbestimmt (Schwarzer, 1990). Für die internalen gesundheitsbezogenen Kontrollüberzeugungen legen die Ergebnisse verschiedener Studien nahe, dass sie in positivem Zusammenhang mit sportlicher Aktivität, Fitness und Gesundheit stehen (vgl. Nickel, 1995). Personen, die über eine hohe internale Kontrollüberzeugung verfügen, weisen in den meisten Studien höhere Werte im Hinblick auf die sportliche Aktivität und Fitness auf. Die Gesamtbetrachtung vorliegender Studien macht jedoch deutlich, dass die Ergebnisse nicht konsistent sind. Auch in einer eigenen Studie (Woll, 1996) konnte zwar ein signifikanter Zusammenhang zwischen internalen Kontrollüberzeugungen und der sportlichen Aktivität, jedoch keine signifikanten Beziehungen zur Fitness festgestellt werden.

*Seelische Gesundheit als Eigenschaft*
Eine weitere interne protektive Persönlichkeitseigenschaft findet mit der seelischen Gesundheit als Eigenschaft als interne psychische Ressource Berücksichtigung. In empirischen Studien fanden sich Hinweise auf einen günstigen Einfluss der seelischen Gesundheit als Ei-

genschaft auf die habituelle körperliche Gesundheit (Becker et al., 1994). Darüber hinaus berichten diverse Untersuchungen (vgl. Kraus, 1987) über schwache Zusammenhänge zwischen der körperlichen Fitness und Variablen der psychischen Gesundheit.

*Interne physische Ressourcen*
Als interne physische Gesundheitsressource findet im vorgestellten Modell die allgemeine körperliche Leistungsfähigkeit (Fitness) Berücksichtigung. Auf die Bedeutung der körperlichen Fitness als physische Gesundheitsressource wird u. a. in den Sammelbänden von Bouchard et al. (1990, 1994) hingewiesen. Der Schwerpunkt sportwissenschaftlicher Betrachtungen liegt auf der Funktion der körperlichen Leistungsfähigkeit als Mediator, der Wirkungen von sportlicher Aktivität auf die Gesundheit thematisiert.

*Interne physische Anforderungen*
Unter internen physischen Anforderungen werden in dem vorliegenden Modell im Wesentlichen die klassischen Herz-Kreislauf-Risikofaktoren Bluthochdruck, Cholesterinämie und Übergewicht verstanden. In verschiedenen Studien wurde gezeigt (Hollmann & Hettinger, 2000), dass insbesondere das Übergewicht eng mit den übrigen Hauptrisikofaktoren in Beziehung steht. Diese diagnostizierbaren Risikofaktoren sind durch verschiedene sozialmedizinische Untersuchungen als Faktoren identifiziert worden, welche die Entstehung von lebensbedrohenden Krankheiten mit beeinflussen (vgl. Schaefer & Blohmke, 1978; Laaser, 1986; Niesten-Dietrich, 1992). Auch der negative Einfluss von Übergewicht auf die Prognose der subjektiven Gesundheitseinschätzung wurde in unterschiedlichen Untersuchungen (u. a. Becker et al., 2000) aufgezeigt.

*Externe Ressourcen*
Als externe psychosoziale Ressourcen findet die subjektiv erlebte soziale Unterstützung Beachtung (Beutel, 1989; Cohen, 1988; Schaubroeck et al., 1992; Schwarzer, 1996; Schwarzer & Leppin, 1989). Verschiedene Studien machen deutlich, dass die Qualität der sozialen Beziehungen eine entscheidende Ressource für den Gesundheitszustand darstellt (vgl. Schröder, 1997). Im Hinblick auf die sportliche Aktivität lassen sich zwei Perspektiven der sozialen Unterstützung unterscheiden. Zum einen wird die Bedeutung sozialer Unterstützung für die Aufrechterhaltung sportlicher Aktivität analysiert (Fuchs, 1996). Zum anderen geht es darum, inwieweit im Sport soziale Unterstützung, die wiederum Auswirkungen auf die Gesundheit haben kann, gefördert wird (Brinkhoff, 1998).

## Gesundheits-Krankheits-Kontinuum

In neueren Publikationen wird mit Nachdruck gefordert, der Erfassung des Gesundheitszustands besondere Aufmerksamkeit zu widmen (Becker et al., 2000). Die Ergebnisse empirischer Studien hängen stark davon ab, ob man als Kriterium das Vorliegen organischer Erkrankungen bzw. eine ärztliche Einschätzung des Gesundheitszustandes, subjektive Einschätzungen körperlicher Beschwerden oder Einschätzungen des subjektiven Wohlbefindens heranzieht. So lässt sich mit Hilfe des Neurotizismus zwar das Ausmaß körperlicher Beschwerden, nicht jedoch in vergleichbarer Größenordnung das Auftreten körperlicher Erkrankungen prognostizieren (Costa & McCrea, 1987). Im vorliegenden Modell werden nur Selbsteinschätzungen von Gesundheit betrachtet. Vorteile der Selbsteinschätzungen sind die Erfassung des subjektiven Erlebens (z. B. Befindlichkeit, Energie, Beschwerden, Schmerzen) sowie körperlicher und psychischer Funktionen (z. B. Fähigkeit zum Erfüllen von Rollenanforderungen). Das subjektive Wohlbefinden bzw. die subjektiv erlebten Beschwerden dienen bereits Kindern und erst recht den meisten Erwachsenen als primäre Anhaltspunkte dafür, ob man gesund oder krank ist (Engel, 1976; Frank et al., 1998). Insbesondere das subjektive Wohlbefinden hat eine erstaunliche Vorhersagekraft sowohl hinsichtlich der Lebenserwartung als auch bei der Kontrolle zahlreicher gesundheitsrelevanter Variablen (Idler & Kasl, 1991). Die Selbsteinschätzung des Gesundheitszustands entscheidet zudem maßgeblich über die Inanspruchnahme von Einrichtungen des Gesundheitssystems sowie über die Bereitschaft zur sozialen und beruflichen Rollenerfüllung (Becker et al., 2000).

## Empirische Überprüfung des Modells

Das in **Abbildung 3.7** dargestellte modifizierte Anforderungs-Ressourcen-Modell zur Erklärung sportlicher Aktivität im Lebenslauf und deren Wirkungen auf die Fitness und Gesundheit wurde in einer empirischen Überprüfung im Rahmen einer interkulturell vergleichenden Längsschnittstudie (N = 741) an repräsentativen Stichproben einer finnischen (Drei-Jahres-Intervall) und einer deutschen Gemeinde (Fünf-Jahres-Intervall) von Personen im Alter von 35 bis 65 Jahren unterzogen (Woll, 2002).

Dabei wurde im ersten Schritt analysiert, inwieweit sich soziodemographische Faktoren (Alter, Geschlecht, sozialer Status) und die Kulturzugehörigkeit auf das Ausgangsniveau und die Entwicklung der drei zentralen Bereiche sportliche Aktivität, Fitness und Gesundheit auswirken. Es hat sich gezeigt, dass im Ausgangsniveau sehr wohl Unterschiede in Abhängigkeit von diesen potentiellen Einflussgrößen bestehen. So gibt es beispielsweise deutliche Abweichungen in der sportlichen Aktivität zwischen Deutschland und Finnland. In Finnland spielt sportliche Aktivität bei Personen im mittleren und späteren Erwachsenenalter eine bedeutendere Rolle als in Deutschland. In beiden Ländern zeigt sich, dass das Alter und der soziale Status einen bedeutsamen Einfluss auf die sportliche Aktivität haben, d.h. dass Personen aus der Oberschicht sowie jüngere Menschen deutlich aktiver sind. Der Einfluss dieser allgemeinen Sozialisationsbedingungen erweist sich dabei als bedeutsamer als die Wirkungen von psychischen (Kohärenzsinn) und sozialpsychologischen Determinanten (soziale Unterstützung). Ferner wurde auch ein Beitrag zur Analyse der Entwicklung von sportlicher Aktivität, Fitness und Gesundheit im Lebenslauf geleistet. Im Rahmen der Studie wurden Informationen über die Stabilität der Konstrukte sportliche Aktivität, Fitness und Gesundheit sowie deren Veränderungen im mittleren und späteren Erwachsenenalter gewonnen.

In beiden Stichproben wiesen die drei zentralen Konstrukte sportliche Aktivität, Fitness und Gesundheit ein mittleres bis hohes Maß an Stabilität im jeweiligen Untersuchungszeitraum auf (0,38 bis 0,93). Dennoch zeigten sich im Untersuchungszeitraum bedeutsame Niveauveränderungen. So haben die Untersuchungspersonen (35 bis 65 Jahre) – vor allem Frauen – ihre sportliche Aktivität signifikant gesteigert. Dieser Befund verdeutlicht, dass das mittlere und spätere Erwachsenenalter – im Gegensatz zu den Ergebnissen von einigen älteren Studien – nicht zwangsläufig mit einem Rückgang körperlicher Aktivitäten verbunden sein muss. Insbesondere für Frauen bieten sich in dieser Phase des Lebenslaufs wieder mehr Möglichkeiten, sportlich aktiv zu werden. Trotz der gesteigerten sportlichen Aktivität in der Gesamtstichprobe zeigt sich bei der Entwicklung der Fitness im Untersuchungszeitraum ein deutlicher Rückgang. Auf der Ebene von Z-Werten liegt der Rückgang im Fünf-Jahres-Intervall der deutschen Stichprobe bei 2,6 % und in der finnischen Stichprobe im Drei-Jahres-Intervall bei 1,3 %. Bei dieser Veränderung zeigen sich zum einen differentielle Effekte in Abhängigkeit vom Alter, die darauf hinweisen, dass die Rückgänge in der fünften Lebensdekade beschleunigt ablaufen. Zum anderen werden auch differentielle Effekte in den verschiedenen untersuchten Fitness-Komponenten evident. So ist bei der Schnellkraft und der aeroben Ausdauer ein deutlicherer Rückgang im Vergleich zum Gesamtindex Fitness festzustellen. Von den soziodemographischen Rahmenbedingungen erweist sich die Schichtzugehörigkeit als bedeutsamer Faktor. Bei Personen der Oberschicht beispielsweise ist in der deutschen Stichprobe nur ein Rückgang im Gesamtindex Fitness von 1,4 % festzustellen, während Personen aus der Unterschicht einen Rückgang von 4,7 % aufweisen.

Die Analyse der Entwicklung der beiden Gesundheitsmaße *Wahrnehmung von funktionalen Beeinträchtigungen* und *Subjektives Wohlbefinden* zeigt zwischen den beiden Messzeitpunkten eine leichte Verschlechterung der Gesundheitseinschätzung. Die Unterschiede im Ausgangsniveau – Männer schätzen ihre Gesundheit subjektiv besser ein als Frauen, jüngere Menschen besser als ältere Menschen und Personen aus der Oberschicht besser als Personen aus der Unterschicht – bleiben auch zu T2 erhalten. Im Rahmen der Studie konnte die Hypothese „*Sportliche Aktivität fördert die körperliche Gesundheit*" empirisch belegt werden. Die Varianzanalyse zeigte, dass sportlich aktive Personen sowohl zu T1 als auch zu T2 ihre Gesundheit positiver einschätzen. Dies gilt sowohl für die Wahrnehmung von funktionalen Beeinträchtigungen als auch für das subjektive Wohlbefinden. Die Korrelationsmuster zwischen den zentralen Variablen sportliche Aktivität, Fitness und Gesundheit erweisen sich kulturübergreifend als erstaunlich invariant. Dies gilt sowohl für die Korrelationsmuster bei der Betrachtung der Stabilität der Konstrukte im Untersuchungszeitraum als auch für die Beziehungen zwischen sportlicher Aktivität, Fitness und Gesundheit zu den beiden Messzeitpunkten. Diese Kreuzvalidierung der Zusammenhänge in zwei kulturell verschiedenen, unabhängigen Stichproben von Personen im gleichen Altersbereich kann als Beleg für die Verallgemeinerung dieser Befunde gewertet werden.

Mit Hilfe einer multivariaten Kausalanalyse (LISREL-Analyse) (Backhaus et al., 1996) wurde die Kausalität des Einflusses von sportlicher Aktivität an der Gesamtstichprobe (N = 741) überprüft.

Es zeigte sich, dass bei der simultanen Überprüfung des Einflusses von sportlicher Aktivität, Fitness sowie internen psychischen Ressourcen und internen physischen Anforderungen auf zwei verschie-

Tabelle 3.8: Vergleich der beiden Prädiktionsmodelle auf der Grundlage der Pfadkoeffizienten

| Selbsteingeschätzte Gesundheit | | Funktionale Gesundheit | |
|---|---|---|---|
| 24 % | erklärte Varianz | | 39 % |
| .95 | Güte des Modells (GFI) | | .94 |
| **Stärke der Prädiktoren** | | | |
| 1. seelische Gesundheit T1 | .32 | 1. Fitness T1 | .47 |
| 2. Fitness T1 | .21 | 2. BMI T1 | -.22 |
| 3. BMI T1 | -.17 | 3. seelische Gesundheit T1 | .19 |
| 4. sportliche Aktivität T1 | .12 | 4. sportliche Aktivität T1 | .18 |

dene Gesundheitsmaße – Wahrnehmung von gesundheitlichen Einschränkungen und subjektives Wohlbefinden – bedeutsame Wirkungen von sportlicher Aktivität festzustellen sind. Dabei lassen sich durch eine gesteigerte Fitness bzw. eine Reduktion von internen physischen Anforderungen (z. B. Gewicht) sowohl direkte als auch indirekte Effekte auf die Gesundheit feststellen. Der Einfluss der sportlichen Aktivität auf die seelische Gesundheit als Eigenschaft wird hingegen nicht signifikant. Besonders bedeutsam im Hinblick auf die Aussagekraft der Ergebnisse ist die Tatsache, dass die Befunde auf der Basis von unabhängigen Stichproben im Längsschnittsvergleich ermittelt wurden. Die empirische Überprüfung des Modells in der Längsschnittuntersuchung verdeutlichte, dass sich integrative Theorien wie das Anforderungs-Ressourcen-Modell für die komplexe Analyse von Beziehungen zwischen Sport, Fitness und Gesundheit eignen. Im Rahmen der Längsschnittsstudie konnte gezeigt werden, in welchen Beziehungen ausgewählte Ressourcen der Gesundheit untereinander stehen und wie sie bei der Prognose des Gesundheitszustandes zusammenwirken. Insbesondere wurde auch die Rolle von sportlicher Aktivität und Fitness im Vergleich zu anderen internen Anforderungen bzw. Ressourcen deutlich (vgl. hierzu auch Lehr, 2000).

## 3.8 Zusammenfassung und Kontrollfragen

Ziel dieses Kapitels war es, die Bedeutung von körperlicher Leistungsfähigkeit und körperlich-sportlicher Aktivität im Hinblick auf gesundes Altern herauszuarbeiten. Der natürliche Rückgang der körperlichen Leistungsfähigkeit mit zunehmendem Alter lässt sich nicht aufhalten. Dennoch kann dieser Rückgang durch regelmäßige körperlich-sportliche Aktivität verlangsamt werden. Neben diesem Einfluss auf die körperliche Leistungsfähigkeit wurde die Bedeutung von körperlicher Aktivität auf Gesundheit deutlich gemacht und durch vorliegende Forschungsergebnisse untermauert. Morbidität und eine schlecht ausgeprägte körperliche Leistungsfähigkeit bedrohen die Selbstständigkeit im hohen Lebensalter und sind neben psychischen Erkrankungen (vorwiegend Demenz) mit die bedeutsamsten Risikofaktoren, die zu einer Einweisung ins Altenpflegeheim führen können. Die Bedeutung von frühzeitigen Interventionen zur Bindung an körperliche Aktivität und zur Förderung der körperlichen Leistungsfähigkeit wurde betont. Zum Abschluss des Kapitels wurden die vernetzten Beziehungen zwischen körperlicher Leistungsfähigkeit, körperlicher Aktivität und Gesundheit sowie weitere nicht-sportliche Einflussfaktoren in einem empirisch überprüften Modell dargestellt.

## Zusammenfassung und Kontrollfragen

> Fünf Kontrollfragen zu Kapitel 3:
>
> 1. In welche motorischen Fähigkeiten kann die körperliche Leistungsfähigkeit differenziert werden?
> 2. Warum ist eine gute körperliche Leistungsfähigkeit auch für Ältere wichtig? Geben Sie Beispiele von Forschungsstudien, die zeigen, welche Auswirkungen eine schlechte körperliche Leistungsfähigkeit haben kann.
> 3. Welchen Einfluss hat Sport im Alter auf die körperliche Leistungsfähigkeit?
> 4. Was sind die Wirkungen von körperlicher Aktivität auf die physische und psychische Gesundheit?
> 5. Welche Faktoren stellen interne und externe Ressourcen bzw. Anforderungen dar, die in Zusammenhang stehen mit der Entwicklung von sportlicher Aktivität, Fitness und Gesundheit?

Als weiterführende Literatur empfohlen:

1. Baur, J., Bös, K. & Singer, R. (Hrsg.) (1994). *Motorische Entwicklung. Ein Handbuch.* Schorndorf: Hofmann.
2. Denk, H., Pache, D. & Schaller, H.-J. (Hrsg.) (2003). *Handbuch Alterssport.* Schorndorf: Hofmann.
3. Paulus, P. (Hrsg.) (1992). *Prävention und Gesundheitsförderung.* Köln: GwG – Verlag.

# 4 Planung gesundheitsbezogener Interventionen

> „Intervention bedeutet …., dass die Planer, gleich, ob Wissenschaftler, Angehörige helfender Berufe oder pflegende Angehörige, das eher ungefährliche Terrain von Beschreibungen und Erklärungen verlassen und anfangen, die Welt tatsächlich zu verändern. Dies mag hochtrabend klingen, aber Intervention ist immer auch ein Eingriff in das Leben eines Menschen und bedarf damit immer auch einer ethischen Begründung. Wie komme ich eigentlich dazu, dieses Leben eines anderen Menschen zu verändern? Wer und was berechtigt mich hierzu? ... Intervention bedeutet schließlich auch das Eingehen einer Verpflichtung: Es kann nicht angehen, kurz einmal etwas zu verändern, sondern Intervention setzt voraus, dass auch die langfristige Stabilität der anvisierten Veränderungen gesichert werden kann" (Wahl, 1991, S. 156/157).

## 4.1 Einführung

Nachdem wir in den vorangegangenen Kapiteln den Stellenwert körperlicher Aktivierung für ein kompetentes und erfolgreiches Altern herausgearbeitet und die wissenschaftlichen Ergebnisse zur Trainierbarkeit der körperlichen (motorischen) Fähigkeiten einerseits sowie ihre Wirkungen auf die physische und psychische Gesundheit andererseits vorgestellt haben, möchten wir in Kapitel 4 die praktische Umsetzungsphase der Gesundheitsförderung einleiten. In der Tradition der Interventionsgerontologie definieren wir Intervention als „das Insgesamt der Bemühungen, bei psychophysischem Wohlbefinden ein hohes Lebensalter zu erreichen" (Lehr, 1979, S. 1). Für uns beschränkt sich Gesundheitsförderung durch körperlich-sportliche Aktivierung nicht – wie vielleicht manche Leser zunächst glauben mögen – nur auf Übungs- und Trainingsprogramme zur Verbesserung von Körperfunktionen und -strukturen. Vielmehr möchten wir bei unseren Lesern ein Bewusstsein schaffen, dass über das Medium „Körper – Bewegung – Sport" Prozesse initiiert werden können, die in allen Teilbereichen der funktionalen Gesundheit (Körperfunktionen und -strukturen, Aktivitäten, Teilhabe, Kontextfaktoren) wirksam werden. Wie Rümmele (1990, S. 3) zu Recht anmerkt, „kann allerdings nicht davon ausgegangen werden, dass Bewegung per se Heilwirkung hat." Erst der geplante und zielgerichtete Einsatz des Mediums „Körper – Bewegung – Sport" führt zu den in Kapitel 3.5

beschriebenen vielfältigen positiven Wirkungen auf die physische und psychische Gesundheit.

Die Vorgehensweise bei der Planung gesundheitsbezogener Interventionen auf der Mikro-Ebene möchten wir im ersten Teil dieses Kapitels beispielhaft an einem Modell zur Planung und Steuerung einer bewegungsbezogenen Intervention in der Rehabilitation vorstellen. Es ist in seiner Begrifflichkeit auf Patienten mit einem definierten Gesundheitsproblem (ICD) bzw. einer spezifischen Indikation (Tertiärprävention, Rehabilitation) und für Zielgruppen mit gesundheitlichen Risiken (Sekundärprävention) ausgerichtet. Wir glauben, dass wir damit die Zielgruppen der Gesundheitsförderung in einem gerontologischen Kontext erreichen. Die Modellstruktur mit ihren vier Prozessschritten ist unseres Erachtens auch uneingeschränkt auf andere Themenfelder einer gerontologischen Gesundheitsförderung anwendbar.

Für die Planung gesundheitsbezogener Interventionen auf einer Makro-Ebene haben wir für den zweiten Teil des Kapitels das bereits erwähnte PRECEDE-PROCEED-Planungsmodell von Green & Kreuter (1991) ausgewählt, „das insbesondere den Praktikern bei der Entwicklung, Durchführung und Bewertung von Maßnahmen der Gesundheitsförderung helfen soll" (Fuchs, 2003, S. 50). Das Modell ist anwendbar auf Interventionsprogramme, die die gesamte Bevölkerung einer Region (Stichwort: Kommunale Gesundheitsförderung) oder eine eng umgrenzte Personengruppe, z. B. die Beschäftigten eines Betriebes (Stichwort: Betriebliche Gesundheitsförderung) als Zielgruppe ins Visier nimmt.

In allen Planungsmodellen wird der Stellenwert einer prozessbegleitenden Evaluation hervorgehoben, deren Ziel es ist, ein hohes Maß an Struktur-, Prozess- und Ergebnisqualität zu gewährleisten. Die Qualitätssicherung im Gesundheitswesen ist gesetzlich geregelt. Im Sozialgesetzbuch V (SGB V), § 2, Absatz 4 findet sich die Forderung, dass „Leistungen wirksam und wirtschaftlich erbracht und nur im notwendigen Umfang in Anspruch genommen werden sollen." Diese allgemeine Forderung wird in den §§ 135–139 im 9. Abschnitt des SGB V – Bestimmungen zur Qualitätssicherung konkretisiert: „Die Krankenhäuser sowie die Vorsorge- und Rehabilitationseinrichtungen ... sind verpflichtet, sich an Maßnahmen zur Qualitätssicherung zu beteiligen. Die Maßnahmen sind auf die Qualität der Behandlung, der Versorgungsabläufe und der Behandlungsergebnisse zu erstrecken" (SGB V, § 137; zitiert nach Huber, 2000b, S. 125). In § 135 findet man vergleichbare Bestimmungen für den ambulanten Bereich. Maßnahmen zur Qualitätssicherung sind ein wesentlicher Bestandteil gesundheitsbezogener Interventionen. Im dritten Teil des Kapitels werden wir deshalb das Thema Qualitätsmanagement in der Gesundheitsförderung aufgreifen.

Mit diesem Kapitel 4 möchten wir unsere Vorgehensweise bei der Planung gesundheitssportlicher und sporttherapeutischer Interventionen beschreiben. Gleichzeitig möchten wir unseren Lesern wertvolle Tipps und Informationen für die eigenständige Konzeption indikationsspezifischer Programme geben. Wir orientieren uns dabei an den aktuellen Vorgaben der *Evidence-based Medicine* (vgl. **Vertiefung 4.1**), um allen Interventionsplanern eine Hilfestellung für die im einführenden Zitat geforderten ethischen Begründung ihrer Vorgehensweise zu geben. Mit ausgewählten Beispielen stellen wir unseren Lesern die Ergebnisse unserer konzeptionellen Arbeit in Form von Indikationskatalogen und kommunalen und betrieblichen Konzepten der Gesundheitsförderung in Kapitel 5 vor.

---

**Vertiefung 4.1: Evidence-based Medicine (EBM)**

Evidenzbasierte Medizin ist das aktuelle Topthema in der Medizin und den Gesundheitswissenschaften (Public Health) mit einer kaum noch überschaubaren Zahl von Publikationen, Aktivitäten, Projekten und Programmen auf wissenschaftlicher und gesundheitspolitischer Ebene. Trotz dieser Popularität findet man eine Vielzahl von Kritikern, die EBM als „*alten Hut, ... den sowieso schon jeder macht*", als „*Kochbuchmedizin*" und als „*alleiniges Instrument zur Kostendämpfung im Gesundheitswesen*" titulieren (vgl. Sackett et al., 1997). Wir möchten an dieser Stelle diese Diskussion nicht aufgreifen (hier sei auf die zahlreichen Publikationen verwiesen), sondern unseren Lesern die EBM – Philosophie und Arbeitsweise kurz charakterisieren und im weiteren Verlauf uns wichtig erscheinende Informationsquellen vorstellen, die für die Planung gesundheitsbezogener Interventionen hilfreich sein können.

Die Philosophie von EBM, deren Ursprung ins Paris Mitte des 19. Jahrhunderts zurückreicht, wird in der Definition von Prof. David L. Sackett, einem der Pioniere dieser Disziplin, deutlich:

"Evidence-based medicine is the conscientious, explicit, and judicious use of current best evidence in making decisions about the care of individual patients. The practise of evidence-based medicine means integrating individual clinical expertise with the best available evidence from systematic research" (Sackett et al., 1996, S. 71).

Diese Definition verdeutlicht, dass EBM aus drei gleichwertigen Aspekten besteht:

# Einführung

- dem Patienten mit einem individuellen Problem,
- dem Arzt mit seiner klinischen Erfahrung und
- der externen Evidenz, die zu einer Neubewertung bisher akzeptierter diagnostischer Tests und therapeutischer Verfahren führt.

Die Arbeitsweise von EBM ist durch fünf Schritte charakterisiert (vgl. Sackett et al., 1997):
- Formulierung einer klinischen Fragestellung;
- Suche nach der besten verfügbaren externen Evidenz (siehe **Vertiefung 4.2** und **4.3**);
- kritische Bewertung der gefundenen externen Evidenz (*critical appraisal*);
- Anwendung im klinischen Alltag;
- Überprüfung (Evaluation) nach der Umsetzung.

Diese Vorgehensweise spiegelt sich auch in unseren ausgewählten Planungsmodellen für gesundheitsbezogene Interventionen wider.

In der Bundesrepublik Deutschland koordiniert das im Oktober 2000 gegründete interdisziplinäre **Deutsche Netzwerk Evidenzbasierte Medizin** alle Aktivitäten und Projekte auf dem Gebiet der Evidenzbasierten Medizin und Gesundheitsversorgung. Eine wesentliche Aufgabe ist es, Projekte zu unterstützen, die die Anwendung von EBM in der klinischen Praxis evaluieren. Mit Unterstützung des Deutschen Netzwerkes Evidenzbasierte Medizin wurde bereits im Oktober 2000 das *Lehrbuch Evidenzbasierte Medizin in Klinik und Praxis* veröffentlicht, in dem zum ersten Mal Beispiele aus der klinischen Praxis vorgestellt werden. Aktuell wird bereits an der Revision für eine 3. Auflage gearbeitet.

Die *Zeitschrift für ärztliche Fortbildung und Qualität im Gesundheitswesen* (ZaeFQ; German Journal for Evidence and Quality in Healthcare) ist das gemeinsame Organ des Netzwerkes Evidenzbasierte Medizin, der Arbeitsgemeinschaft der Wissenschaftlichen Medizinischen Fachgesellschaften, des Ärztlichen Zentrums für Qualität in der Medizin und des Deutschen Cochrane Zentrums. Die ZaeFQ wird seit 1904 herausgegeben und ist damit eines der ältesten Ärzteblätter des deutschsprachigen Raumes. Insbesondere in den letzten Jahren ist eine Fokussierung auf die Themenbereiche Qualitätssicherung und Qualitätsförderung im Gesundheitswesen sowie evidenzbasierte Medizin erreicht worden. Durch die Verknüpfung von ärztlicher Fortbildung und Qualitätssicherung hat sich die ZaefQ zu einem international anerkannten Forum entwickelt. Die Aufnahme in die Datenbanken MEDLINE und EMBASE unterstreicht ihre internationale Bedeutung. Weitere Informationen findet der interessierte Leser auf der Homepage des Deutschen Netzwerkes Evidenzbasierte Medizin e.V. (www.ebm-netzwerk.de).

## 4.2 Kybernetisches Modell der Therapieplanung

Da die Therapie grundsätzlich einen Wachstums-, Entwicklungs-, Lern-, Übungs- oder Trainingsprozess darstellt, „ergeben sich für alle therapeutischen Maßnahmen Steuerungs- und Regelungsmechanismen, die es zusammenhängend zu berücksichtigen gilt" (vgl. Nellessen & Froboese, 2003, S. 3). In der **Abbildung 4.1** ist der gesamte therapeutische Prozess vereinfacht in einem Modell (in Anlehnung an Radlinger et al., 1998; Nellessen & Froboese, 2003) wiedergegeben. Dieses Modell beschreibt die rückgekoppelte Dynamik des Gesamtablaufes in der Therapie. Nach der Standortbestimmung in der Problemanalyse (Diagnose nach ICD 10, therapeutische Indikationsstellung nach ICF) bestimmt das angestrebte Ziel die Therapieplanung im engeren Sinne (Gestaltung der Therapiestruktur) und die Therapiedurchführung. Durch die systematische Überprüfung und Dokumentation der Leistungsfähigkeit des Patienten erfolgt in der Phase der Therapiekontrolle ein ständiger Ist / Sollwert-Vergleich. „Dies geschieht vor dem Hintergrund einerseits notwendige Änderungen oder Neuerungen in der Therapie greifen zu lassen oder andererseits die Bestätigung für einen erfolgversprechenden Weg zu erhalten" (Radlinger et al., 1998, S. 2).

Im Folgenden möchten wir unseren Lesern die einzelnen Schritte dieses kybernetischen Regelkreises, die Problemanalyse, Planung, Durchführung und Überprüfung einer gesundheitsbezogenen Intervention aus bewegungswissenschaftlicher Perspektive, näher erläutern. Den theoretischen Rahmen gibt uns das ICF-Modell (vgl. Kap. 2.4) vor.

### 4.2.1 Problemanalyse

Ausgangspunkt und Basis aller therapeutischen Bemühungen ist ein definiertes Gesundheitsproblem. Im traditionellen bio-medizinischen

# Kybernetisches Modell der Therapieplanung

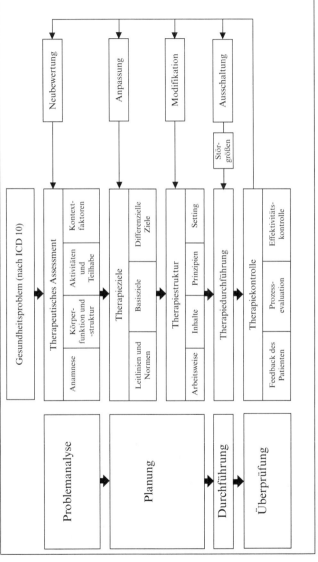

**Abbildung 4.1:** Modell zur Therapieplanung und Therapiesteuerung

Verständnis wird es immer noch und fast ausschließlich nach ICD 10 klassifiziert und kodiert. Im Zuge einer Annäherung an die Prinzipien einer evidenzbasierten Medizin entwickeln die Wissenschaftlichen Medizinischen Fachgesellschaften für den deutschsprachigen Raum seit Ende der 90er Jahre Empfehlungen und Entscheidungshilfen für Ärzte. Ein wesentliches Ziel dieser medizinischen Leitlinien ist es, praktizierenden Ärzten – vor dem Hintergrund einer sich immer rasanter vollziehenden Entwicklung in der Medizintechnologie – ein standardisiertes und wissenschaftlich fundiertes Manual zur diagnostischen Vorgehensweise und differentialdiagnostischen Abklärung zur Verfügung zu stellen. Für interessierte Leser haben wir in **Vertiefung 4.2** die wesentlichen Informationen zur Leitlinienerstellung im deutschsprachigen Raum zusammengetragen.

---

**Vertiefung 4.2: Leitlinien in der Medizin**

„Leitlinien sind systematisch entwickelte Darstellungen und Empfehlungen mit dem Zweck, Ärzte und Patienten bei der Entscheidung über angemessene Maßnahmen der Krankenversorgung (Prävention, Diagnostik, Therapie und Nachsorge) unter spezifischen medizinischen Umständen zu unterstützen" (AWMF online).

Diese aktuelle Definition der **Arbeitsgemeinschaft der Wissenschaftlichen Medizinischen Fachgesellschaften (AWMF)** orientiert sich an der Definition der Agency for Health Care Policy and Research (AHCPR) für die „Clinical Practise Guidelines" der USA. Beim internationalen Vergleich von Leitlinien möchten wir unsere Leser auf eine sprachliche Besonderheit hinweisen. Im Sprachgebrauch der USA werden mit dem Begriff „guidelines" in der Regel sowohl Leitlinien als auch Richtlinien bezeichnet. Im europäischen Sprachraum (insbesondere der Amtssprache der EU) wird hinsichtlich der Verbindlichkeit in Leitlinie (*guideline*) und Richtlinie (*directive*) differenziert.

„Richtlinien sind Handlungsregeln einer gesetzlich, berufsrechtlich, standesrechtlich oder satzungsrechtlich legitimierten Institution, die für den Rechtsraum dieser Institution verbindlich sind und deren Nichtbeachtung definierte Sanktionen nach sich ziehen kann" (AWMF online).

Leitlinien sind Empfehlungen, die den Stand des Wissens zum Zeitpunkt der Veröffentlichung wiedergeben. Die Entscheidung darüber, ob einer bestimmten Leitlinie gefolgt werden soll, muss vom Arzt unter Berücksichtigung der individuellen funktionalen Gesundheit des Patienten getroffen werden.

In der Bundesrepublik Deutschland koordiniert die AWMF auf Anregung des Sachverständigenrats für die Konzertierte Aktion im Gesundheitswesen seit 1995 die Entwicklung von wissenschaftlich begründeten Leitlinien für Diagnostik und Therapie der einzelnen Fachgesellschaften. Die AWMF wurde im November 1962 von damals 16 Gesellschaften in Frankfurt am Main als nicht eingetragener, gemeinnütziger Verein gegründet, um gemeinsame Interessen besser gegenüber staatlichen Institutionen und Körperschaften der ärztlichen Selbstverwaltung vertreten zu können. Anlass war damals die Einführung der Facharztprüfung im Anschluss an die fachärztliche Weiterbildung. Die AWMF erfüllt insbesondere eine politische Funktion. Sie koordiniert die Zusammenarbeit der aktuell 148 medizinischen Fachgesellschaften, berät über grundsätzliche und fächerübergreifende Angelegenheiten und Aufgaben, erarbeitet Empfehlungen und Resolutionen und vertritt diese gegenüber den in der Gesundheitspolitik auftretenden Akteuren (vgl. AWMF online). Als Vertreter Deutschlands ist sie Mitglied im *International Council of International Organizations of Medical Sciences* (CIOMS).

Für die Erarbeitung von Leitlinien für die Diagnostik und Therapie hat die AWMF im Februar 2000 methodische Empfehlungen beschlossen und veröffentlicht (AWMF online). Leitlinien werden in einem dreistufigen Entwicklungsprozess entwickelt.

In *Entwicklungsstufe 1* (S 1) erarbeitet eine repräsentativ zusammengesetzte *Expertengruppe* der Wissenschaftlichen Medizinischen Fachgesellschaft im informellen Konsens eine Leitlinie, die vom Vorstand der Fachgesellschaft verabschiedet wird.

In der *Entwicklungsstufe 2* (S 2) werden die Leitlinien S 1 in einem bewährten formalen Konsensusverfahren beraten und verabschiedet. Methoden dieses Verfahrens sind der nominale Gruppenprozess, die Konsensus- und die Delphikonferenz (vgl. AWMF online).

In der *Entwicklungsstufe 3* (S 3) werden explizit Ergebnisse der Evidence-based Medicine in die Leitlinienentwicklung einbezogen. Allerdings empfiehlt die AWMF dringend, „diese Form der Evidence-based Medicine ... nur als ein Element neben Logikanalyse, Konsens, Entscheidungsanalyse und Outcome-Analyse zu begreifen" (AWMF online).

„In most circumstances one must, in developing a guideline, take all of the evidence and then go behind it one way or another" (Schoenbaum, 1999, zitiert aus AWMF online).

In ihren methodischen Empfehlungen hat die AWMF Kriterien für die Qualität von Leitlinien der dritten Entwicklungsstufe

festgelegt. Neben den klassischen Gütekriterien Validität, Reliabilität und Reproduzierbarkeit sind dies:
- repräsentative Stichprobe,
- klinische Anwendbarkeit und klinische Flexibilität,
- Klarheit,
- genaue Dokumentation,
- planmäßige Überprüfung,
- Überprüfung der Anwendung,
- Kosten-Nutzen-Verhältnis.

Weiterhin werden die Fachgesellschaften verpflichtet, bei jeder Leitlinie definitiv ein Überarbeitungsdatum zu geben.

Die Leitlinien werden von den Fachgesellschaften selbst in unterschiedlicher Form publiziert. Die AWMF als Dachorganisation nutzt von Beginn an auch die Möglichkeit der schnellen Veröffentlichung im Internet. Mit AWMF online (www.uni-duesseldorf.de/AWMF bzw. www.leitlinien.net) wird dem medizinischen Fachpersonal und Patienten eine Internet-Plattform geboten, mit der man einen schnellen und kostenlosen Zugang zu den aktuellen Leitlinien im Volltext, kurzgefassten Leitlinien für Patienten, Informationen über die methodischen Grundlagen der Leitlinienerstellung und über Qualitätskriterien für Leitlinien hat. Weiterhin bietet AWMF online Links zu Leitlinien-Seiten anderer Organisationen.

Erwähnen möchten wir an dieser Stelle die Internet-Plattform des Ärztlichen Zentrums für Qualität in der Medizin (www.leitlinien.de), die Informationen und den Zugang zu deutschen und internationalen Leitlinienprogrammen bietet.

Diese medizinischen Leitlinien zur Diagnostik und Therapie dienen zwar der Sicherstellung der Krankheitsdiagnose nach ICD 10, die Empfehlungen zur Therapie sind bisher für viele Indikationen jedoch nur überblicksartig dargestellt. Für die konkrete Therapieplanung haben sie – nicht nur für die Bewegungs- und Sporttherapie – eine bescheidene Aussagekraft.

Mit einem praktischen Beispiel aus unserer bewegungstherapeutischen Arbeit möchten wir verdeutlichen, dass eine gesicherte Diagnosestellung nach ICD 10 alleine nicht ausreicht, eine auf den Patienten abgestimmte Therapie zu planen.

**Fallbeispiel:**

Eine 67-jährige Frau kommt mit einer von ihrem Hausarzt ausgefüllten ärztlichen Verordnung für Funktionstraining und einer Kostenübernahmeerklärung der Krankenkasse nach § 43 (1) SGB V zum ersten Mal in die Gymnastikstunde einer Osteoporose- Selbsthilfegruppe. Die Verordnung (vgl. www.vdak.de → Vorsorge und Rehabilitation → weitere Informationen → Reha-Sport und Funktionstraining → neue Verordnungsvordrucke ab 1.4.2004) ist wie folgt ausgefüllt: Diagnose: „Osteoporose mit multiplen Wirbelkörperfrakturen, keine relevanten Nebendiagnosen, keine Funktions- und Belastungseinschränkungen". Als Ziel des Funktionstrainings ist „Muskelaufbau", als empfohlene Funktionstrainingsart „Trockengymnastik" angekreuzt. Die notwendige Dauer des Funktionstrainings ist auf 12 Monate (Regelfall) und 1x pro Woche festgelegt. Die Patientin nimmt an keinem Disease-Management-Programm teil. Die Frage „Ist der Patient gruppenfähig?" wird mit „Ja" beantwortet.

Die Frau möchte sich in dieser Stunde nur einen ersten Eindruck verschaffen, schaut ca. 15 Minuten zu und verspricht, in einer Woche wieder zu kommen. Weitergehende Fragen hat sie zunächst keine.

In der nächsten Stunde ist sie rechtzeitig da, kommt mit den anwesenden Frauen vor Stundenbeginn jedoch nicht ins Gespräch. Für eine Teilnehmerin, die neu in eine schon seit Jahren bestehende Gymnastikgruppe kommt, nichts ungewöhnliches. Auch meinen Fragen als Übungsleiter entzieht sie sich ein bisschen. In der Einstimmungs- und Aufwärmphase mit Gehvariationen auf Musik beobachte ich sie unauffällig. Ihre Bewegungen sind langsam, unrhythmisch, beim Gehen rückwärts schaut sie erst auf die anderen, macht dann selbst nur wenige Schritte und ist froh, als sie wieder vorwärts gehen darf. Körperdrehungen vermeidet sie ganz. Nach wenigen Minuten steht sie schon am Rande und muss eine Pause einlegen. Nach kurzer Zeit kann ich sie zum Mitmachen bei unseren gewohnten Atem- und Beweglichkeitsübungen für den Schultergürtel und Nackenbereich überreden. Bei den anschließenden Balanceübungen im Stand ist sie sehr unsicher, braucht meine kräftige Hilfestellung; bei den Balancierübungen über die Gymnastikbank zieht sie sich zurück und lässt sich von mir nicht dazu überreden. Insgeheim bewundert sie aber die anderen Teilnehmerinnen. Für die Bodengymnastik auf der Gymnastikmatte kann ich sie auch nicht gewinnen, dafür nimmt sie am Rande Platz auf einem Hocker. Während ich für die anderen Teilnehmerinnen die gewohnten

Übungen für die Wirbelsäule anleite, zeige ich ihr einige Übungen im Sitzen. Nach wenigen Minuten ist sie erschöpft, entschuldigt sich und verabschiedet sich nach Hause.

Beim nächsten Mal ist sie wieder rechtzeitig da und kommt seit dieser Zeit regelmäßig in die Gymnastikstunde. Nach und nach erfahre ich, dass sie nicht nur Osteoporose, sondern auch eine Herzinsuffizienz hat. Aufgrund der geringen körperlichen Belastbarkeit ist sie auf die Mithilfe ihres Ehemannes im Haushalt angewiesen, Einkaufen kann sie alleine nicht mehr. Sie leidet unter Schwindel und ist als Folge davon schon mehrmals gestürzt. Seit sie von der Diagnose Osteoporose erfahren hat, ist sie noch ängstlicher geworden und traut sich kaum noch etwas zu. Als Folge davon hat sie das Gefühl, dass ihre Muskeln immer mehr abschlaffen und auch ihre Schmerzen zunehmen.

Dieses durchaus typische Fallbeispiel verdeutlicht, dass die medizinisch korrekte Diagnose Osteoporose mit multiplen Wirbelkörperfrakturen in der konkreten therapeutischen Situation wenig weiterhilft. Sie vermittelt zwar das Bild eines normierten Patienten, die individuelle Problematik wird jedoch nicht berücksichtigt. Informationen zur eingeschränkten körperlichen Belastbarkeit (Herzinsuffizienz), zur Schmerzempfindlichkeit und zum Schmerzerleben, zur Ängstlichkeit vor Belastungssituationen (Schwindel, Sturzbiografie) wären in unserem Beispiel sehr hilfreich gewesen, um den Patienten von der ersten Minute an optimal zu betreuen.

Voraussetzung für ein zielgerichtetes multidimensionales therapeutisches Handeln ist die Bestimmung des Ist-Zustandes der augenblicklichen Leistungs- und Belastungsfähigkeit des Patienten in allen Teilbereichen der funktionalen Gesundheit.

Die Konkretisierung der Indikationsstellung und das Ausschalten von Kontraindikationen erfolgt durch den Einsatz eines *therapeutisches Assessments* (= standardisierte Methoden und Instrumente zur Beschreibung und Beurteilung der Körperfunktionen und -strukturen, der Aktivitäten und der Teilhabe). Die ICF selbst ist kein Assessmentinstrument; auf ihrer Grundlage können jedoch solche Instrumente entwickelt bzw. weiterentwickelt werden (vgl. Schuntermann, 2001). Das Geriatrische Assessment (vgl. Stuck, 2000) ist ein standardisiertes Instrument für den Bereich der geriatrischen Rehabilitation.

In der Sportwissenschaft und Sportmedizin gibt es eine lange Tradition in der Entwicklung standardisierter Beobachtungs- und

Messverfahren zur Analyse von Körperstrukturen (z. B. Körperbaumerkmale, Wirbelsäulenstatik, Gelenkmorphologie) und Körperfunktionen (z.b. Muskelkraft, Gelenkbeweglichkeit, Gelenkstabilität, sensomotorische Leistungen). Diese Form der Diagnostik wird als *Struktur- und Funktionsdiagnostik* bezeichnet. Das kürzlich von Banzer et al. (2004) herausgegebene Lehrbuch zur „*Funktionsdiagnostik des Bewegungssystems in der Sportmedizin*" gibt einen sehr guten Überblick über die Vielfalt der Verfahren und Methoden. In den letzten Jahren hat sich im Zuge der Revision des ICIDH-Modells und der Veröffentlichung des ICF-Konzeptes auch in der Sportwissenschaft und Sportmedizin eine mehrdimensionale Betrachtungsweise entwickelt, die der Deutsche Verband für Gesundheitssport und Sporttherapie (DVGS) schon länger in seiner Definition des Begriffes Sporttherapie fordert. Die Sporttherapie wird in den übergeordneten Bereich der Bewegungstherapie integriert. Hierunter werden alle Verfahren verstanden, die Bewegung als Therapie einsetzen.

> „Bewegungstherapie ist ärztlich indizierte und verordnete Bewegung, die vom Fachtherapeuten geplant und dosiert, gemeinsam mit dem Arzt kontrolliert und mit dem Patienten alleine oder in der Gruppe durchgeführt wird."
>
> „Sporttherapie ist eine bewegungstherapeutische Maßnahme, die mit geeigneten Mitteln des Sports gestörte körperliche, psychische und soziale Funktionen kompensiert, regeneriert, Sekundärschäden vorbeugt und gesundheitlich orientiertes Verhalten fördert.
> Sie beruht auf biologischen Gesetzmäßigkeiten und bezieht besonders Elemente pädagogischer, psychologischer und soziotherapeutischer Verfahren ein und versucht, eine überdauernde Gesundheitskompetenz zu erzielen" (Schüle & Deimel 1990, 3).

Von dem langjährigen Vorsitzenden des DVGS wurde auch der Begriff sporttherapeutisches Assessment eingeführt: „Sporttherapeutisches Assessment sammelt, analysiert und kommuniziert die für die Planung und Durchführung der Sporttherapie relevanten Merkmale eines Patienten oder einer Patientengruppe. Sporttherapeutisches Assessment liefert damit die Entscheidungsgrundlage über Art und Umfang der sporttherapeutischen Intervention ... Sporttherapeutisches Assessment ist multifunktional ..." (Huber, 2000a, S. 113). Und in der zweiten überarbeiteten Auflage ihres Lehrbuches „*Training in der Therapie*" unterstreichen Nellessen & Froböse (2003) den Stellenwert einer *Aktivitäts- und Partizipationsdiagnostik* sowie die Analyse personbezogener Kontextfaktoren für die Therapie (vgl. Nellessen, 2002).

Für die Erfassung der für die Bewegungs- und Sporttherapie relevanten Merkmale existieren vielfältige Möglichkeiten. Dabei ist zwischen einem informellen und einem formellen Assessment zu unterscheiden. Im Rahmen der Therapie ist das *informelle Assessment* als beständiges und implizites Beobachten, Bewerten und Einordnen des Patienten, mehr oder weniger unbewusst durchgeführt, ein wichtiger Teil des therapeutischen Handelns, das wir in diesem Kontext jedoch nicht weiter thematisieren können. Das *formelle Assessment* ist durch den Einsatz von standardisierten Instrumenten der Fremd- und Selbstbeobachtung aus allen Bereichen der Gesundheits-, Verhaltens- und Sozialwissenschaften gekennzeichnet. Entsprechend ihrer Zielsetzung gibt es drei Kategorien von Methodeninventaren (vgl. Huber, 2000a):
- indikationsspezifische Instrumente,
- interventionsspezifische Instrumente,
- multidimensionale Gesundheitsprofile.

In der Regel ist es notwendig, ein *indikationsspezifisches Assessment* für ein Krankheitsbild zusammenzustellen. In unserem Modell ist es mit dem Begriff „therapeutisches Assessment" gleichzusetzen. Im Blickpunkt steht die bereits erwähnte Funktions-, Aktivitäts- und Partizipationsdiagnostik sowie die Analyse der Kontextfaktoren der funktionalen Gesundheit. Bisher liegen keine standardisierten Empfehlungen für mehrdimensionale indikationsspezifische Assessments vor. In diesem Feld ist noch sehr viel Entwicklungsarbeit notwendig. In der **Tabelle 4.1** unternehmen wir den Versuch, das Konzept der funktionalen Gesundheit im Kontext körper- und bewegungsbezogener Interventionen am Beispiel des chronischen Rückenschmerzes zu operationalisieren.

Körper- und bewegungsbezogene Interventionen finden sowohl im ambulanten als auch im klinischen Bereich zumeist im therapeutischen Team statt. Hierzu hat die Bundesarbeitsgemeinschaft für Rehabilitation (BAR) Empfehlungen ausgearbeitet und publiziert (www.bar-frankfurt.de). Im Sinne einer Entscheidung über die Allokation von Ressourcen könnte es zukünftig interessant sein, die spezifischen Effekte einzelner Intervention durch ein *interventionsspezifisches Assessment* zu erfassen (vgl. Huber, 2000a). Für die Sporttherapie in Frage kommende Methoden müssen deshalb geeignet sein, die angestrebten funktionellen, pädagogischen und psychosozialen Veränderungen zu erfassen. In Anlehnung an die übergeordneten

**Tabelle 4.1:** Rehabilitationsebenen und Erhebungsmerkmale körper- und bewegungsbezogener Interventionen, dargestellt am Beispiel chronischer Rückenschmerz

| Rehabilitationsebene | Erhebungsmerkmale |
|---|---|
| **Körperstrukturen** | • Inspektion und Palpation der Wirbelsäule<br>• Haltungsbefund<br>• bildgebende Verfahren (Röntgen, Computertomografie, Kernspintomografie)<br>• Wirbelsäulenbeweglichkeit |
| **Körperfunktionen** | • manuelle Muskelfunktionsprüfung<br>• Kraftdiagnostik und Elektromyografie<br>• Bewegungsanalyse (dynamische Haltungskontrolle) |
| **Aktivitäten und Partizipation** | • Aktivitäten des täglichen Lebens<br>• Alltagsfunktionen<br>• Arbeitsunfähigkeit<br>• Freizeit- und Sportverhalten<br>• soziale Aktivitäten |
| **Personbezogene Faktoren** | • subjektiv wahrgenommene Beschwerden<br>• Schmerzerleben (sensorisch, affektiv)<br>• Emotionen und Befindlichkeit<br>• Krankheits- und Stressverarbeitung<br>• Selbstwirksamkeit und Kontrollerwartung<br>• Selbst-, Körper- und Bewegungskonzept<br>• Gesundheit und Zufriedenheit |
| **Umweltfaktoren** | • Arbeitsplatzanalyse (biomechanisch, psychosozial)<br>• Analyse des Alltags-, Freizeit- und Sportverhaltens |

Zielsetzungen der medizinischen Rehabilitation (vgl. Kap. 4.2.2) sollte ein Assessment Effekte auf
- der somatisch-funktionsbezogenen Ebene,
- der psycho-sozialen Ebene und
- der edukativen Ebene

erfassen. Die in **Tabelle 4.1** dargestellten Erhebungsmerkmale und Methoden erfüllen diesen Anspruch und können diesen Ebenen zugeordnet werden.

Einen theoriegeleiteten Ansatz legten Brehm et al. (1994) mit ihrem Foschungsbericht „Gesundheitsförderung durch sportliche Aktivierung – Qualitätsmerkmale und Qualitätskontrollen sportlicher Aktivierungsprogramme zum Erhalt und zur Wiederherstellung von

**Tabelle 4.2:** Qualitätsbereiche und Erhebungsmerkmale einer Gesundheitsförderung durch sportliche Aktivierung (Brehm et al., 1994)

| Qualitätsbereiche | Erhebungsmerkmale |
|---|---|
| **Bewältigung von Beschwerden und Missbefinden** | • Beschwerdewahrnehmung<br>• Stresswahrnehmung<br>• Gesundheitsbewertungen<br>• Formen der Beschwerdebewältigung |
| **Verminderung von Risikofaktoren** | • Gewicht – Übergewicht<br>• Blutdruck – Hypertonie<br>• Cholesterin – Hypercholesterinämie<br>• Blutzucker-Hyperglykämie |
| **Stärkung von physischen Gesundheitsressourcen** | • Ausdauerfähigkeit: Herzfrequenz, Laktat<br>• Kraftfähigkeit ausgewählter Muskelgruppen<br>• Dehnfähigkeit ausgewählter Muskelgruppen |
| **Stärkung von psychosozialen Gesundheitsressourcen**<br>• **kognitiv**<br><br>• **emotional/ affektiv**<br><br>• **sozial** | • Kontrollüberzeugungen<br>  → gesundheitsbezogen<br>  → sportbezogen<br>  → programmbezogen<br>• Sinnorientierungen / Motive<br>• Erwartungen<br>• Stimmung<br>• Grundgestimmtheit<br>• programmbezogene Emotionen<br>• soziale Unterstützung der sportlichen Aktivität<br>• emotionales Erleben der Gruppe<br>• emotionales Erleben der Leitung |
| **Reduzierung von Teilnahmebarrieren und Aufbau von Bindungen** | • Bedeutsamkeitswahrnehmung von Barrieren<br>• institutionelle Unterstützung |

Gesundheit und Wohlbefinden" vor. Die Zielsetzungen und Erhebungsmerkmale, die in **Tabelle 4.2** dargestellt sind, finden sich auch in dem modifizierten Anforderungs-Ressourcen-Modell zur Erklärung des Zusammenhangs zwischen sportlicher Aktivität, Fitness und Gesundheit wieder (vgl. Kap. 3.6).

Für das sporttherapeutische Assessment sollte ein Methodeninventar ausgewählt werden, das sowohl die Anforderungen der Indikationsspezifität als auch der Interventionsspezifität erfüllt, und gleichzeitig der Forderung nach Praktikabilität und Ökonomie im klinischen Alltag entspricht.

Für epidemiologische und gesundheitsökonomische Fragestellungen sind insbesondere *multidimensionale Gesundheitsprofile* geeignet. Es sind indikationsübergreifende Verfahren, die „die subjektive Wahrnehmung der psychischen, körperlichen und sozialen Ebenen erfassen und insbesondere das Wahrnehmen und Erleben der Funktionsfähigkeit in den Mittelpunkt stellen" (Huber, 2000a, S. 115). Mit ihnen soll ein möglichst vollständiges Bild des Gesundheitszustandes und der subjektiven Lebensqualität erfasst werden. Als international anerkannte Instrumente sind hier die deutschsprachigen Versionen des Nottingham Health Profile von Kohlmann et al. (1997) oder IRES-2 (Indikatoren des Reha-Status, Version 2) von Gerdes & Jäckel (1995) zu nennen. Für ein sporttherapeutisches Assessment wäre der SF-36 Health Survey (Bullinger & Kirchberger, 1998) zu empfehlen (vgl. **Tabelle 4.3**).

Das sporttherapeutische Assessment liefert wertvolle Informationen zur Beschreibung der funktionalen Gesundheit. Einige Instrumente wie der SF-36 sind jedoch in ihrer standardisierten Form weniger für die Problemanalyse im engeren Sinne, als vielmehr für die Therapiekontrolle (Ergebnisevaluation) von Bedeutung. Wichtige Detailinformationen für die konkrete patientenspezifische Therapieplanung liefert die *Anamnese*, die Erfassung der Krankengeschichte durch den Therapeuten im Gespräch mit dem Patienten. Die Anamnese ist damit ein unverzichtbarer Baustein des therapeutischen Assessments. In der **Tabelle 4.4** sind die wesentlichen Informationen zusammengefasst, die in der Anamnese erfragt werden sollen.

### 4.2.2 Formulierung von Therapiezielen

Im Unterschied zu anderen Modellen der Therapiesteuerung, z.B. von Nellessen & Froböse (2003) beginnt in unserem Modell mit der Formulierung der Therapieziele die erweiterte Planungsphase. Eine Orientierung an normorientierten Leitlinien ist nur ein erster Schritt, der vor allem im Kontext der Sicherung der Strukturqualität körper-, bewegungs- und sportbezogener Interventionen sehr bedeutsam ist. In der konkreten Therapiesituation darf eine patientenspezifische Differenzierung auf der Basis der individuellen Problemanalyse nicht fehlen. Unser Fallbeispiel von der 67jährigen Patientin mit einer kli-

**Tabelle 4.3:** Gesundheitskonzepte und Inhalte des SF-36 (Bullinger & Kirchberger, 1998)

| Konzepte | Inhalte | Items |
|---|---|---|
| Körperliche Funktionsfähigkeit | Ausmaß, in dem der Gesundheitszustand körperliche Aktivitäten wie Selbstversorgung, Gehen, Treppen steigen, bücken, heben und mittelschwere oder anstrengende Tätigkeiten beeinträchtigt | 10 |
| Körperliche Rollenfunktion | Ausmaß, in dem der Gesundheitszustand die Arbeit oder andere tägliche Aktivitäten beeinträchtigt, z. B. weniger schaffen als gewöhnlich, Einschränkungen in der Art der Aktivitäten oder Schwierigkeiten bestimmte Aktivitäten auszuführen | 4 |
| Körperliche Schmerzen | Ausmaß an Schmerzen und Einfluss der Schmerzen auf die normale Arbeit, sowohl im als auch außerhalb des Hauses | 2 |
| Allgemeine Gesundheitswahrnehmung | Persönliche Beurteilung der Gesundheit, einschließlich aktueller Gesundheitszustand, zukünftige Erwartungen und Widerstandsfähigkeit gegenüber Erkrankungen | 5 |
| Vitalität | Sich energiegeladen und voller Schwung fühlen versus müde und erschöpft sein | 4 |
| Soziale Funktionsfähigkeit | Ausmaß, in dem die körperliche Gesundheit oder emotionale Probleme normale soziale Aktivitäten beeinträchtigen | 2 |
| Emotionale Rollenfunktionen | Ausmaß, in dem emotionale Probleme die Arbeit oder andere tägliche Aktivitäten beeinträchtigen; u. a. weniger Zeit aufbringen, weniger schaffen und nicht so sorgfältig wie üblich arbeiten | 3 |
| Psychisches Wohlbefinden | Allgemeine psychische Gesundheit, einschließlich Depression, Angst, emotionale und verhaltensbezogene Kontrolle, allgemeine positive Gestimmtheit | 5 |
| Veränderung der Gesundheit | Beurteilung des aktuellen Gesundheitszustandes im Vergleich zum vergangenen Jahr | |

**Tabelle 4.4:** Strukturierung der Anamnese (in Anlehnung an Ebert, 1997; Radlinger et al., 1998)

| Persönliche Daten | • soziodemographische Daten<br>• Beruf<br>• Aktivitätsgrad |
|---|---|
| Spezielle Krankheitsanamnese | • akuter Krankheitsverlauf (Symptome)<br>• Diagnose<br>• bisherige Behandlung bzw. Therapie<br>• therapeutisch relevante Medikamente |
| Allgemeine Krankheitsanamnese | • frühere Verletzungen und Erkrankungen<br>• weitere aktuelle Beschwerden<br>• Erfolg früherer Behandlungen und Therapien |
| Familienanamnese | • Alter der Eltern und Geschwister<br>• Hinweise auf eine genetische Disposition<br>• psychosoziale Lebenssituation |
| Subjektive Krankheitsbelastung | • Lebensqualität<br>• Bewertung der bisherigen Behandlung<br>• Einschätzung eigener Ressourcen |
| Psychosozialer Lebenslauf | • aktuelle Belastungssituationen im Beruf, in der Familie, und in der Freizeit<br>• frühere Konflikte, die therapierelevant sind |
| Persönlichkeit | • Einstellung zur Krankheit<br>• Bewältigungsstrategien<br>• Therapiemotivation |
| Therapieziele | • Verbesserung funktioneller Parameter<br>• Einstellungsänderungen<br>• Vorlieben<br>• Stärken und Schwächen |

nisch manifesten Osteoporose zeigt, dass zunächst die individuelle Problematik, charakterisiert durch ein ausgeprägtes Schmerzerleben, eine geringe körperliche Leistungsfähigkeit und der Angst vor Belastungssituationen in der Therapie fokussiert werden muss. Erst ab einer bestimmten Belastungsfähigkeit kann das Leitziel der Osteoporosetherapie, das Muskelaufbautraining mit seiner evidenzbasierten osteogenetischen Potenz überhaupt erst angestrebt werden. In der ersten Phase der Therapie ist es einfach unrealistisch.

Für die Zielformulierung sollte deshalb immer die sogenannte RUMBA-Regel (vgl. Huber, 2000b) angewendet werden. Therapieziele sollten folgende Kriterien erfüllen:

| | | |
|---|---|---|
| • | **R**elevant | Die Therapieziele müssen sowohl subjektiv für den Patienten als auch für den Rehabilitationsprozeß insgesamt bedeutsam sein. |
| • | **U**nderstandable | Die Ziele müssen verständlich formuliert werden und für den Patienten nachvollziehbar sein. |
| • | **M**easureable | Die Ziele müssen quantifizierbar und messbar sein. |
| • | **B**ehavioural | Die Ziele müssen durch das Verhalten des Patienten und / oder Therapeuten beeinflussbar sein. |
| • | **A**ttainable | Die Ziele müssen innerhalb der Rehabilitation erreichbar sein. |

In unserem Modell erfolgt eine Zielformulierung bis auf die Mikro-Ebene für einzelne Therapiestunden. Diese Differenzierung beinhaltet eine realitätsnahe Anpassung der Leitziele, die mit den Umsetzungsbedingungen (Therapiestruktur) und damit mit der Planung im engeren Sinne verknüpft ist. Ein weiteres Argument für die Formulierung eigener Zielsetzungen in der Therapie liegt in der bisher fehlenden systematischen Evaluation bewegungsbezogener Programme. Dieses Forschungsdefizit führt in der evidenzbasierten Medizin zu einer Nichtberücksichtigung von Interventionen, für die es nach klinischer Expertise durchaus eine Notwendigkeit gibt.

In dem Modell von Radlinger et al. (1998) wird für diese Zielhierarchien folgende Begrifflichkeit gewählt: übergeordnete Behandlungsziele, Teilziele, spezifische Ziele. Wir haben uns für eine Differenzierung in Leitziele, Basisziele und differentielle Ziele entschieden.

Die *Leitziele* orientieren sich an den Leitlinien zur Diagnostik und Therapie der Wissenschaftlichen Medizinischen Fachgesellschaften. Es sind übergeordnete Zielsetzungen, die letztlich den Sollwert am Ende des Therapie- bzw. Rehabilitationsprozesses bestimmen. Beispiele für Leitziele werden wir in den Indikationskatalogen in Kap. 5.2 vorstellen.

Insbesondere struktur- und funktionsbezogene Therapiemethoden (z. B. die Physiotherapie) orientieren sich an *Normen bzw. Normwerten*. In der Medizin liegen normalerweise statistische Normen vor und für Patient und Therapeut stellt sich die Frage, welchen Ausprägungsgrad der Leistungsfähigkeit man anstreben soll. In der **Tabelle 4.5** werden die Normbegriffe näher charakterisiert.

In einer gerontologisch orientierten Gesundheitsförderung sollten wir uns – wenn überhaupt – an Minimal- und Majoritätsnormen orientieren. Die wirklich relevante Normsetzung in der Therapie ist die *individuelle Norm*, die das therapeutische Assessment liefert.

Für die aus der Problemanalyse gemeinsam mit dem Patienten abgeleiteten Zielvorstellungen verwenden wir in unserem Modell die Begriffe Basisziele und differentielle Ziele (**Abbildung 4.2**). Es besteht eine terminologische Verwandtschaft zu den Begriffen motorische Basisdiagnostik und differentielle (spezielle) Diagnostik, die Bös et al. (1992) in einem sequentiellen Diagnoseschema für den Reha-

**Tabelle 4.5:** Körperliche Normbereiche in ihrem Bezug zur Gesundheitsstabilität (Israel, 1983)

| Minimalnorm | • Grenze zwischen physiologisch und pathologisch<br>• suffizient, aber labil<br>• Leistungsschwäche<br>• Belastungsintoleranz<br>• geringe Restistenz |
|---|---|
| **Majoritätsnorm**<br>(**Durchschnittsnorm**) | • statistischer Regelfall<br>• Mittelmaß<br>• normale Physiologie<br>• entspricht und genügt den Anforderungen des Alltags |
| **Idealnorm** | • hohe Funktionstüchtigkeit<br>• stabiles organisches Gleichgewicht<br>• Gesundheitsstabilität („kerngesund")<br>• stabile innere Bedingungen<br>• geringe Anfälligkeit, hohe Resistenz<br>• zuverlässige Belastungskompetenz, Reserven<br>• Beziehung Organismus – Mensch – Umwelt optimiert |
| **Spezialnorm** | • Voraussetzung für spezielle körperliche Leistungen<br>• Inanspruchnahme höchster Anpassungspotenzen („einsame Spitze")<br>• Maximierungsaspekte, abhängig von Leistungsstruktur und -spezifik |

bilitationsbereich verwendet haben (vgl. Wydra, 2000). Diese terminologische Entsprechung ist zufällig; die aus der Motorikforschung innerhalb der Sportwissenschaft stammende Vorgehensweise könnte jedoch im Hinblick auf die Weiterentwicklung eines therapeutischen Assessments für alle Aspekte der funktionalen Gesundheit sehr interessant sein.

Wir orientieren uns an dem Konzept zur Motorherapie, das Überlegungen zur Zielhierarchisierung aus der Pädagogik mit den Zielsetzungen und Inhalten der Psychomotorik verknüpft. Die Motorherapie (Kiphard, 1983a, 1983b; Schilling, 1986) ist eine bewegungstherapeutische Methode, die sich vor allem im Indikationsfeld Psychiatrie, Psychosomatik, Suchttherapie (vgl. Hölter, 1993) und als Motopädagogik bei Kindern (Kiphard, 1980) bzw. als Motogeragogik für ältere Menschent (Philippi-Eisenburger, 1990; Haas, 1997) etabliert hat.

Auf der obersten Ebene wird die *allgemeine Zielorientierung* dargestellt. In der Pädagogik wird darunter die „Formulierung erzieherischer Bemühungen auf einer abstrakten Ebene in Form von Leitideen" (Meyer, 1987; zitiert nach Hölter, 1993a, S. 19) verstanden. Übertragen auf das Feld der Gesundheitsförderung könnten hier Begriffe wie selbstbestimmtes Handeln, psychische Gesundheit und soziale Integration zugeordnet werden.

Diese allgemeine Zielorientierung lässt sich in Form von *Basiszielen* präzisieren. In der Motorherapie werden vier Basisziele genannt: Aktivierung, Bewegung als Medium der Psychotherapie, Frei-

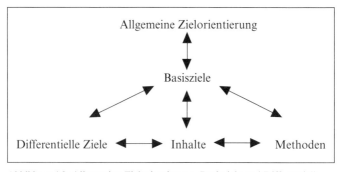

**Abbildung 4.2:** Allgemeine Zielorientierung, Basisziele und Differentielle Ziele in ihrer Wechselwirkung mit Inhalten und Methoden (Hölter, 1993a, S. 19)

zeitgestaltung sowie Vermittlung von Fertigkeiten und Wissen. In **Tabelle 4.6** werden diese Basisziele näher charakterisiert.
Die Basisziele bilden den Rahmen für *differentielle Ziele*, die individuell und situativ unterschiedlich, direkt praxisanleitende Zielvorstellungen thematisieren. Deshalb werden sie im Konzept der Motoherapie als bewegungstherapeutische Themen bezeichnet. „Themen sind die fachspezifische Antwort auf die Tatsache der Behandlungsbedürftigkeit. Sie schaffen eine Verbindung zwischen inhaltlichen Möglichkeiten von Bewegung, Spiel und Sport und individuellen Voraussetzungen und Bedürfnissen auf Seiten der Patienten sowie den therapeutischen Kompetenzen und übergreifenden Zielsetzungen auf Seiten der Therapeuten (Hölter, 1993b, S. 58). Dabei können zwei Typen von bewegungstherapeutischen Themen unterschieden werden:
- potentiell emanzipatorische Themen, die direkt in Beziehung zu den Therapiezielen stehen, d.h. direkt an den Symptomen des Patienten anknüpfen,
- instrumentelle Themen mit indirekter Beziehung zu den Zielen, die überhaupt erst die Voraussetzung für die Verwirklichung therapeutischer Möglichkeiten schaffen.

**Tabelle 4.6:** Basisziele in der Motoherapie (Hölter, 1993a)

| Aktivierung | • Überwindung der Passivität<br>• Vitalisierung der somatischen Basis<br>• Steigerung des körperlichen Wohlbefindens<br>• Rehabilitation einfacher sinnlicher Erfahrungen<br>• Förderung von Körperbewusstsein |
|---|---|
| **Bewegung als Medium der Psychotherapie** | • Unterstützung der Diagnostik (Bewegungsbeobachtung)<br>• Begleitung der verbalen Therapie<br>• Körper- und Bewegungspsychotherapie |
| **Freizeitgestaltung** | • Förderung des Wohlbefindens und der Selbstregulation<br>• Vorbereitung eines sozial unterstützenden Netzwerkes |
| **Vermittlung von Fertigkeiten und Wissen** | • Vermittlung von Bewegungs-, Spiel- und Sportformen<br>• Vermittlung von körper- und bewegungsbezogenen Lebenshilfen |

In vielen Indikationskatalogen ist die Förderung des Körperbewusstseins oder die Rehabilitation sinnlicher Erfahrungen ein wichtiges Basisziel (vgl. Kap. 5.2.1). Die **Tabelle 4.7** gibt einen Überblick über die Vielfalt bewegungstherapeutischer Themen zur Körperwahrnehmung, die als differentielle Ziele für einzelne Therapieeinheiten formuliert werden können.

Für bewegungsbezogene Interventionen mit einer funktionell – somatischen Schwerpunktsetzung möchten wir unsere Terminologie wiederum am Beispiel chronischer Rückenschmerz verdeutlichen (**Tabelle 4.8**).

Für den Bereich der medizinischen Rehabilitation hat das Hochrhein-Institut für Rehabilitationsforschung im Rahmen eines Qualitätssicherungsprogramms der Rentenversicherungsträger einen Katalog potentiell relevanter Therapieziele u.a. für die Indikationsbereiche Kardiologie, Pneumologie, Onkologie, Orthopädie / Rheumatologie und Neurologie erstellt (Protz et al., 1998). Auf der Basis eines modifizierten ICIDH-Modells wurden Therapieziele mit somatischer, funktionaler, psychosozialer und edukativer Ausrichtung definiert und operationalisiert. Diese Klassifikation operationaler Therapieziele bildet die Basis für die Entwicklung von Indikationskatalogen, d.h. Leistungskatalogen für die Klassifikation sporttherapeutischer Leistungen. In **Abbildung 4.3** möchten wir unseren Lesern die Therapieziele für den Indikationsbereich Orthopädie / Rheumatologie vorstellen. In unserer Terminologie wäre dies eine Sammlung von Basiszielen und differentiellen Zielen. Die vorgestellte Sammlung erhebt nicht den Anspruch auf Vollständigkeit und kann jederzeit durch weitere Therapieziele ergänzt werden. Auf jeden Fall ist auch eine indikationsspezifische Strukturierung und Systematisierung mit sporttherapeutischer Expertise notwendig.

„Mit dem vorliegenden Therapieziel-Katalog soll den Rehabilitationsklinikern ein Hilfsmittel zur Definition von Therapiezielen gegeben werden, die prinzipiell einer Operationalisierung zugänglich sind und damit eine spätere Messung des Grades der Zielerreichung ermöglichen. ... Für die Operationalisierung des Großteils der im Katalog aufgelisteten Ziele existieren ... noch keine ausreichend validierten Messinstrumente" (Protz et al., 1998, S. 26–27).
Die wissenschaftlich fundierte Zielformulierung ist ein wichtiges Element der Strukturqualität in der Gesundheitsförderung. Trotz der rasanten Entwicklung im Bereich der Evidenzbasierten Medizin in den letzten Jahren fehlen bisher für viele Indikationen standardisierte Empfehlungen für körper-, bewegungs- und sportbezogene Inter-

## Kybernetisches Modell der Therapieplanung

**Tabelle 4.7:** Bewegungstherapeutische Themen zur leiblichen Erfahrung (Haas, 1997)

---

*Themenbereich: Sinnliche Erfahrungen des Leibes*
- taktil, kinästhetisch, vestibulär, akustisch, visuell

*Themenbereich: Der eigene Leib – leibliche Identität*
- leibliche Ausdehnung, Leibgrenzen
- Körperhaltung, Körperausdruck
- Körperkenntnis, Einstellung zum eigenen Leib

*Themenbereich: Mein Leib in Bewegung*
- Grundformen der Bewegung (Fortbewegung, Haltung, Ruhe)
- Bewegungsrichtung, Räumlichkeit von Bewegungen, Bewegungszeit, Bewegungsrhythmus, Umgang mit Schwerkraft, Spannungsregulation
- Grundpositionen: Stehen, Gehen, Sitzen, Liegen
- Entdecken und Ausprobieren leiblicher Stärken, Fähigkeiten
- Labilität – Stabilität

*Themenbereich: Leibliche Expression und Impression*
- emotionaler Ausdruck von Gefühlen, Stimmungen, Befindlichkeiten

*Themenbereich: Entdeckung leiblicher Alltagshilfen*
- Entspannungsformen
- Atmung und Bewegung
- Zentrierung, Grounding, Bodenkontakt
- emotionaler Ausgleich über Bewegung

*Themenbereich: Spielen in der Bewegung und mit dem Leib*
- Spiel mit den leiblichen Bewegungsmöglichkeiten, sportlichen Techniken und Fertigkeiten

---

**Tabelle 4.8:** Zielhierarchien am Beispiel chronischer Rückenschmerz

| | |
|---|---|
| **Allgemeine Zielorientierung** | - Lebensqualität<br>- ökonomischer Haltungsaufbau |
| **Basisziele** | - allgemeine Aktivierung<br>- Vermittlung rückengerechter Verhaltensweisen<br>- Vermittlung von Methoden zur Schmerzbewältigung<br>- Konditionierung ausgewählter Muskelgruppen |
| **Differentielle Ziele** | - Atmung als Schlüssel zur Körperwahrnehmung<br>- Gegensatz Spannung – Entspannung wahrnehmen<br>- hubfreie und hubarme Mobilisation<br>- Kräftigung dekonditionierter Muskelgruppen<br>- Verbesserung sensomotorischer Parameter, z. B. statische und dynamische Balance |

ventionen. Für einige gesundheitsökonomisch relevante Krankheitsbilder, wie z.b. Herzerkrankungen, Asthma, Krebs, chronischer Rückenschmerz oder Osteoporose liegen zwar Cochrane Reviews vor (vgl. **Vertiefung 4.4**), die daraus abzuleitenden Therapiezielempfehlungen berücksichtigen allerdings oft nur Teilaspekte der Therapie. Der Schwerpunkt der bisher publizierter Studien zu *exercise* und *physical activity*, die als Datenbasis für diese systematischen Reviews dienen, zielt auf die Verbesserung von Körperfunktionen und Körperstrukturen ab. Bereits auf dieser Zielebene wird der Katalog möglicher Therapiemethoden nicht vollständig abgebildet. Bei dem schon mehrfach erwähnten Beispiel chronischer Rückenschmerz gibt es auf der Basis experimenteller Studien für die Therapie durchaus interessante Module, wie z. B. das Konzept der segmentalen Stabilisation *(abdominal bracing)*, das bisher in keiner evidenzbasierten Pu-

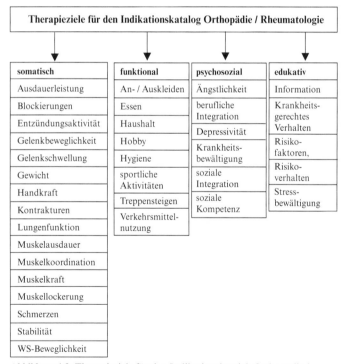

**Abbildung 4.3:** Therapieziele für den Indikationsbereich Orthopädie / Rheumatologie (Protz et al., 1998, S. 27)

blikation erwähnt wird, weil bisher dazu keine randomisierten, kontrollierten Studien publiziert wurden. Eine systematische Bewertung von Therapiezielen und Therapieeffekten körper-, bewegungs- und sportbezogene Interventionen für die ICF-Konzepte der Aktivitäten und Teilhabe fehlt bisher gänzlich.

Aus diesem Grund möchten wir unsere Leser ermutigen, bei der Planung gesundheitsbezogener Projekte die Formulierung von Therapiezielen durch eine eigene Literaturrecherche und -bewertung abzusichern, quasi eine eigene Evidenzbasierung vorzulegen. Im Internet sind zahlreiche Tipps zur Literatursuche und zur Bewertung von Publikationen und Studien zu finden. Wir möchten uns auf einige wesentliche Informationen beschränken. Nach Kool & De Bie (2001) gibt es vier Wege, um in den Besitz von relevanter Literatur zu gelangen:
- Expertenbefragung,
- Lehrbücher als Grundlage,
- Literaturangaben in Publikationen und
- elektronische Datenbanken.

Für die sogenannte *Handsuche (handsearching)*, die manuelle Suche nach publizierten Therapiestudien, empfehlen wir die klassische Vorgehensweise, die beispielsweise die Instituts- und Universitätsbibliotheken ihren Studierenden bieten. Dazu gehört das Durchstöbern der Literaturverzeichnisse aktueller Lehrbücher und das Durchblättern der letzten Jahrgänge der entsprechenden Fachzeitschriften. Einen Überblick der am Universitätsstandort zugänglichen Bücher und Zeitschriften liefern die UB-Kataloge und UB-Zeitschriftenverzeichnisse. Durch den Erwerb von Campuslizenzen können einige Universitätsbibliotheken ihren Mitarbeitern und Studierenden als besonderen Service den Online-Zugang zu einer Auswahl von Zeitschriften bieten. Die Universität Regensburg hat alle über Internet zugänglichen Fachzeitschriften in einer elektronischen Zeitschriftenbibliothek zusammengefasst (www.bibliothek.uni-regensburg.de). Aktuell (Stand: 19. Juli 2005) sind für das Fachgebiet Medizin 5316 und für das Fachgebiet Sport 144 Zeitschriften erfasst, von denen einige interessante, z. B. die Deutsche Zeitschrift für Sportmedizin, frei zugänglich sind.

Diese manuelle Suche wird natürlich unterstützt durch die vielfältigen elektronischen Möglichkeiten der Literaturrecherche. Die Universitäts- und Institutsbibliotheken ermöglichen ihren Studierenden den kostenlosen Zugang zu einer Vielzahl von *Literaturdaten-*

*banken*. In **Tabelle 4.9** stellen wir die für unser Themenfeld wichtigsten Datenbanken vor.

**Tabelle 4.9:** Überblick über wichtige Literaturdatenbanken

| | |
|---|---|
| **Medline** | • Datenbank der National Library of Medicine der USA<br>• Datenbasis: mehr als 3 800 Fachzeitschriften aus 70 Ländern<br>• Vertrieb online oder auf CD-ROM über kommerzielle Anbieter, z. B. Ovid Technologies (OVID) oder Silver Platter Information Ltd. (WinSPIRS) |
| **Pubmed** | • kostenloser Service der US National Library of Medicine mit über 15 Mio. Literaturhinweisen (citations) und vielen Links (www.nlm.nih.gov) |
| **EMBASE** | • zweitwichtigste medizinische Datenbank<br>• Herausgeber: Elsevier-Verlag (www.embase.com)<br>• Datenbasis: ca. 4 000 Zeitschriften aus dem Bereich der Humanmedizin und der biologischen Grundlagenwissenschaften<br>• aktuell mehr als 16 Mio. Hinweise |
| **Current Contents Medizin** | • enthält Aufsätze aus etwa 1 000 deutschsprachigen Zeitschriften in den Bereichen Humanmedizin und Gesundheitswesen<br>• Anbieter: Zentralbibliothek für Medizin in Köln |
| **PsycInfo (früher PsycLit)** | • Datenbank der American Psychological Association (www.apa.org/psycinfo)<br>• Datenbasis: knapp 2 000 Fachzeitschrifte, davon 98% mit Peer-Review<br>• enthält aktuell ca. 2 Mio. Literaturhinweise (seit 1887) |
| **PSYNDEX** | • psychologische Datenbank mit Publikationen deutschsprachiger Autoren<br>• aktuell ca. 185 000 Dokumente (seit 1981)<br>• inkl. Hinweise zu psychologisch relevanten AV-Medien sowie psychologischen und pädagogischen Testverfahren<br>• halbjährliche Aktualisierung |
| **SPORTDiscus** | • wichtigste internationale Datenbank für die Bereiche Sport, Fitness und Sportmedizin (www.sportdiscus.com)<br>• Aufbau und Aktualisierung durch das Sport Information Resource Center in Kanada (www.sirc.ca)<br>• enthält aktuell über 700 000 Literaturhinweise |

| SPOLIT | • bekannteste deutschsprachige Datenbank zur Sportwissenschaft
• Aufbau und Aktualisierung durch das Bundesinstitut für Sportwissenschaft (www.bisp-datenbanken.de)
• enthält aktuell ca. 145 000 Publikationen seit 1970
• wird ergänzt durch SPOFOR mit über 5 000 Projektbeschreibungen laufender und abgeschlossener sportwissenschaftlicher Projekte seit 1990
• und SPOMEDIA in der alle seit 1983 produzierten AV-Medien gesammelt werden |
|---|---|

Für unsere Leser, die keinen unmittelbaren Zugang zu den Serviceleistungen einer Universitätsbibliothek besitzen, empfehlen wir die Zentralbibliothek für Medizin in Köln (www.zbmed.de) und das Deutsche Institut für Medizinische Dokumentation und Information (**Vertiefung 4.3**).

**Vertiefung 4.3: Deutsches Institut für Medizinische Dokumentation und Information**

Das Deutsche Institut für Medizinische Dokumentation und Information (DIMDI) ist eine nachgeordnete Behörde des Bundesministeriums für Gesundheit und Soziale Sicherung (BMGS). Es wurde im Jahre 1969 mit dem Ziel gegründet, der fachlich interessierten Öffentlichkeit aktuelle Informationen aus dem gesamten Gebiet der Medizin einfach und schnell zugänglich zu machen. Zu den Aufgaben des DIMDI gehören:
• die Bereitstellung von Informationen auf dem Gesamtgebiet der Medizin und ihrer Randgebiete;
• die Einrichtung und der Betrieb von datenbankgestützten Informationssystemen für Arzneimittel und Medizinprodukte;
• die Herausgabe amtlicher Klassifikationen im Rahmen gesetzlicher Aufgaben (vgl. Kap. 2.4);
• der Aufbau und die Dokumentation eines datenbankgestützten Informationssystems zur gesundheitsökonomischen Evaluation medizinischer Verfahren und Technologien (HTA).
Zu den besonderen Leistungen des DIMDI gehört sicherlich der für unsere Leser sehr interessante und auch für Laien problemlose Zugang zu etwa 80 fachspezifischen Datenbanken mit ca. 100 Mio. Dokumenten. (www.dimdi.de → Datenbanken). Dazu gehören z. B. Datenbanken der Cochrane-Library (vgl. **Vertiefung 4.4**) und des Centre for Dissemination and Reviews des Staat-

> lichen Britischen Gesundheitsdienstes (National Health Service, NHS). Etwa ein Drittel der Datenbanken steht über DIMDI SmartSearch kostenfrei zur Verfügung.
> In den nächsten Jahren wird darüber hinaus der Bereich „eHealth" an Bedeutung gewinnen. Hier bietet das DIMDI ein Forum für aktuelle Entwicklungen (www.dimdi.de → eHealth).

Neben den inhaltlichen Aspekten sind bei der Suche und vor allem bei der Bewertung von Studien unbedingt auch formelle Anforderungen an das Studiendesign und die Qualität der Publikation zu berücksichtigen. Einen ersten Hinweis bietet immer der sogenannte *Journal Impact Factor* (vgl. Wahl & Heyl, 2004). Nach Hopkins (2000) sind im Bereich Sportwissenschaften und Sportmedizin folgende Zeitschriften am höchsten bewertet:
- Exercise and Immunology Reviews (IF = 2.9),
- American Journal of Sports Medicine (IF = 2.3),
- Medicine and Science in Sports and Exercise (IF = 2.1),
- Journal of Applied Physiology (IF = 2.1).

In **Tabelle 4.10** werden die Studientypen kurz charakterisiert und gleichzeitig entsprechend der traditionellen Hierarchie der Beweiskraft systematisiert. Für Tipps zur Beurteilung der Qualität einer Publikation möchten wir auf Standardwerke zur Evidenzbasierten Medizin (z. B. Sackett et al., 1997; Greenhalgh, 2000) oder auf das CONSORT-Statement (= **Con**solidated **S**tandard **o**f **R**eporting Trials) der American Medical Association (Begg et al., 1996) verweisen. Eine deutschsprachige Version des CONSORT-Flussdiagramms findet sich z. B. bei Ickert (2002b).

**Tabelle 4.10:** Charakteristik der Studientypen – Hierarchie der Beweiskraft (Greenhalgh, 2000)

| | |
|---|---|
| **Metaanalyse – meta-analysis** | • systematische Literaturrecherche<br>• Protokoll der Suchstrategie wird publiziert<br>• quantitative Zusammenfassung der Ergebnisse nach festgelegtem Protokoll<br>• statistische Sekundäranalyse |
| **systematische Übersicht – systematic review** | • systematische Literaturrecherche<br>• Protokoll der Suchstrategie wird publiziert<br>• qualitative Zusammenfassung der Ergebnisse |
| **Übersicht – Review** | • Zusammenfassung über ein bestimmtes medizinisches Thema<br>• subjektive Literaturauswahl der Autoren<br>• subjektive Darstellung der Ergebnisse |
| **randomisierte kontrollierte Studie – randomized controlled trial (RCT)** | • „Golden standard" einer klinischen Studie<br>• Studienteilnehmer werden nach dem Zufallsprinzip (nach Randomisierungsplan, computergestützt) den Studiengruppen (Interventionsgruppe(n), Kontrollgruppe(n)) zugeteilt (Randomisierung)<br>• Ziel: statistisch kontrollierte Vergleichbarkeit der Ausgangsbedingungen<br>• engmaschige Überwachung der Gruppen innerhalb des Studienzeitraums<br>• Analyse vorher festgelegter Parameter am Studienende (Vergleich der Studiengruppen, Vergleich vorher – nachher)<br>• im Idealfall: Follow-up zur Überprüfung der Beständigkeit von Effekten nach Interventionsende |
| **quasi-randomisierte kontrollierte Studie – quasi-randomized controlled trial (Q-RCT)** | • Vergleich mehrerer Studiengruppen (mindestens zwei)<br>• Verteilung der Studienteilnehmer erfolgt nicht wirklich nach dem Zufallsprinzip (z. B. alternierend, nach Geburtsdatum) |
| **nicht randomisierte kontrollierte Studie – controlled clinical trial (CCT)** | • Vergleich mehrerer Studiengruppen (mindestens zwei)<br>• keine zufällige Verteilung der Studienteilnehmer |

| Kohorten-Studie | • Auswahl von zwei und mehr Kohorten zum Zeitpunkt t1<br>• prospektive Beobachtung, meist über mehrere Jahre<br>• Identifikation von Risikofaktoren für eine Krankheitsgenese |
|---|---|
| Case-Control-Studie | • Vergleich von Personen mit bestimmten Charakteristika (Symptome, Krankheiten) und gesunden Kontrollpersonen<br>• retrospektive Erfassung von möglichen Risikofaktoren (Daten aus der Patientenakte, Anamnese) |
| Überkreuzstudie | • Untersuchung einer repräsentativen Auswahl von Personen<br>• nur ein Messzeitpunkt<br>• Ziel: Antworten auf bestimmte klinische Fragen erfassen |
| Fallbericht | • beschreibt die medizinische Geschichte einer einzelnen Person in Form einer Erzählung<br>• integriert eine Vielzahl von Informationen<br>• hohe Aktualität, schnelle Aktualisierung möglich |

Diese Hierarchie der Beweiskraft haben u. a. die US **A**gency for **H**ealth **C**are **P**olicy and **R**esearch (1992) und das **S**cottish **I**ntercollegiate **G**uidelines **N**etwork (1996) in die Sprache der Evidenzbasierten Medizin übersetzt und Qualitätskriterien für Evidenzklassen und Härtegraden (vgl. **Tabelle 4.11**) formuliert. Viele Wissenschaftlichen Medizinischen Fachgesellschaften verwenden diese Einteilung für die Weiterentwicklung ihrer Leitlinien in der Entwicklungsstufe 3.

# Kybernetisches Modell der Therapieplanung

**Tabelle 4.11:** Bewertung der publizierten Literatur gemäß ihrer wissenschaftlichen Aussagekraft nach Evidenzklassen bzw. Härtegraden (AHCPR 1992; SIGN 1996; Quelle: www.deutsche-diabetes-gesellschaft.de)

| Evidenzklassen | Härtegrad | Zugrundeliegende Evidenz |
|---|---|---|
| Ia | A | Evidenz aufgrund von Metaanalysen randomisierter, kontrollierter Studien |
| Ib | A | Evidenz aufgrund mindestens einer randomisierten, kontrollierten Studie |
| IIa | B | Evidenz aufgrund mindestens einer gut angelegten, kontrollierten Studie ohne Randomisierung |
| IIb | B | Evidenz aufgrund mindestens einer gut angelegten, nicht randomisierten und nicht kontrollierten klinischen Studie, z. B. Kohortenstudie |
| III | B | Evidenz aufgrund gut angelegter, nicht experimenteller, deskriptiver Studien, wie z. B. Vergleichsstudien, Korrelationsstudien und Fall-Kontroll-Studien |
| IV | C | Evidenz aufgrund von Berichten der Experten-Ausschüsse oder Expertenmeinungen und/oder klinischer Erfahrung anerkannter Autoritäten |

Zum Abschluss dieses Kapitels möchten wir die Cochrane-Library vorstellen, die zu den wichtigsten Adressen der Evidenzbasierten Medizin gehört und u.a. eine Datenbank für Studien der Evidenzklasse Ia und Ib bereitstellt (vgl. **Vertiefung 4.4**).

### Vertiefung 4.4: Cochrane-Library

Die Cochrane-Library besteht aus verschiedenen Datenbanken, die vierteljährlich aktualisiert werden. Die wichtigste unter ihnen ist sicherlich die **Cochrane** *Database of Systematic Reviews* (CDSR), in der alle systematischen Übersichtsarbeiten und Meta-Analysen in Volltextversion und die Protokolle von begonnenen Cochrane-

Reviews gesammelt werden. Diese Übersichtsarbeiten werden von Mitgliedern der *Cochrane Collaboration* nach festgelegten Regeln erstellt.

Die Cochrane Collaboration wurde 1993 als internationales Netzwerk von über 4 000 Ärzten, Epidemiologen und Gesundheitswissenschaftlern gegründet. Nach eigener Definition ist die Cochrane Collaboration „eine internationale non-profit Organisation mit dem Ziel, systematische Übersichtsarbeiten (Reviews) zu verfassen, zu aktualisieren und zu verbreiten, um eine solide Wissensbasis für medizinische Entscheidungen zu schaffen" (www.cochrane.org). Sie ist nach dem britischen Epidemiologen Archie Cochrane benannt, der bereits in den 70er Jahren eine systematische Zusammenfassung von randomisierten kontrollierten Studien in der Medizin gefordert hat.

Weiterhin sind über die *Cochrane-Library* folgende Datenbanken zugänglich:
- Die **D**atabase *of* **A**bstracts *of* **R**eviews *of* **E**ffectiveness (DARE) enthält strukturierte Zusammenfassungen von weltweit erschienenen systematischen Übersichtsarbeiten, die einen Qualitätsfilter des NHS Centre for Reviews and Dissemination der Universität York in England (www.york.ac.uk/inst/crd) durchlaufen haben und die CDSR ergänzen.
- Das *Cochrane Controlled Trials Register* (CCTR; CENTRAL) ist eine Bibliografie kontrollierter Studien, in der neben Verweisen auf Studien, die in Literaturdatenbanken wie z.B. Medline aufgeführt sind, auch Studien zu finden sind, die im internationalen Handsearching-Prozess von Zeitschriften, Konferenzberichten und anderen Quellen gefunden wurden. Das CCTR bildet aktuell mit über 34000 Studien die Basis für die Erstellung systematischer Übersichtsarbeiten.
- Die *Health Technology Assessment Database* (HTA) enthält Informationen zur Bewertung der Wirksamkeit und Wirtschaftlichkeit von Gesundheitsleistungen (vgl. **Vertiefung 4.5**). Diese Datenbank wird ebenfalls vom NHS Centre for Reviews and Dissemination gepflegt

Die Cochrane Library wird von Wiley Europe als Subskription auf CD-ROM mit vierteljährlichen Updates oder als Online-Version zur Verfügung gestellt. Weitere Informationen sind auf der Internetseite www.thecochranelibrary.com zusammengestellt. Die Abstracts der CDSR (Cochrane-Reviews) sind darüber kostenlos zugänglich.

### 4.2.3 Gestaltung der Therapiestruktur

In unserem Planungsmodell stehen alle Zielebenen (vgl. Abbildung 4.2) miteinander als auch mit den Inhalten und Methoden in enger Wechselwirkung. Mit der realitätsnahen Anpassung der differentiellen Ziele im Hinblick auf die vorhandenen strukturellen Möglichkeiten beginnt die Planung der Therapie im engeren Sinne. In dem folgenden Kapitel möchten wir uns auf einige methodische Hinweise zur Gestaltung der Therapiestruktur beschränken. Die konkreten Inhalte werden wir in Kapitel 5.1 Praxiselemente körper-, bewegungs- und sportbezogener Interventionen vorstellen.

Bei der Festlegung differentieller Therapieziele und der methodischen Ausgestaltung der Therapie sind in Abhängigkeit vom Krankheitsbild bzw. der nach ICF klassifizierten funktionalen Gesundheit sowie dem Behandlungsverlauf unterschiedliche therapeutische *Arbeitsweisen* erforderlich. In Anlehnung an die Integrative Leib- und Bewegungstherapie von PETZOLD (1988) unterscheiden wir drei Perspektiven. In der bewegungs- und sporttherapeutischen Praxis stehen diese drei Vorgehensweisen in enger Wechselwirkung zueinander.

- Die *übungszentriert-funktionale Arbeitsweise* beschäftigt sich mit dem Kennenlernen und Beeinflussen leiblicher Funktionen wie Atmung oder Muskelspannung. Das Ziel besteht primär in einer verbesserten Körper- bzw. Selbstwahrnehmung, sowie einer Verhaltensregulation und Stärkung bzw. Vitalisierung der leiblichen Funktionen.
- Bei der *erlebniszentriert-stimulierenden Arbeitsweise* liegt der Schwerpunkt auf einer Anregung emotionaler Prozesse, über die ein Zugang zu therapeutischen Themen überhaupt erst möglich wird. Im Mittelpunkt steht dabei die Beziehungsgestaltung zum eigenen Körper und Selbst, zum Partner und zur Gruppe, zu Materialien und Umfeld.
- Mit der *konfliktzentriert- kognitiven Arbeitsweise* wird die gedankliche Verarbeitung des Erlebten angesprochen. Auf dieser Ebene werden Hilfestellungen gegeben, um den Zusammenhang zwischen körperlicher Befindlichkeit und psychischen Ereignissen zu verstehen, um Erleben und Verstehen zu integrieren, um Probleme zu verbalisieren und reflektieren. Dies führt zu einer Optimierung von Lernprozessen. Hölter (1993b) spricht in diesem Kontext von der Meta-Ebene.

Jede dieser Arbeitsweisen hat ihre eigenen therapeutischen Prinzipien. Die übungszentriert-funktionale Arbeitsweise orientiert sich an biologischen Gesetzmäßigkeiten als Grundlage des Übungs- und Trainingsprozesses innerhalb der Therapie. Während viele Autoren Übung und Training als Synonyme verwenden (vgl. Froböse & Fiehn, 2003a), möchten wir uns der Differenzierung von Hollmann & Hettinger (2000) anschließen. Sie definieren Training „als systematische Wiederholung gezielter überschwelliger Muskelanspannungen mit morphologischen und funktionalen Anpassungserscheinungen zum Zwecke der Leistungssteigerung" (Hollmann & Hettinger, 2000, S. 117). Diese strukturellen Anpassungen folgen physiologischen Gesetzmäßigkeiten, die in der Trainingswissenschaft als *allgemeine Trainingsprinzipien* formuliert sind (vgl. **Tabelle 4.12**).

Tabelle 4.12: Trainingswirkungen und Trainingsprinzipien (Froböse & Fiehn, 2003a)

| **Initialisierung** | • Prinzip des wirksamen Belastungsreizes<br>• Prinzip der progressiven Belastungssteigerung<br>• Prinzip der Variation der Trainingsbelastungen |
|---|---|
| **Optimierung** | • Prinzip der optimalen Gestaltung von Belastung und Erholung<br>• Prinzip der Wiederholung und Kontinuität<br>• Prinzip der Periodisierung und Zyklisierung |
| **Spezifizierung** | • Prinzip der Indikationsspezifität<br>• Prinzip der Individualität<br>• Prinzip der Altersgemäßheit<br>• Prinzip der zunehmenden Spezialisierung |

Insbesondere das Prinzip der Indikationsspezifität, der Individualität und Spezialisierung setzt umfassende Kenntnisse der momentanen Belastungstoleranz voraus und ist daher in der Therapie von besonderer Bedeutung.

Im Gegensatz dazu wird Übung definiert „als die systematische Wiederholung gezielter Bewegungsabläufe zum Zwecke der Leistungssteigerung durch verbesserte Koordination" (Hollmann & Hettinger, 2000, S. 119). Die durch Übung zu beobachtende Verbesserung der funktionellen Leistungsfähigkeit folgt *motorischen Lernprinzipien* (vgl. **Tabelle 4.13**).

**Tabelle 4.13:** Motorische Lerngesetze (Balster, 1996)

| allgemeine Prinzipen | • vom Leichten zum Schweren<br>• vom Bekannten zum Unbekannten<br>• vom Einfachen zum Komplexen<br>• vom Langsamen zum Schnellen |
|---|---|
| spezielle Prinzipien | • Entwicklung vom Kopf über die Arme zu den Beinen<br>• vom Körperzentrum zur Körperperipherie<br>• von der Grob- zur Feinmotorik<br>• von der Grob- zur Fein- und Feinstkoordination<br>• von einfachen Bewegungsfolgen zu Folgekopplungen<br>• von Synchronbewegungen zu Simultanbewegungen<br>• von langsam ablaufenden kontrollierten Bewegungen zu dynamischen Bewegungen<br>• von Komplexbewegungen mit einer geringen Zahl von Bewegungsfolgen zu Komplexbewegungen mit höherer Folgenzahl |

Neben diesen rein belastungsspezifisch bzw. motorisch orientierten Prinzipien sollten bei einer Therapieplanung auch allgemeine didaktische Prinzipien, wie z. B. die der Anschaulichkeit, Bewusstheit, Selbsttätigkeit, Vielseitigkeit, Planmäßigkeit und Ganzheitlichkeit Anwendung finden. Für den Erfolg der erlebniszentriert-stimulierenden Arbeitsweise sind diese *pädagogischen Lernprinzipien* entscheidend.

Die konfliktzentriert-kognitive Arbeitsweise orientiert sich darüber hinaus an psychotherapeutischen Methoden. In sporttherapeutischen Konzepten, vor allem im Indikationsbereich Psychosomatik, sind folgende *verhaltenstherapeutischen Prinzipien* zu berücksichtigen (vgl. Ehrhardt, 1986):
- Individualisierung und Differenzierung,
- Therapie der kleinen Schritte,
- Arbeiten im Hier und Jetzt,
- Transparenz,
- Verstärkung und
- Modell-Lernen.

Die Wertigkeit der genannten Trainings-, Lern- und Verhaltensprizipien korreliert mit der indikationsspezifischen Gewichtung der

Funktionsfähigkeit der Teilaspekte der funktionalen Gesundheit. Unser Beispiel chronischer Rückenschmerz (vgl. **Tabelle 4.8**) zeigt, dass in der therapeutischen Praxis nur eine multidimensionale und multidirektionale Vorgehensweise erfolgversprechend ist.

Häufig sind jedoch die institutionellen Rahmenbedingungen entscheidend für die Gestaltung der Therapiestruktur. Die zur Verfügung stehenden personellen, materiellen, räumlichen und situativen Ressourcen entscheiden über das *Setting*, in dem Therapie stattfindet. In diesem Kontext sind Entscheidungen zu treffen im Hinblick auf Einzel- versus Gruppentherapie, Indikationsspezifität versus Interventionsspezifität, Gruppengröße bzw. Therapeuten-Patienten-Verhältnis; Therapiedauer und häufigkeit; Therapiefolge; begleitende Maßnahmen; Atmosphäre usw.). Die Patientenzufriedenheit als wichtiges Qualitätskriterium der Therapie (vgl. Kap. 4.4) wird gerade durch diese Aspekte der Strukturqualität maßgeblich bestimmt. Eine weitere entscheidende Einflussvariable ist die Person und das Verhalten des Therapeuten in der konkreten Therapiesituation.

### 4.2.4 Therapiedurchführung

In der praktischen Umsetzung körper-, bewegungs- und sportbezogener Interventionen spielt der Gesundheitssportlehrer bzw. der Sporttherapeut die entscheidende Rolle. Ein Interventionsprogramm kann nur dann erfolgreich sein, wenn die Präsentation der Philosophie eines Gesundheitsförderungsprogramms bzw. der Therapieziele überzeugend gelingt. Bei der schriftlichen Konzeption besteht dabei das ständige Dilemma, den goldenen Weg zu finden zwischen einem strukturierten Leitfaden, der zwar Ziele vorgibt, die Wege aber offen lässt, und einem Drehplan, in der jede gesundheitspädagogische bzw. therapeutische Maßnahme nach einem genau strukturierten Drehbuch initiiert wird. Wir plädieren für einen strukturierten Indikationskatalog als Orientierungshilfe (vgl. Kap. 5.3.2), der dem Therapeuten einige Freiheitsgrade in der konkreten Therapiesituation lässt. In diesem Kapitel können wir keine konkreten Hilfestellungen geben, wie man sich in konkreten Therapiesituationen und im Umgang mit schwierigen Patienten verhält. Dies würde den Rahmen des vorliegenden Buches sprengen und sollte in der praktischen therapeutischen Arbeit erfahren und im Rahmen von Teamsitzungen und Supervisionen thematisiert werden.

In diesem Kapitel möchten wir auf einige methodische Besonderheiten bei der Durchführung zeitlich befristeter bewegungs- und sportbezogener Interventionen eingehen. Das bekannteste Beispiel sind sicherlich die präventiven und therapeutischen Rückenschulen und Rückenkurse. Weitere Beispiele sind die Gelenk- und die Osteoporoseschule, Bewegungssicherheit für Ältere sowie die Abnehmprogramme für Übergewichtige. Immer sind es kombinierte Programme, in denen Gesundheitsbildung in spezifische Bewegungsangebote verpackt ist. Für diese zeitlich befristeten Interventionen verwenden wir – wie in der Praxis der Gesundheitsförderung allgemein üblich – den Begriff Kurs, den Gesundheitslehrer bezeichnen wir als Kursleiter.

In Kapitel 2 hatten wir bereits darauf hingewiesen, dass auf der Grundlage von epidemiologischen Schätzungen chronisch-degenerative Erkrankungen zu 50 % auf gesundheitliches Fehlverhalten zurückzuführen sind (USDHEW, 1979). Gesundheitsförderung hat demnach die Aufgabe, Menschen Gesundheitsverhalten näher zu bringen. Bei den Teilnehmern beispielsweise muss ein Bewusstseinsbildungs- und Entscheidungsprozess stattfinden, der zu einem Entschluss, z.B. einer gesünderen und aktiven Lebensweise führt. Menschen entschließen sich nur zu einer Veränderung, wenn sie deren Sinn erkennen und einsehen. Sinngefühl entsteht dann, wenn ein Mensch spürt, dass es ihm etwas wert ist. Ein gesundheitsförderndes Angebot orientiert sich deshalb im Idealfall an den Werten der Teilnehmer und erreicht damit, dass das Anliegen der Präsentatoren zum Anliegen der Teilnehmer wird. Zumtobel (1993) stellt dies in einer Stufenleiter der persönlichen Verhaltensänderung (**Abbildung 4.4**) sehr gut dar.

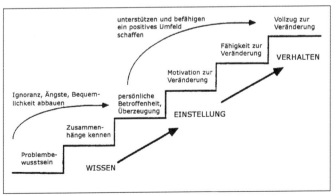

**Abbildung 4.4:** Die Stufenleiter der persönlichen Verhaltensänderung (Zumtobel, 1993, S. 28)

Nach Haug (1988) werden oft nur solche Menschen erreicht, die durch Änderung der Lebensbedingungen oder durch Unsicherheit in der Auslegung dieser Bedingungen in ihren starren Verhaltensritualen offen werden für neue Impulse. Dieses Problembewusstsein ist oft als Einstiegsmotivation für gesundheitsbildende Maßnahmen zu beobachten. Von entscheidender Bedeutung für eine langfristige Verhaltensänderung ist die Überzeugung von einer bestimmten Sache, häufig aber erst eine persönliche Betroffenheit. Für viele Lebensbereiche gilt, dass Leidensdruck (Beschwerden, Rückenschmerzen) und Zukunftsängste (Einschränkungen, Verluste) Menschen betroffen machen. Dies gilt in besonderem Maße für die eigene Gesundheit. Für präventive Gesundheitsprogramme genügt es oft nicht, auf die positiven Wirkungen eines aktiven Lebensstils hinzuweisen. In einem Kursprogramm sollen daher das jeweilige Krankheitsbild, seine Entstehungsmechanismen und Risikofaktoren, sowie das Beschwerdebild umfassend dargestellt werden. Weniger, um durch diese Schwarz-Malerei neue Ängste zu wecken, als vielmehr Zusammenhänge zu verdeutlichen und die Überzeugung zu wecken, nun endlich etwas tun zu müssen. Dies ist sicherlich nur dann möglich, wenn darüber hinaus Möglichkeiten aufgezeigt werden, dem beginnenden oder bereits laufenden Krankheitsprozess aktiv zu begegnen. Das Wissen über erfolgreiche gesundheitsfördernde Strategien ist ein wesentlicher Schritt auf dieser Stufenleiter der Verhaltensänderung. Die persönliche Betroffenheit und Überzeugung, etwas tun zu müssen, bildet zwar die Grundlage für eine Motivation zur Verhaltensänderung, ist aber nur dann erfolgreich, wenn es gelingt, die Teilnehmer zu unterstützen und zu einer Lebensstiländerung zu befähigen. Praxisstrategien unter dem Aspekt der Hilfe zur Selbsthilfe sind daher ebenfalls ein wesentlicher Bestandteil präventiver Gesundheitsprogramme.

Die Stufenleiter der persönlichen Verhaltensänderung begründet gleichzeitig die didaktische Strukturierung des Kursprogramms:

*Wissensvermittlung:*
Die aufeinander aufbauenden Themenschwerpunkte der einzelnen Kursstunden geben einen Einblick in das Krankheits- und Beschwerdebild, seine Risikofaktoren und Entstehungsmechanismen sowie die sich daraus ableitenden Präventions- und Therapiekonzepte.

*Informationsreflexion:*
Lerntheoretische Erfahrungen zeigen, dass es nicht ausreicht, Informationen und Fakten aufzunehmen, sondern es sehr viel wichtiger ist, Wissen zu reflektieren. Wir behalten als Information zu

- 20 %, was wir hören,
- 30 %, was wir sehen,
- 50 %, was wir hören und sehen,
- 70 %, worüber wir reden und
- 90 %, was wir tun.

*Kompetenzvermittlung:*
Ein wesentlicher Baustein der Einstellungs- und Verhaltensänderung besteht darin, den Teilnehmern Wege aufzuzeigen und das Gefühl zu vermitteln, Veränderungen eigenverantwortlich durchführen zu können. Dazu gehören Argumentationshilfen, veränderte Lebensweisen und Einstellungen begründen zu können, aber auch Techniken und Methoden, gesundheitsorientierte Verhaltensweisen, beispielsweise rückenschonende Aktivitäten individuell im Alltag umsetzen zu können.

Bei der Erstellung eines Kursprogramms ist immer wieder die Frage zu stellen, wie diese Ziele in die Praxis umgesetzt werden können. Ein zeitlich begrenztes Kursprogramm hat den Vorteil, dass Interessierte anfangs zeitlich nicht überfordert werden und ein Ende und damit möglicher Ausstieg vorgegeben ist. Allerdings sollte von Beginn an klargestellt werden, dass ein zeitlich befristetes Angebot nicht ausreicht, chronisch-degenerative Erkrankungen in den Griff zu bekommen. Vielmehr sollen diese Gesundheits- und Bewegungskurse dazu dienen, die Teilnehmer zu einer überdauernden gesünderen Lebensweise zu ermutigen und sie wenigstens teilweise dazu zu befähigen. Perspektiven aufzuzeigen gehört als wesentlicher Baustein mit zu einem Kursprogramm. Als Beispiel möchten wir in der **Tabelle 4.14** die Themenschwerpunkte eines Kurses „Bewegungssicherheit im Alter" zur Sturzprävention für Patienten mit einer Osteoporose vorstellen.

**Tabelle 4.14:** Themenschwerpunkte eines Kurses „Bewegungssicherheit im Alter" (Werle, 1998)

| 1. UE | „Körperbild" | • eigene Leistungsfähigkeit einschätzen lernen<br>• Grenzen erkennen<br>• Vertrauen aufbauen |
|---|---|---|
| 2. UE | „Stolperfallen" | • Sturzrisiken erkennen – Präventionsmöglichkeiten ableiten<br>• im Raum orientieren<br>• Körperspannung aufbauen |
| 3. UE | „Sinnliches" | • sinnliche und bewusste Wahrnehmung<br>• Sinne sensibilisieren<br>• Aufmerksamkeit und Konzentration |
| 4. UE | „Durchblick" | • visuelle Kontrolle von Bewegungen<br>• peripheres Sehen<br>• vestibulookulärer Reflex |
| 5. UE | „Balance" | • Tiefensensibilität, Kinästhesie<br>• Gleichgewicht in allen Variationen schulen |
| 6. UE | „Ruhe" | • Stress-Situationen erkennen<br>• Entspannung finden |
| 7. UE | „Angst" | • Grenzen erkennen<br>• Bewältigungsstrategien kennenlernen<br>• „Höhentraining" – Balancieren auf vielfältige Weise |
| 8. UE | „Visionen" | • Perspektiven entwickeln<br>• Sinne trainieren<br>• Aufmerksamkeit und Konzentration |
| 9. UE | „Heimprogramm" | • Lernzielkontrolle Wahrnehmung<br>• Muskel- und Gelenktraining vorstellen |
| 10. UE | „Stadtbummel" | • Risiken im Alltag erkennen<br>• Bewegungssicherheit und Lebensqualität<br>• Reflexion und Feedback |

Gesundheitsfördernde Kursprogramme sollten nicht als Trainings-, sondern als Lernprogramme für die Kursteilnehmer verstanden werden. Verhaltensänderungen werden immer durch Lernprozesse hervorgerufen. Ausgangspunkt für diese Lernprozesse sollte immer der aktuelle Wissensstand der Teilnehmer und ihr emotionaler Bezug zum Thema sein. An diesem Ausgangspunkt müssen die Teilnehmer abgeholt werden. Im Rahmen der einzelnen Unterrichtseinheiten sollte immer Zeit

## Kybernetisches Modell der Therapieplanung

sein für Gespräche und Erfahrungsaustausch. Dabei ist es sehr wichtig, dass der Kursleiter nicht von seinem eigenen Wissensstand und seiner Motivation ausgeht, da in diesen Fällen die Teilnehmer oft überfordert werden. Die Lernsituation in einem informationsgeleiteten Kursprogramm sollte das Wohlbefinden der Teilnehmer, den Wissensstand und Wissenszuwachs berücksichtigen. Beide Komponenten müssen gleichermaßen auf- und ausgebaut werden. Der Kursleiter darf nicht nur Experte der Informationsvermittlung sein, sondern er muss immer auch Animateur sein. Animation heißt unter anderem auch, den Kursteilnehmern einen lebendigen, abwechslungsreichen Lernprozess zu ermöglichen, der nicht nur kognitive, sondern vor allem auch emotionale Aspekte anspricht. Lernen sollte immer verschiedene Lerndimensionen (Wissen, Verhalten, Erleben) beinhalten. Dies wird unter anderem durch die Anwendung unterschiedlicher Lernformen erreicht (vgl. **Tabelle 4.15**).

**Tabelle 4.15:** Lernformen

| Lernen durch Erfahrung | • über eigene Erfahrungen berichten lassen<br>• etwas üben, ausprobieren lassen |
|---|---|
| Lernen durch Tradition | • ähnliche Beispiele aus der Vergangenheit schildern lassen<br>• Vorbilder anführen<br>• Betroffene berichten lassen |
| Lernen durch Entdecken | • Rollenspiele durchführen<br>• Situationen beobachten lassen<br>• Befragen der Teilnehmer und Schlussfolgerungen ziehen<br>• eigene Praxis reflektieren |
| Lernen durch Einsicht | • logische Folgerungen ziehen<br>• deduktive Problemlösungen entwickeln |

Jede neue Lernsituation sollte eigentlich ein Mix aus diesen Lernformen sein. Der wichtigste pädagogische Grundsatz lautet also:

> Den Teilnehmern Lernen auf unterschiedliche Art ermöglichen!

Zu den genannten Lernformen kommen noch einige Lernprinzipien, die der Kursleiter innerhalb des informationsgeleiteten Kursprogramms berücksichtigen sollte, um die Aufmerksamkeit der Teilnehmer zu wecken und zu steigern:
• Informationen in einen Zusammenhang stellen, einen „Roten Faden" anbieten;

- Assoziationen, Verbindungen und Verknüpfungen zum Erfahrungsbereich der Kursteilnehmer möglich machen;
- Bestätigung und Verstärkung durch Zustimmung, Anerkennung und Lob;
- Das Wissen (Potential) der Teilnehmer aktivieren und einbringen lassen.

Entsprechend der aufgeführten Lernformen und Lernprinzipien sollte sich der Kursleiter zu Beginn des Kursprogramms folgende Überlegungen zur Zielgruppe (Teilnehmerstruktur) machen:
- Wie viele Personen sind es?
- Wie ist das Verhältnis Frauen/Männer und die Altersverteilung?
- Über welchen Wissensstand verfügen die Teilnehmer?
- Wie sieht ihr Erfahrungshintergrund aus?
- Welche Probleme und Beschwerden haben sie (Symptomatik, Begleiterkrankungen)?
- Welche intellektuellen Anforderungen kann ich stellen?
- Wie kann ich die Kursteilnehmer emotional aktivieren?

Aus diesen Überlegungen heraus sollte ein Kurskonzept bezüglich der Zielsetzungen stets neu überprüft und gegebenenfalls variiert werden. Dies gilt insbesondere bei einer zu erwartenden heterogenen Gruppenstruktur (z. B. hinsichtlich des Alters, des Beschwerde- und Krankheitsbildes, des Erfahrungshintergrundes). In diesem Fall sollten die Ziele zu Beginn gemeinsam mit den Kursteilnehmern formuliert werden.

Die bisherigen pädagogischen Aspekte zeigen deutlich auf, dass die einzelnen Kursstunden keine kommunikativen Einbahnstraßen sein dürfen, wenn sie erfolgreich sein wollen. Was der Kursleiter anstreben sollte, ist Interaktion zwischen ihm und den Kursteilnehmern, aber auch unter den Teilnehmern selbst.

Der Ablauf einer Unterrichtseinheit sollte immer die folgenden vier Phasen enthalten:

| | |
|---|---|
| **Motivation** | Hier werden die Teilnehmer in ihrer praktischen Situation abgeholt und für das Thema interessiert. |
| **Information** | In dieser Phase werden vom Kursleiter Informationen gegeben oder von den Kursteilnehmern gesammelt. |
| **Interaktion** | Damit ist die Interaktion zwischen den Teilnehmern und mit dem Kursleiter in Form von Diskussion, Gruppenarbeit usw. gemeint. |
| **Reflexion** | Am Ende soll durch Befragen der Kursteilnehmer geprüft werden, inwieweit es gelungen ist, das vorgegebene Ziel zu erreichen. |

Information und Interaktion können sich im Verlauf einer Kursstunde mehrmals wiederholen. Die Kursstunde selbst gliedert sich in verschiedene Phasen. Da eine bestimmte Regelmäßigkeit des Ablaufs für Kursleiter und Teilnehmer eine gewisse Vertrautheit schafft, haben alle Stunden eine ähnliche Phasenstruktur. Unerfahrene Kursleiter sollten die methodische, inhaltliche und technische Vorbereitung einer Kursstunde schriftlich fixieren.

*Anfangsblitzlicht:*
bezeichnet die erste Phase der Stunde, in der der Kursleiter Situationen initiiert, die den Teilnehmern den Einstieg in die Kursstunde ermöglichen. Fragen zum aktuellen Befinden gehören ebenso dazu wie ein Rückblick auf die letzte Kursstunde (Überlastungssymptome) und persönliche Erfahrungen im Laufe der zurückliegenden Woche. Der Kursleiter sollte allen Teilnehmern die Möglichkeit bieten, ihre Beobachtungen, Schwierigkeiten usw. einzubringen. Die Äußerungen sollten abschließend zusammengefasst werden, ohne sie letztendlich zu bewerten, und zum aktuellen Thema überleiten.

*Aufwärmen:*
haben wir die Phase genannt, in der die Teilnehmer körperlich in Bewegung kommen und gleichzeitig auf die Inhalte der Stunde eingestimmt werden. Spielformen haben in dieser Phase die Funktion, die Teilnehmer zu motivieren und einen spielerischen Einstieg – auch unter dem Aspekt der Körperwahrnehmung – in das Themengebiet zu finden. Der Kursleiter sollte diese doppelte Funktion bei der Auswahl der Kleinen Spiele und in der Durchführung berücksichtigen.

*Information/Interaktion:*
Diese Phase bildet den Hauptteil der Stunde; die Funktion besteht darin, die Verbindung von Theorie und Praxis herzustellen. Über das eigene Ausprobieren, Üben und Trainieren soll der Schritt hin zu einer alltagsnahen Anwendung erreicht werden. Der Kursleiter soll das Schwerpunktthema der Kursstunde anhand ausgewählter Medien vorstrukturieren, die individuelle Erfahrung der Teilnehmer aber durchaus in sein Stundenkonzept mit einbeziehen. Diese Phase bezieht sich auf
- medizinische und psychologische Aspekte des jeweiligen Gesundheitsproblems,
- Möglichkeiten der Prävention und der Therapie,
- gesundheitsfördernde Verhaltensweisen im Alltag,
- Grundlagen des Bewegungstrainings.

*Training:*
In dieser Phase lernen die Kursteilnehmer geeignete Übungs-, Bewegungs- und Sportformen kennen. Im Sinne eines Bewegungsrituals können ausgewählte Übungen durchaus auch im Anschluss an die Aufwärmphase folgen, um durch diese Regelmäßigkeit die Bedeutung zu unterstreichen.

*Entspannung:*
In dieser Phase lernen die Teilnehmer die Entspannung als Erholung und Ausgleich zu Training und Arbeit kennen. Zur Entspannung werden verschiedene Verfahren eingesetzt, die die Teilnehmer auch im Alltag anwenden können. Im Verlaufe des Kurses kann sich daraus ein kleines Programm entwickeln, dessen Teile die Teilnehmer selbstständig ausfahren können. Der Kursleiter sollte die Akzeptanz und Wirkung von den Teilnehmern erfragen. Im Sinne einer didaktischen Reduktion kann der Kursleiter aus den Vorschlägen Elemente auswählen und sie zum Inhalt aufeinander folgender Kursstunden machen, um zu gewährleisten, dass die Methode auch verstanden und erlernt werden kann.

*Schlussblitzlicht:*
Den Abschluss einer Stunde sollte eine kleine Evaluation bilden, in der der Kursleiter im Gespräch und gemeinsam mit den Teilnehmern die Kursstunde reflektiert, gegebenenfalls noch offene Fragen klärt, sich nach dem aktuellen Befinden erkundigt und einen Ausblick auf die nächste Kursstunde gibt.

### 4.2.5 Therapiekontrolle

Die Therapiekontrolle als Soll-/Istwert-Vergleich besteht aus drei wesentlichen Bausteinen:
- dem unmittelbaren Feedback des Patienten während und nach den Therapieeinheiten;
- der Prozessevaluation;
- der Effektivitätskontrolle (Ergebnisevaluation) auf der Basis eines Prä-Post-Vergleichs bzw. einer Verlaufsdokumentation ausgewählter Indikatoren bzw. Outcome-Variablen.

Es liegt in der Logik unseres Planungsmodells, dass das therapeutische Assessment als Methodeninventar zur Problemanalyse und Indikationsstellung auch als Instrument der Therapiekontrolle und insbesondere der Ergebnisevaluation verwendet wird.

Das informelle Assessment als beständiges und implizites Beobachten der Mimik, Gestik und Motorik des Patienten als sichtbare Anzeichen seiner aktuellen psychischen und emotionalen Befindlichkeit (nonverbale Kommunikation) und als unmittelbare sprachliche Rückmeldung wirkt bewusst und unbewusst auf der Durchführungsebene prozesssteuernd ein. Für die Belastungsdosierung und Belastungssteuerung stehen in der therapeutischen Praxis eine Reihe von objektiven und subjektiven Parametern zur Verfügung (vgl. **Tabelle 4.16**).

**Tabelle 4.16:** Objektive und subjektive Überlastungssymptome (Werle, 1995)

| Puls | | | |
|---|---|---|---|
| **Frequenz** | **Qualität** | **Rhythmus** | **Erholungszeit** |
| • zu hoch<br>• zu niedrig | • sehr hart<br>• kaum spürbar<br>• flach | • unregelmäßig | • lang<br>• kurz |
| Atmung | | | |
| **Frequenz** | **Form** | **Rhythmus** | **Beschwerden** |
| • zu hoch | • Geräusche<br>• Brustatmung<br>• Pressen | • Atemnot<br>• Stöhnen<br>• Seufzen<br>• unregelmäßig | • Schwindel<br>• Angina pectoris<br>• allg. Schwäche |
| Sensomotorik | | | |
| **Haut** | **Motorik** | **Verhalten** | **Schmerz** |
| • blass<br>• zyanotisch<br>• Schwitzen<br>• Erröten | • Funktionsgüte<br>• Haltungsgüte<br>• Koordination | • müde<br>• ängstlich<br>• hektisch | • Nachschmerz<br>• Nachtschmerz |

Im Rahmen der Prozessevaluation wird der Gesamtablauf des therapeutischen Prozesses bewertet. Diesem Baustein der Therapiekontrolle liegt die Annahme zu Grunde, dass ein qualitativ hochwertiger Behandlungsprozess ein gutes Behandlungsergebnis bewirkt. Für die Bewertung der Prozessqualität liefern Qualitätsmanagement-Systeme eine Vielzahl von sogenannten QM-Tools, die in zunehmendem Maße auch bei der Bewertung von Gesundheitsdienstleistungen eingesetzt werden, z. B. die Erfassung der Patientenzufriedenheit und Arbeitszufriedenheit der Therapeuten, Peer-Reviews sowie die Identifikation von Störvariablen im therapeutischen Ablauf.

Die Instrumente zur Effektivitätskontrolle wurden bereits bei der Beschreibung des therapeutischen Assessments in dem Kap. 4.2.1 Problemanalyse vorgestellt. In der Definition ist weiterhin zu lesen: „Sporttherapeutisches Assessment ... bildet bei einer mindestens zweimaligen Durchführung auch die Grundlage für Veränderungsmessungen im Rahmen einer qualitätssichernden Evaluation" (Huber, 2000a, S. 113). Für manche Variablen (motorische Parameter wie Beweglichkeit, Kraft, sensomotorische Leistungsfähigkeit, Befindlichkeit) ist eine Verlaufsdokumentation mit wiederholten Messungen zu empfehlen.

In der klinischen Praxis ist bereits eine einfache deskriptive statistische Auswertung und Dokumentation der Ergebnisse einzelner Patienten und kleiner Stichproben im Sinne der Qualitätssicherung sehr wertvoll. Dies gilt sowohl für quantitative als auch für qualitative Daten. Für die statistische Aufbereitung und Auswertung der Daten, sowie die graphische Darstellung der Ergebnisse ist MS-Excel sehr gut geeignet. Mit einer vorbereiteten Eingabemaske und einer Auswertungsroutine ist eine Effektivitätskontrolle für einen Patienten in wenigen Minuten möglich. Für eine interferenzstatistische Auswertung, vor allem größerer Stichproben, empfehlen wir die SPSS-Software, entsprechende Begleitbücher und Statistik-Lehrbücher (z. B. Bortz & Doering, 1995). Im Rahmen der Therapie ist durch diese therapiebegleitende Evaluation eine fortwährende Modifikation des therapeutischen Prozesses auf allen drei Ebenen (Therapieziele, Therapiestruktur, Therapiedurchführung) möglich. Damit wird ein hohes Maß an Struktur-, Prozess- und Ergebnisqualität gewährleistet.

Für die Planung kleinerer Studien und insbesondere für die Planung klinisch relevanter Studien sind die methodischen Standards sehr viel höher anzusetzen. Dies gilt sowohl für die Auswahl und Qualität der Instrumente als auch für die Stichprobengröße und das Studiendesign. Die Frage *Wie plant man eine gute Studie?* können wir an dieser Stelle nicht vertiefend beantworten. Die Schlagworte sind: Randomisierung in Versuchs- und Kontrollgruppen, Stichprobengröße mindestens 40 bis 50 Probanden pro Untersuchungsgruppe, quantitative Methoden mit hoher externer Validität. Für interessierte Leser möchten wir als Einstiegsliteratur den von Rogge (1995) herausgegebenen Methodenatlas für Sozialwissenschaftler empfehlen, der den Ablauf eines Forschungsprozesses didaktisch sehr verständlich aufbereitet.

## 4.3 PRECEDE-PROCEED-Planungsmodell

Das PP-Modell hat seine Ursprünge in den 70er Jahren und wurde damals entwickelt, um die Qualität gesundheitserzieherischer Interventionen durch eine stärkere Strukturierung und Theoriegeleitetheit zu verbessern (Fuchs, 2003). Als Zielgröße aller gesundheitsfördernden Interventionen wird im PRECEDE-PROCEDE-Modell die Variable *Lebensqualität* definiert, die wiederum maßgeblich durch die Variable *Gesundheit* und ihre Kontextfaktoren *Verhalten und Lebensstil* sowie *Umwelt* determiniert wird. Das PP-Modell ist zwar 10 Jahre vor der ICF (vgl. Kap. 2.4) veröffentlicht worden, eine Integration des Konzepts der funktionalen Gesundheit der WHO wäre jedoch problemlos möglich. Das PP-Modell beschreibt einen 9-phasigen Prozess, der in der **Abbildung 4.5** schematisch dargestellt ist.

Innerhalb des Modells wird der Prozess der Gesundheitsförderung praktisch vom Ende her betrachtet. Die einzelnen Phasen werden von Fuchs (2003) sehr treffend beschrieben. Ziel der im engeren Sinne vierphasigen PRECEDE-Komponente ist eine *Ist-Analyse* der Ausgangssituation der Zielgruppe. In Phase 1 geht es darum, die Bedürfnisse der Betroffenen, insbesondere ihr subjektives Verständnis von Lebensqualität zu bestimmen. Ziel dieser *sozialen Diagnose* ist es, die körperlichen, psychischen, sozialen und materiellen Parameter der Zielgruppe möglichst umfassend zu ermitteln. In Phase 2 schließt sich eine *epidemiologische Diagnose* an, in der objektive Parameter der Gesundheit erfasst werden. Im Mittelpunkt steht hier die Frage, welche für die Lebensqualität relevanten Gesundheitsprobleme bei welcher Subgruppe der Interventionspopulation am wichtigsten sind. Das Ziel der Phase 3, der *Verhaltens- und Umweltdiagnose* besteht in der Identifikation der behavioralen und umweltbezogenen Determinanten der epidemiologisch ermittelten

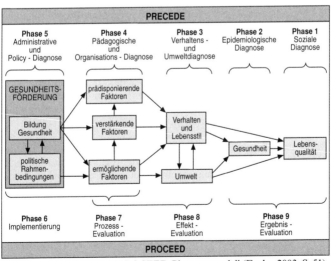

**Abbildung 4.5:** PRECEDE-PROCEED-Planungsmodell (Fuchs, 2003, S. 51)

Gesundheitsprobleme. Mit der Phase 4 schließt sich eine *pädagogische - und Organisationsdiagnose* an, in der nach den spezifischen Bedingungen gefragt wird, die für die gesundheitsrelevanten Verhaltensweisen und Umweltfaktoren ausschlaggebend sind. Das Modell unterscheidet drei Arten von Einflussfaktoren:
- *prädisponierende Faktoren* beschreiben antezendente Bedingungen, die den Aufbau der Verhaltensmotivation steuern, z. B. Wissen, Einstellungen, Erwartungen;
- *verstärkende Faktoren* erfassen Konsequenzen, die auf das Verhalten folgen und die Ausführungswahrscheinlichkeit erhöhen, z. B. soziale Unterstützung oder Peer-Einflüsse;
- *ermöglichende Faktoren* beinhalten antezendente Bedingungen, meist Umweltmerkmale, die dafür sorgen, dass eine vorhandene Motivation umgesetzt werden kann, z. B. Programmangebote oder die Verfügbarkeit von Sporteinrichtungen.

Mit der Phase 5 beginnt der Prozess der konkreten *Interventionsplanung*. Die Aufgabe der *administrativen und Policy-Diagnose* ist es, die (lokal-) politischen, Rahmenbedingungen, Ressourcen und Barrieren zu identifizieren, die für die erfolgreiche Implentierung des eigenen Interventionsprogramms wichtig sein können.

In der Phase 6, der *Implementierung*, erfolgt die praktische *Durchführung* der zuvor geplanten Interventionen.

Gegenstand der letzten drei Phasen ist die *Evaluation*. In der Phase 7 wird die Frage geklärt, inwieweit das geplante Programm auch tatsächlich durchgeführt wurde (*Prozessevaluation*). Mit der sog. *Effektevaluation* der Phase 8 wird festgestellt, inwieweit sich die Mediatorvariablen (prädisponierende, verstärkende und ermöglichende Faktoren; Gesundheitsverhalten, Umweltfaktoren) als Folge der Intervention verändert haben. Den Abschluss bildet in Phase 9 die *Ergebnisevaluation* (outcome-Evaluation), in der die Auswirkungen des Programms auf die Zielgrößen Gesundheit und Lebensqualität der Menschen gemessen werden.

Die Anwendbarkeit des PRECEDE-PROCEED-Modells für die Public Health-Praxis (z. B. für Projekte der regionalen Gesundheitsversorgung, der Gesundheitserziehung bei spezifischen Bevölkerungsgruppen oder Projekte im Selbsthilfebereich) wird von vielen Autoren und in über 400 Veröffentlichungen bestätigt (vgl. Fuchs, 2003, S. 50ff). Die vier wesentlichen Phasen des PP-Modells findet sich als Begrifflichkeit in vielen vergleichbaren Modellen wieder.

## 4.4 Qualitätsmanagement im Rahmen der Gesundheitsförderung

Die Qualitätssicherung wird uns aktuell und zukünftig noch in sehr viel stärkerem Maße als Aufgabe in allen Bereichen der Gesundheitsförderung begleiten. Auf gesundheitspolitischer und institutioneller Ebene wird sie im Kontext der Kostendämpfung im Gesundheitswesen schon seit einigen Jahren thematisiert. Eine der Konsequenzen ist die gesetzliche Verankerung der Forderung nach Qualitätssicherung durch die Leistungserbringer (Kostenträger) und die Leistungsanbieter. Im Bereich der Krankenhausversorgung und der stationären Rehabilitation gibt es bereits erfolgversprechende Ansätze, die Umsetzung in ambulanten Therapiezentren und Praxen steht jedoch erst am Anfang. Bisher fehlende Organisations- und Dokumentationssysteme zur Qualitätssicherung sind allerdings nicht gleichzusetzen mit fehlender Qualität der Intervention. Wir gehen davon aus, dass Therapie immer nach bestem Wissen und Gewissen geplant und zum Wohle des Patienten durchgeführt wird. Die Frage, ob es systemintern immer die effektivste und effizienteste Behandlungsmethode ist, bleibt dadurch offen. In einer gesundheitsökonomischen Perspektive ist die Antwort auf diese Frage aber entscheidend für die zukünftige Allokation von Ressourcen. Als Instrument zur systematischen Bewertung medizinischer Verfahren und Technologien hat sich in der Gesundheitspolitik das Health Technology Assessment (HTA) durchgesetzt (vgl. **Vertiefung 4.5**).

> **Vertiefung 4.5: Health Technology Assessment-Bewertung medizinischer Verfahren**
>
> Der Begriff **H**ealth **T**echnology **A**ssessment (HTA) bezeichnet einen Prozess, mit dem medizinische Verfahren und Technologien systematisch bewertet werden. Es ist damit ein Instrument für die gesundheitspolitische Entscheidungsfindung, das in der Bundesrepublik Deutschland seit den 90er Jahren eingesetzt wird. Ende der 90er Jahre initiierte das Bundesministerium für Gesundheit und Soziale Sicherung ein HTA-Forschungsprogramm. Die Integration von HTA als Mittel zur Qualitätssicherung im deutschen Gesundheitswesen führte Ende 2000 zur Einrichtung der Deutschen Agentur für HTA des Deutschen Instituts für medizinische Dokumentation und Information (DAHTA@DIMDI). Zu ihren Aufgaben gehören die Entwicklung und Bereitstellung von Informationssystemen sowie HTA-Berichten.

Das Informationssystem HTA (www.dimdi.de → HTA) bietet kostenfrei aktuelle Informationen für gesundheitspolitische Entscheidungen, für medizinisches Fachpersonal sowie interessierte Laien. Das Herzstück bilden die deutschsprachigen HTA-Berichte, die als Volltext kostenlos abgerufen werden können. Sie enthalten Aussagen zu Nutzen, Risiko, Kosten und Auswirkungen medizinischer Verfahren und Technologien, die für die Gesundheitsversorgung der Bevölkerung aktuell diskutiert werden und für die Entscheidungsbedarf besteht. Dabei fallen unter den Begriff Technologie sowohl Medikamente als auch Instrumente, Geräte, Prozeduren, Verfahren sowie Organisationsstrukturen. Für unser Themenfeld Gesundheitsförderung durch körperliche Aktivierung beispielsweise liegt ein HTA-Bericht zur „Evaluation von Rückenschulprogrammen als medizinische Technologie" (Lühmann et al., 1998) vor. Aktuell (Stand: 19. Juli 2005) sind es über 100 HTA-Berichte und nach eigenen Angaben werden ungefähr 15 Berichte jährlich erstellt. Die Inhalte umfassen folgende Aspekte:
- experimentelle Wirksamkeit (*efficacy*),
- Wirksamkeit unter Alltagsbedingungen (*effectiveness*),
- vergleichende Bewertung der Wirksamkeit (*comparative effectiveness*),
- gesundheitsökonomische Bewertung (*efficiency*),
- soziale, rechtliche und ethische Implikationen.

Die Themenfindung und Prioritätensetzung wird durch ein Kuratorium in einem mehrstufigen Verfahren festgelegt; Themenvorschläge sind über einen öffentlich zugänglichen Fragebogen möglich.

Die Recherche in der DAHTA-Datenbank ist sehr einfach und erfolgt nach methodischen Inhalten oder nach ICD-Kapiteln.

Die Datenbasis insbesondere der Bewertung der experimentellen Wirksamkeit werden in der Tradition der Evidenzbasierten Medizin weiterhin die publizierten systematischen Übersichtsarbeiten und randomisierten kontrollierten Studien bilden. Für die Beurteilung der Wirksamkeit unter Alltagsbedingungen erwarten wir zukünftig ein stärkeres Engagement der Kostenträger, die von ihren Leistungsanbietern eine systematische Dokumentation ihrer Leistungen und Ergebnisse fordern werden. Wir verstehen diese zu erwartende Forderung nicht nur als notwendiges Übel im Sinne eines Controling, sondern vielmehr als Herausforderung und Chance, die eigene medizinische und therapeutische Qualität quasi als Gütesiegel zu vermarkten. Für ihren Zuständigkeitsbereich vergeben beispielsweise die

Behinderten- und Rehabilitationssportverbände als wichtigste Träger des ambulanten Rehabilitationssports ein vom Deutschen Sportbund in Zusammenarbeit mit der Bundesärztekammer initiiertes Gütesiegel Sport pro Reha an ihre Mitgliedsvereine. Und Fitness- und Gesundheitsstudios werben mit ihrem vom DVGS ursprünglich konzipierten RAL-Gütezeichen bzw. TÜV-Zertifikaten.

Bei der Planung von gesundheitsbezogenen Interventionen sollten Massnahmen zur Qualitätssicherung zukünftig im Sinne einer prozessbegleitenden Evaluation und nicht nur im Sinne einer Ergebniskontrolle berücksichtigt werden. Als übergeordnete Strukturierung der Bewertung von Dienstleistungen im Gesundheitssektor hat sich die auf Donebedian (1966) zurückgehende Differenzierung in Strukturqualität, Prozessqualität und Ergebnisqualität etabliert.

Die Strukturqualität (*appraisal of structure*) ist als Grundlage der qualitativen Leistungserstellung zu verstehen und bezieht sich auf die personellen, materiellen und räumlichen Ressourcen des Leis-

**Tabelle 4.17:** Qualitätskriterien in der Sporttherapie und mögliche Prüfinstrumente (nach Huber, 2000b)

| Strukturqualität | |
|---|---|
| Definition von Zielgruppen (Indikationen) und Interventionszielen | • Indikationskatalog |
| systematisches Vorgehen mit folgenden Schritten: Diagnostik, Problemdefinition, Zieldefinition, Therapieplanung, Behandlung, Therapiekontrolle | • Peer Reviews<br>• Dokumentation der sporttherapeutischen Intervention<br>• systematische Patientenbefragung |
| Existenz eines Organisationsplanes, der eine Mindest- und Regelbesetzung festschreibt | • Dokumentation des Organisationsplanes |
| Qualifikation des therapeutischen Personals | • Dokumentation der Aus- und Fortbildungen<br>• Strukturvergleiche |
| konzeptionelle Qualität des Therapieprogramms | • Peer Review<br>• Konsensuskonferenz einer externen Expertenkommission |
| infrastrukturelle Voraussetzungen (Räumlichkeiten, Geräte, Außendarstellung der Einrichtung) | • Strukturvergleich<br>• systematische Patientenbefragung |

| Prozessqualität | |
|---|---|
| konzeptionelle Berücksichtigung der medizinisch-sportwissenschaftlich und sozialwissenschaftlich begründeten Vorgaben | • Peer Reviews<br>• Dokumentation der sporttherapeutischen Intervention |
| Diagnostik, Auswahl, Dosierung und Abfolge der sporttherapeutischen Maßnahmen | • Peer Reviews<br>• Dokumentation der sporttherapeutischen Intervention |
| klare Zuständigkeits- und Verantwortlichkeitsregelungen, Reduzierung von Schnittstellenproblemen, ausreichende Zeit für Teambesprechungen | • systematische Patientenbefragung zu Schnittstellenproblemen<br>• Dokumentation des Organisationsplanes<br>• Dokumentation der Teamgespräche |
| patientenfreundliche Rahmenbedingungen | • systematische Patientenbefragung |
| Überprüfung, ob die Zielgruppe überhaupt erreicht wurde (strukturelle Passung, Allokation) | • Untersuchungen zur Teilnehmerstruktur<br>• Analyse von Nutzerbarrieren |
| **Ergebnisqualität** | |
| Verbesserungen auf der Ebene der Körperfunktionen und Körperstrukturen | • therapeutisches Assessment-Funktionsdiagnostik<br>• systematische Patientenbefragung |
| Verbesserungen auf der Ebene der Aktivitäten | • therapeutisches Assessment - Aktivitätsdiagnostik<br>• systematische Patientenbefragung |
| Verbesserungen auf der Ebene der Teilhabe | • therapeutisches Assessment - Partizipationsdiagnostik<br>• systematische Patientenbefragung |
| Qualität der Patientenberatung | • systematische Patientenbefragung |
| Wiederherstellung und Erhalt der Arbeitsfähigkeit | • therapeutisches Assessment – sozialmedizinische Daten |

tungsanbieters sowie die institutionelle Qualität der Ablauforganisation.

Die Prozessqualität (*assessment of process*) bezieht sich auf die Durchführung des Therapieprozesses. Art, Umfang und Ablauf der diagnostischen und therapeutischen Maßnahmen sollen den anerkannten Regeln und der allgemeinen Berufspraxis in der Medizin und allen am Rehabilitationsprozess beteiligten Disziplinen entsprechen.

Die Ergebnisqualität (*assessment of outcomes*) ist das Resultat vorhandener Strukturen und Prozesse; sie beschreibt den Grad des Erreichens zuvor definierter Therapieziele. Die Beurteilung der Therapieergebnisse erfolgt sowohl im Hinblick auf objektivierbare medizinische Parameter als auch auf den subjektiv erlebten Gesundheitszustand und die Zufriedenheit des Patienten.

Den Rahmen für ein *systematisches Qualitätsmanagement* liefert u.a. die Normenreihe der DIN EN ISO 9001: 2000 sowie die Kriterien der European Foundation of Quality Management (EFQM). Der Deutsche Verband für Gesundheitssport und Sporttherapie (DVGS) bemüht sich seit Jahren, diese Normenbegrifflichkeit anwendungsorientiert zu übersetzen und in die bewegungs- und sporttherapeutische Arbeitsweise zu integrieren. Die **Tabelle 4.17** gibt einen Überblick über sporttherapeutisch relevante Qualitätskriterien und mögliche Prüfinstrumente.

Eine interessante Erweiterung dieses prozessorientierten Organisations- und Dokumentationssystems nach ISO EN DIN 9001:2000 bieten Modelle zum *Total Quality Management*. Das EFQM-Modell für Excellence der European Foundation for Quality Management dient der ganzheitlichen Betrachtung von Organisationen.

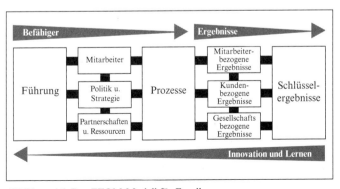

**Abbildung 4.6:** Das EFQM-Modell für Excellence (Deutsches EFQM Center)

Dabei werden bei den vier *Ergebniskriterien* die mitarbeiterbezogenen, kundenbezogenen und gesellschaftsbezogenen Ergebnisse sowie die Schlüsselergebnisse der Organisation in einen kausalen Zusammenhang gebracht mit den *Befähiger-Kriterien* (vgl. **Abbildung 4.6**). Die Befähiger-Kriterien behandeln das, was die Organisation tut, wie sie vorgeht. Die Ergebnis-Kriterien behandeln, was die Organisation erzielt. Dabei sind die Ergebnisse auf die Befähiger zurückzuführen, und die Befähiger werden ihrerseits aufgrund der Ergebnisse verbessert (vgl. Deutsches EFQM Center; www.deutsche-efqm.de).

Beide Kriterienbereiche tragen zu jeweils 50 % zum Unternehmenserfolg bei. Die Wertigkeit der Faktoren wird in **Tabelle 4.18** vorgestellt.

Diese Quantifizierung der EFQM-Kriterien gibt aufschlussreiche Hinweise für die zukünftige Planung körper-, bewegungs- und sportbezogener Interventionen.

**Tabelle 4.18:** Anteil der EFQM-Kriterien am Gesamterfolg (Huber, 2000b, S. 134)

| Befähiger-Kriterien (50 %) | | Ergebniskriterien | |
|---|---|---|---|
| Führung | 10 % | Mitarbeiterzufriedenheit | 9 % |
| Mitarbeiterintegration | 9 % | Kundenzufriedenheit | 20 % |
| Politik und Strategie | 8 % | gesellschaftliche Verantwortung | 6 % |
| Ressourcen | 9 % | Ergebnisse | 15 % |
| Prozesse | 14 % | | |

## 4.5 Zusammenfassung und Kontrollfragen

Ziel dieses Kapitels war es, die wesentlichen Planungsschritte gesundheitsbezogener Interventionen zu erläutern. Interventionen können sowohl auf einer Mikro-Ebene als Maßnahmen für einzelne Patienten und indikationsspezifische Gruppen als auch auf einer Makro-Ebene als bevölkerungsbezogene Programme stattfinden. Für beide Zielperspektiven haben wir ein eigenes Planungsmodell vorgestellt. Die Vorgehensweise bei der Planung gesundheitsbezogener Interventionen auf der Mikro-Ebene haben wir beispielhaft an einem Modell zur Planung und Steuerung einer bewegungsbezogenen Intervention in der Rehabilitation vorgestellt. Für die Planung gesundheitsbezogener Interventionen auf einer Makro-Ebene haben wir das PRECEDE-PROCEED-Planungsmodell ausgewählt. In beiden Fällen handelt es sich um eine prozessorientierte Betrachtungsweise von Intervention. Wesentliche Prozessschritte sind die Problemanalyse, die Planungsphase mit der Festlegung der Zielsetzungen und Programmstruktur, die Implementation bzw. Durchführung und die Evaluation. In beiden Planungsmodellen wird der Stellenwert einer prozessbegleitenden Evaluation hervorgehoben, deren Ziel es ist, ein hohes Maß an Struktur-, Prozess- und Ergebnisqualität zu gewährleisten. Qualitätssicherung wird zur Planungsaufgabe in der Gesundheitsförderung und damit Thema in diesem Kapitel.

Mit den einzelnen Planungsschritten zugeordneten vielfältigen Informationen zur Vorgehensweise in der Evidenzbasierten Medizin (Leitlinien, Cochrane-Reviews, HTA-Berichte etc.) und den dazugehörigen wichtigen Internetadressen erhoffen wir uns, interessierte Leser für die Planung eigener gesundheitsbezogener Interventionen bzw. zur kritischen Betrachtung bestehender Programme motivieren zu können.

---

Fünf Kontrollfragen zu Kapitel 4:

1. Wie würden Sie funktionale Gesundheit definieren?
2. Was sind die Aufgaben eines therapeutischen Assessments?
3. Was versteht man unter der Hierarchie der Beweiskraft?
4. Wofür steht das PRECEDE-PROCEDE-Planungsmodell?
5. Warum ist ein Qualitätsmanagement in der Gesundheitsförderung wichtig?

---

Als weiterführende Literatur empfohlen:

1. Bouchard, C., Shephard, R. & Stephens, T. (Hrsg.) (1994). Physical Activity, Fitness, and Health. International Proceedings and Consensus Statement. Champaign/Illinois: Human Kinetics.
2. Fröböse, I., Nellessen, G. & Wilke, K. (Hrsg.) (2003). Training in der Therapie. Grundlagen und Praxis (2. überarbeitete Auflage). München: Urban & Fischer.
3. Greenhalgh, T. (2000). Einführung in die Evidence-based Medicine. Bern: Huber.
4. Schüle, K. & Huber, G. (Hrsg.) (2000). Grundlagen der Sporttherapie. Prävention, ambulante und stationäre Rehabilitation. München: Urban & Fischer.

# 5 Gesundheitsförderung durch Bewegung, Spiel und Sport – Praxiskonzepte

„Leben ist Bewegung, Bewegung ist Leben –
bewegtes Leben ist gutes Leben ... " (Petzold, 1994, S. 8).

## 5.1 Einführung

Die herausragende Bedeutung einer Gesundheitsförderung durch Bewegung, Spiel und Sport lässt sich unmittelbar aus dem WHO-Konzept der funktionalen Gesundheit ableiten. Für keine andere Maßnahme der Gesundheitsförderung können diese unmittelbaren und spezifischen Effekte auf der Ebene der Körperfunktionen und Körperstrukturen (vgl. Kapitel 3.6) nachgewiesen werden. Ihre Zielsetzung beschränkt sich jedoch nicht nur auf diese körperlich-somatische Ebene. Für viele Zielgruppen und Indikationen können mehrdimensionale Wirkmechanismen auf allen Ebenen der funktionalen Gesundheit inkl. der Kontextfaktoren beobachtet werden.

In Kapitel 5 möchten wir Ihnen dies anhand einiger ausgewählter Praxiskonzepte verdeutlichen. Über die allgemeinen Ziele, Inhalte und Methoden einer körper-, bewegungs- und sportbezogenen Gesundheitsförderung hatten wir Sie ja schon in der ausführlichen Darstellung der einzelnen Planungsschritte gesundheitsbezogener Interventionen in Kapitel 4 informiert. In diesem Kapitel möchten wir uns noch intensiver um eine konkrete Annäherung an die unmittelbare praktische Arbeit bemühen.

Im ersten Teil dieses Kapitels stellen wir Ihnen die einzelnen Praxisbausteine körper-, bewegungs- und sportbezogener Programme vor: Körperwahrnehmung, Funktions- und Strukturtraining, Entspannung, Kleine Spiele. Sie lassen sich in Abhängigkeit zielgruppen- und indikationsspezifischer Anforderungen in unterschiedlicher Gewichtung in allen ganzheitlichen Interventionen wiederfinden. Sie können jedoch auch als eigenständige Konzepte mit einer spezifischen Fokussierung auf eine Zielsetzung, z. B. als Muskeltraining oder Entspannung, realisiert werden.

Danach möchten wir Ihnen anhand einiger Beispiele indikationsunspezifische und indikationsspezifische Praxiskonzepte vorstellen. Mit unserer Auswahl Walking, Aquatraining, Rückenschule und Bewegungssicherheit im Alter sowie den sporttherapeutischen Indikationskatalogen Herzinsuffizienz, Osteoporose und Altersdepression haben wir einige gerontologisch relevante Themen und Zielgruppen ausgewählt.

In Anlehnung an Kapitel 4 möchten wir das Kapitel mit zwei populationsbezogenen Ansätzen abrunden, die auf der Makro-Ebene realisiert werden. Mit den Kommunen und den Betrieben stellen wir Ihnen zwei Handlungsfelder der Gesundheitsförderung und aktuelle Überlegungen zur konkreten Umsetzung bewegungs- und sportbezogener Programme auf kommunaler und betrieblicher Ebene vor.

Aufgrund der Intention des vorliegenden Bandes müssen wir uns auf wenige Beispiele konzentrieren, um Ihnen eine Vorstellung von der Komplexität der didaktischen und methodischen Überlegungen zu geben, die bei der Planung körper-, bewegungs- und sportbezogener Programme zu beachten sind.

## 5.2 Praxisbausteine körper- und bewegungsbezogener Programme

Die vielfältigen Ziele körper-, bewegungs- und sportbezogener Interventionen (vgl. Kapitel 4.2.2) werden durch einige wenige Praxiselemente realisiert:
- Körperwahrnehmung,
- Funktions- und Strukturtraining,
- Entspannung,
- Kleine Spiele.

Ihre Gewichtung erfolgt zielgruppen- und indikationsspezifisch; in einer mehrdimensionalen Vorgehensweise sollte jedoch kein Baustein fehlen.

### 5.2.1 Körperwahrnehmung

Unter dem Begriff Körperwahrnehmung bzw. Körpererfahrung ist weniger eine Sammlung verschiedenster Spiel und Übungsformen als vielmehr eine zu Grunde liegende Methode körper-, bewegungs- und sportbezogener Interventionsprogramme zu verstehen. In der pädagogisch und psychomotorisch ausgerichteten sportwissenschaftlichen Literatur wird Körperwahrnehmung oft als Grundlage einer motorischen Entwicklungsförderung in und durch Bewegung angesehen (vgl. Kiphard & Huppertz, 1968; Dordel, 1995).

Das übergeordnete Lernziel der Körperwahrnehmung ist es, „... sich und seinen Körper zunehmend besser wahrzunehmen, diese Informationen verstandes- und erlebnismäßig verarbeiten und situationsangemessen handelnd einsetzen zu können" (Bielefeld, 1991, S. 30). „Wahrnehmung ist mehr als das Funktionieren der fünf Sinne. Wahrnehmung stellt ein komplexes psycho-physisches Geschehen dar" (Dordel, 1995, S. 7).

Die Wahrnehmung des Körpers erfolgt auf drei unterschiedlichen Ebenen, die sich gegenseitig beeinflussen und überlagern:
- Auf einer physiologischen Ebene der Wahrnehmung wird die sensorische Informationsaufnahme im kinästhetischen, vestibulären, taktilen, visuellen und akustischen Bereich gefördert.
  → *Der Körper wird empfunden bzw. gespürt.*
- Auf einer kognitiven Ebene der Wahrnehmung wird Wissen um die anatomische Gestalt, einzelne Körperteile, Bewegungsmöglichkeiten der Gelenke, über Körperfunktionen, sowie die Steuerung und Regelung von Haltung und Bewegung vermittelt.
  → *Der Körper wird kennengelernt und verstanden.*
- Auf einer psycho-sozialen Ebene der Wahrnehmung wird der Körper im Spiegel von Selbst- und Fremdwahrnehmung bewertet.
  → *Der Körper wird erlebt.*

Die Einheit von Bewegen, Empfinden, Wahrnehmen, Erleben und Verarbeiten kann als Paradigma des Körpererfahrungsansatzes bezeichnet werden. Die Körperwahrnehmung in ihrer Komplexität wirkt auf sensorische, motorische, emotionale und kognitive Prozesse fördernd ein (vgl. **Tabelle 5.1**).

**Tabelle 5.1**: Teilziele der Körperwahrnehmung (in Anlehnung an Kiphard, 1987; Dordel, 1995)

| sensorische Ziele | • unterschiedliche Körperpositionen (Haltungen) erfahren<br>• räumliche Entfernungen motorisch erfassen<br>• Muskelanspannung und Entspannung spüren<br>• auf Reize schnell und angemessen reagieren |
|---|---|
| motorische Ziele | • den Bewegungsrhythmus erkennen und aufnehmen<br>• visuell wahrgenommene Bewegungen nachvollziehen<br>• die Haltungskontrolle (statische Balance) verbessern<br>• das Bewegungslernen unterstützen<br>• zielgerichtete Bewegungen präzisieren und ökonomisieren |
| emotionale und psychosoziale Ziele | • Bewegungsfreude erleben<br>• Selbstvertrauen erhöhen<br>• Körpersprache als Kommunikationsmedium entdecken<br>• Beziehungen zu und in einer Gruppe aufnehmen (Interaktion und Kooperation)<br>• Frustrationstoleranz entwickeln<br>• sich in Ausdauer und Geduld üben |
| kognitive Ziele | • Orientierung in Raum und Zeit erleben<br>• Aufmerksamkeit und Konzentration erhöhen<br>• Merkfähigkeit und Gedächtnis verbessern<br>• Verbalisierung der Wahrnehmungen fordern<br>• Körperkenntnisse vermitteln |

In seinem Schema zur Verdeutlichung verhaltensbedingter Erkrankungen (vgl. **Abbildung 5.1**) hat Wicharz (1990) den Stellenwert des Körpererfahrungsansatzes für die Gesundheitsförderung und Therapie sehr schön herausgearbeitet. In der Abbildung wird dargestellt, dass Menschen, die ihren Körper nur noch unter Anspannung und Schmerzen, müde, kaputt und all zu oft mit peinigendem Leidensdruck (z. B. durch starkes Übergewicht, chronische Rückenschmerzen, stark eingeschränkte Leistungsfähigkeit) erfahren, schon lange gelernt haben, ihren Körper so wenig wie möglich wahrzunehmen. Es findet ein Identifikationsverlust, ein Verlust an Selbstbewusstsein statt. Aus dieser Körper-Ferne entwickelt sich eine Ich-Ferne, aus der sich in vielen Fällen auch eine Sport-Ferne entwickelt (Wicharz, 1990). Ziel einer Gesundheitsförderung durch Bewegung und Sport

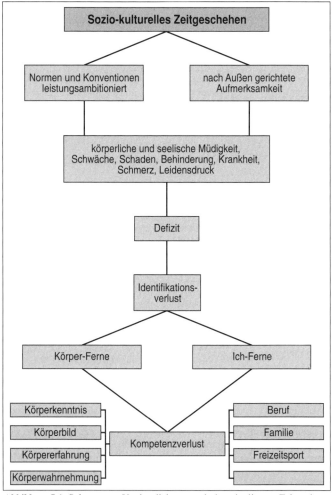

**Abbildung 5.1**: Schema zur Verdeutlichung verhaltensbedingter Erkrankungen (Wicharz, 1990, S. 48)

**Tabelle 5.2**: Ziele und Inhalte der Wahrnehmungsschulung
(vgl. Balster, 1996).

| Sensorisches System | Ziele | Sensibilisierung erfolgt durch |
|---|---|---|
| **kinästhetisches System – Tiefensensibilität** | • Entwicklung von Körperbewusstsein und Bewegungsempfinden<br>• Förderung der Kontroll- und Koordinationsfähigkeit der Eigenbewegung<br>• Entwicklung einer immer präziser werdenden Bewegungsvorstellung | • Ausprobieren, Wahrnehmen und Bewusstmachen von Aktions- und Einsatzmöglichkeiten einzelner Körperteile<br>• Wahrnehmen und Bewusstmachen unterschiedlicher Spannungszustände<br>• Wahrnehmen und Bewusstmachen von Bewegungen |
| **vestibuläres System** | • Entwicklung eines Lagebewusstseins im Raum | • Wahrnehmen und Bewusstmachen verschiedener Gleichgewichtslagen des Körpers im Liegen, Sitzen, Stehen, in tiefer bzw. hoher Lage, in Gruppen |
| **visuelles System** | • Fähigkeit zur Beobachtung und zum Erkennen visueller Erscheinungen<br>• Fähigkeit zur Bewegungsimitation | • Beobachten von Ausprägungsformen von Bewegungen<br>• Konzentration und Reaktion auf optische Signale |
| **akustisches System** | • Fähigkeit zum Erkennen und zur Differenzierung von akustischen Erscheinungen<br>• Fähigkeit zum Bewegungsvollzug | • Konzentration und Reaktion auf akustische Signale<br>• Erkennen von Geräuschen, Klängen und Stimmen |
| **taktiles System** | • Fähigkeit zur Beobachtung und zum Erkennen von Formen und Oberflächen berührter Gegenstände und Personen<br>• Fähigkeit zur Bewegungsimitation | • Ertasten von Gegenständen<br>• Konzentration auf taktile Reize |

ist eine Korrektur dieses Bildes. Eine Entwicklung von Körper-Nähe, die auch zu einer Ich-Nähe führen kann, trägt wesentlich zu einer Wiedergewinnung der funktionalen Gesundheit bei.

Im Mittelpunkt einer gesundheitsorientierten Entwicklung von Körper-Nähe steht zunächst die systematische Aktivierung der einzelnen sensorischen Systeme. Die Ziele und Inhalte der Wahrnehmungsschulung sind in der **Tabelle 5.2** zusammengefasst.

In der Übungspraxis findet man immer wieder ähnliche methodische Prinzipen, „die dazu dienen, über die Herstellung von Wahrnehmungsdifferenzen und -kontrasten diskontinuierliche Wahrnehmungsprozesse in Gang zu setzen. Dadurch wird die Aufmerksamkeit auf den Körper fokussiert und bisher vernachlässigte oder übersehene, neuartige und überraschende Aspekte treten an ihm hervor" (Kolb, 1994, S. 5). Für die Entwicklung der Körperwahrnehmung nennt Kolb (1994) folgende Prinzipien:
- Differenzierung durch mehrmaliges Wiederholen von Differenzsituationen mit minimalen Abweichungen, z. B. durch das Gegenüberstellen von Haltungs-, Gang- und Bewegungsqualitäten (vgl. Wicharz, 1990);
- Differenzierung durch Bewegt-Werden statt Eigenbewegung;
- Differenzierung der Körpergrenzen, z. B. das Wahrnehmen der Körpergrenzen im Wasser;
- Differenzierung in der Sinneshierarchie: das Ausschalten des dominierenden optischen Analysators fokussiert die Aufmerksamkeit neu auf andere Sinne (= selektive Wahrnehmung);
- Seitendifferenzierung durch Rechts-Links-Vergleiche;
- Spannungsdifferenzierung;
- Haltungsdifferenzierung;
- Gleichgewichtsdifferenzierung;
- Differenzierung der Bewegungsgeschwindigkeit.

Erst diese bewusste Differenzierung (Polarisierung) in Kombination mit einer gesteuerten Aufmerksamkeitsfokussierung und einer Bewusstmachung durch die Rückmeldung des Kursleiters bzw. des Therapeuten, des Partners oder der Gruppe sowie der Eigenreflexion unterstützt das Wiederentdecken eines Körper- und daraus resultierenden Selbstbewusstseins.

### 5.2.2 Funktions- und Strukturtraining

Die besondere Bedeutung körper-, bewegungs- und sportbezogener Programme leitet sich aus ihren vielfältigen und spezifischen Effekten auf der Ebene der Körperfunktionen und Körperstrukturen ab. Die biologischen Grundlagen für die Gesetzmäßigkeiten dieser *Trainingstherapie* sind die von der Natur vorgegebenen Wechselbeziehungen von organischer Form (Struktur) und Funktion. Die organische Form (z. B. Muskeln, Gelenke) ermöglicht und begrenzt die Funktion; die Funktion ihrerseits entwickelt, formt und spezialisiert das Organ. Roux (1881) hat diese Beziehung folgendermaßen formuliert: „Die stärkere Funktion ändert die qualitative Beschaffenheit der Organe, indem sie die spezifische Leistungsfähigkeit derselben erhöht." So ermöglichen z. B. das Herzvolumen oder der Muskelquerschnitt (Form) eine bestimmte Ausdauer- oder Kraftleistung (Funktion). Die Beanspruchung durch gezieltes Training (Funktion) führt zu einer strukturellen Erhöhung der Quantität und Qualität der Gewebe (Form).

Biologische Anpassungen (Adaptationen) treten als funktionelle und strukturelle Veränderungen in nahezu allen Systemen auf (Weineck, 1990). Biologische Adaptationen betreffen:
- nervale und neuromuskuläre Systeme,
- andere anpassungsfähige Gewebe,
- zelluläre und subzelluläre Elemente.

Nur dieses traditionelle Wirkungsgefüge macht es dem menschlichen Organismus möglich, sich an veränderte Umweltbedingungen (Reize) anzupassen. Denn im Gegensatz zu toten Materialien wie Maschinen oder Instrumenten, die fortwährend durch Gebrauch bzw. durch ihre Funktion abgenutzt werden, fährt bei den lebenden Geweben und Organen gerade der regelmäßige Gebrauch und die adäquate Belastung zu einer ständigen Selbstregeneration, die als *Remodeling* bezeichnet wird. Das Prinzip der Funktionsbeanspruchung von Organen, Organsystemen oder des Gesamtorganismus spielt im Sport und in der Therapie eine sehr wichtige Rolle und stellt die wesentliche Voraussetzung für eine Leistungsverbesserung dar. Die funktionelle Belastung stellt gleichermaßen Zielgröße und Reiz für den Prozess der Adaptation und der Neustrukturierung von Geweben dar. Um diese Wechselwirkung von Struktur und Funktion hervorzuheben, möchten wir den traditionellen trainingswissenschaftlichen Begriff des Funktionstrainings erweitern. In Anlehnung an das ICF-Konzept sprechen wir von Funktions- und Strukturtraining. Als Synonym wird in der Literatur der Begriff Trainingstherapie verwendet.

*Trainingstherapeutische Begriffe*
Der Begriff *Trophik* bezeichnet sowohl die strukturelle, d.h. die morphologische, als auch die funktionelle Güte eines Gewebes oder Organs. Strukturen und Funktionen entsprechen den ihnen gestellten Anforderungen entweder quantitativ oder qualitativ, diese Situation wird mit dem Begriff *Eutrophie* oder einfach Trophik gekennzeichnet.
*Hypertrophie* bedeutet, dass Gewebe sowohl strukturell als auch funktionell von der Qualität her normal, jedoch quantitativ strukturell über der Norm sind.
*Hypotrophie* hingegen kennzeichnet ein Gewebe, dass strukturell quantitativ unter der Norm liegt. Synonym kann der Begriff *Atrophie* verwendet werden.
Bei einer *Dystrophie* wiederum sind die Gewebe strukturell oder funktionell qualitativ gestört, d. h. ihre Struktur bzw. Funktion genügt der Norm nicht mehr.
Alle Gewebe des Bewegungsapparates, wie z. B. Knochen, Knorpel; Muskeln oder Sehnen sind abhängig von der ständigen Einwirkung ganz bestimmter *trophischer Faktoren*, damit ihre Gestalt, ihre Masse und die innere Strukturausdifferenzierung erhalten bleiben. Für die Eutrophie eines Gewebes ist eine normale Funktionsweise aller trophischen Faktoren notwendig. Bei Abweichungen vom gewebeadäquaten Gebrauch durch Über- bzw. Fehlbelastung, Bewegungsarmut und Trainingsmangel kann es zu Hypotrophie oder zu einer Dystrophie kommen. Bezüglich der trophischen Faktoren sind vor allem drei wesentliche Einflussfaktoren zu nennen:
- genetische Information,
- Nutrition (Ernährung),
- gewebeadäquater Gebrauch.

Die Anwendung dieser Begriffe und ihre trainingstherapeutische Konsequenz möchten wir interessierten Lesern anhand eines Beispieles (vgl. **Vertiefung 5.1**) verdeutlichen.

**Vertiefung 5.1: Zur Trophik der Bandscheibe**

Bei der Bandscheibe ist ein besonders wichtiger trophischer Faktor die Ernährungssituation. Analog zum hyalinen Knorpel in den Gelenken, wird die Bandscheibe etwa ab dem zweiten Lebensjahr nur noch über Gewebeflüssigkeiten ernährt. Das Gewebe ist bradytroph (d. h. kapillarfreies Gewebe mit verlangsamtem Stoffwechsel) und ist daher von Stoffaustausch über die Gewebeflüssigkeit abhängig.

Wenn nun die Bandscheibe lange statisch durch Stehen oder Sitzen belastet wird, so wird die Flüssigkeit (Wasser und somit die Nährlösung) durch den Druck aus der Bandscheibe herausgepumpt. Außerdem wird die Zwischenwirbelscheibe verschmälert. Eine Druckbelastung ist dann sinnvoll, wenn im Anschluss eine Verminderung des äußeren Druckes erfolgt und somit Wasser und Nährstoffe angesaugt werden können und die Scheibe verbreitert wird. Allerdings kann es bei zu langem Sitzen zu einer ebenfalls lang andauernden, starken Kompression der Bandscheiben kommen, sodass der Pumpmechanismus weitgehend ausfällt und dadurch die Versorgung gestört wird. Dies kann langfristig zu einer Beeinträchtigung der mechanischen Funktionsfähigkeit der Bandscheibe führen. Wichtig für die Ernährung der Bandscheibe (Trophik) ist also ein ständiger Wechsel zwischen Belastung und Entlastung, wodurch dann ein optimaler Flüssigkeitsaustausch erreicht werden kann.

Für die Gewebe des Bewegungssystems können stichwortartig folgende positiv trophischen Faktoren und daraus resultierenden trainingstherapeutischen Zielsetzungen genannt werden:

| | |
|---|---|
| **Knochen** | • Schwerkraft (Gravitation)<br>• allgemeine Stoffwechselsituation<br>• Muskelzug<br>• nervale Innervation<br>• rhythmische Druckbelastung und Druckentlastung |
| **Knorpel** | • nervale Innervation<br>• Elastizität durch Muskelentspannung und Muskeldehnung |
| **Muskel** | • Funktionsbelastung (Muskelausdauer, Muskelaufbau, muskuläre Koordination) |
| **Nerven** | • Kollateralisierung durch Reinnervation („forced use")<br>• Reintegration, z. B. durch Elektrostimulation |

Für gerontologische Fragestellungen sind weiterhin die Begriffe *Involution* und *Degeneration* zu klären. Der Begriff Involution bezeichnet einen altersbedingten quantitativen Rückgang von Strukturen, z. B. nehmen die Muskel- und Knochenmasse ab. Bei altersphysiologischen Involutionsvorgängen, wie z. B. bei der Osteoporose, sollten deshalb im Rahmen einer Prävention alle trophischen Faktoren gleichzeitig aktiviert werden. Degenerationsprozesse sind dagegen verbunden mit Organvergrößerungen bzw. Organvergröberungen. Es besteht ein pathologisch vermehrter Substanz- bzw. Materialzuwachs (Sklerosierungen). Bei degenerativen Vorgängen des Bewegungssystems, z.B. Arthrosen, dominieren die schnellen Aufbauvorgänge über die Abbauvorgänge. Durch den zu schnellen Umbau wird zu viel Material geschaffen, welches physikalisch-funktionell gar nicht mehr ausdifferenziert werden kann. Dadurch wird die mechanische Belastbarkeit deutlich verringert; die Qualität der Gewebe ist verringert. Bei diesen Degenerationsprozessen erfolgt eine Belastung unter deutlicher Gewichtsentlastung, um so Strukturierungsprozesse möglichst effektiv anzuregen (vgl. Senn, 1995). Die Wirkmechanismen von biologisch wirksamen Störfaktoren möchten wir wiederum anhand eines bekannten Beispiels aufzeigen (vgl. **Vertiefung 5.2**).

**Vertiefung 5.2: Muskuläre Dysbalancen**

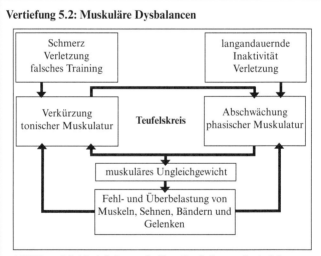

**Abbildung 5.2**: Modell der muskulären Dysbalancen (in Anlehnung an Reinhardt, 1989)

Über- oder Fehlbelastungen durch unphysiologische Alltagsbeanspruchungen, Inaktivität oder falsche Gymnastik führen in den biologischen Systemen zu typischen Anpassungserscheinungen. Beispielsweise reagieren die verschiedenen Muskelfasertypen jeweils charakteristisch:

- Muskeln, die überwiegend eine Haltefunktion erfüllen, neigen eher zur Verkürzung mit einer verminderten Länge und Dehnfähigkeit;
- Muskeln, die vor allem eine Bewegungsfunktion haben, antworten eher mit Kraftverlust und Verspannung.

Muskeldysbalancen, die auf diese Weise entstanden sind, fördern und unterhalten eine ständige Fehlbelastung der Gelenke. Weiterhin werden harmonische Bewegungen durch Verkürzung einerseits und Abschwächung andererseits gestört, wodurch Unsicherheit und mangelndes Körpergefühl ausgelöst werden. Dies führt zu einer Verschlechterung der koordinativen Leistungsfähigkeit der Muskulatur. Daher gehört zu den präventiven und kurativen Maßnahmen unbedingt eine aktive Muskelpflege, d.h. eine Dehnung der verkürzten Muskulatur und eine Kräftigung der abgeschwächten Muskulatur. Zu beachten ist, dass manche Muskeln (z. B. die Bauchmuskulatur) verkürzen und / oder abschwächen können, sodass der individuelle Befund entscheidend ist.

*Belastungsnormative*
Die Übungs- und Trainingsbelastung wird durch die Wechselwirkung einzelner Belastungsparameter bestimmt. Die Belastungsnormative beschreiben die Größe dieser Belastung, die der Therapeut durch äußere Kriterien ermitteln und festlegen kann (in Anlehnung an Froböse & Fiehn, 2003a):
- Die *Trainingsinhalte* beschreiben dabei die gewählte Übung mit dem entsprechenden Schwierigkeitsgrad. Die wesentlichen Bausteine des Funktions- und Strukturtrainings sind das sensomotorische Training, das Gelenk- und Muskeltraining sowie die Grundlagenausdauer.
- Die *Trainingsfrequenz* gibt die Häufigkeit des Trainings pro Woche wieder.
- Die *Trainingsdauer* gibt die gesamte zeitliche Dauer entweder der Trainingseinheit oder des Trainings in der Woche wieder.
- Die *Trainingsdichte* gibt das Verhältnis von Belastungs- und Pausenzeiten bzw. die Trainingstage im Verhältnis zu den Regenerationstagen an.
- Die *Trainingsintensität* (= prozentuale Intensität der Belastung) wird meist in Bezug auf das Maximum angegeben.
- Der *Trainingsumfang* beschreibt die Menge des Trainings und ergibt sich als Funktion aus der Wiederholungszahl pro Trainingssatz und der Zahl der Serien innerhalb einer Trainingseinheit. Für

ein effektives Training ist außerdem die Pausenlänge zwischen den Serien wichtig.

*Sensomotorisches Training*
Die Fähigkeit des Organismus, sich selbst und seine Umgebung wahrzunehmen, ist die wesentliche Voraussetzung für das optimale Agieren und Reagieren des Körpers und damit des Menschen in und auf seine Umwelt. Die Perzeption interner und externer Reize wird durch unterschiedliche Rezeptorentypen ermöglicht. Diese senden Informationen (= afferente Signale) aus der Peripherie in das zentrale Nervensystem, wo sie auf verschiedenen Ebenen (Rückenmark und / oder übergeordnete Hirnzentren) verarbeitet werden. Es entsteht eine neuromuskuläre Antwort (= efferentes Signal), die eine Aktivität des Körpers hervorruft. Über einen Feedbackmechanismus (sensorische Rückkopplung, Reafferenzsynthese) erfolgt eine kontinuierliche Anpassung der motorischen Aktion an die gegebenen Bedingungen. Die **Abbildung 5.3** stellt diesen Regelkreis dar. Die beiden Komponenten Sensorik und Motorik sind daher nicht voneinander zu trennen. Im Unterschied zu dem pädagogisch-psychomotorischen Ansatz der Körperwahrnehmung akzentuiert der Begriff der Sensomotorik eine biologisch-funktionelle Perspektive.

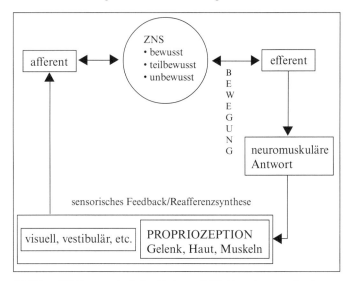

**Abbildung 5.3**: Sensomotorisches System mit Rückkopplungsmechanismus (Wilke & Froböse, 2003, S. 140)

Verletzungen, chronische Schmerzzustände und Alterungsprozesse führen immer zu einer Störung des sensorischen Systems und damit gleichzeitig zu einer veränderten, fehlerhaften Bewegungssteuerung mit motorischen Defiziten. Die Entwicklung der Arthrose wird weniger auf sich im Laufe des Alterns verändernde biochemische Prozesse, sondern vielmehr auf diese sensomotorische Dysregulation zurückgeführt (vgl. Otte, 1986). Nach außen wird dies durch unbewusste Kompensationsmechanismen, z.B. typische Veränderungen des Gangbildes bei Patienten mit einer Arthrose im Hüftgelenk sichtbar (= Duchenne's Hinken; vgl. Krämer, 2003). Mittelfristig kann dies zu einer zentralen Abspeicherung von geänderten, unphysiologischen Bewegungsprogrammen führen. Nach einer totalendoprothetischen Versorgung ist weniger die Regeneration sensorischer Funktionen und Strukturen das therapeutische Hauptproblem, sondern das Wiedererlernen verlorengegangener Bewegungsmuster. Denn oft verhindern diese biologisch zunächst sinnvollen Schutzmechanismen im weiteren Verlauf der Therapie eine physiologische Ausdifferenzierung muskulärer Funktionen und Strukturen.

„Sensomotorisches Training meint demnach die Schulung der Wahrnehmung sowie eine Verarbeitung und Umsetzung sensorischer Informationen in eine adäquate Bewegungshandlung. Es beinhaltet Aspekte des Perzeptionstrainings, des motorischen (Um-)Lernens sowie des koordinativen Trainings" (Wilke & Froböse, 2003, S. 139).

Der methodische Aufbau des sensomotorischen Trainings ist in **Abbildung 5.4** dargestellt. Die Wahrnehmungsschulung bildet die Grundlage für alle weiteren therapeutischen Schritte. In der Trainingstherapie ist das sogenannte *propriozeptive Training* von besonderer Bedeutung. Die Propriozeption bzw. Tiefensensibilität ist die innere Wahrnehmung. Sie setzt sich zusammen aus dem Stellungssinn (informiert über die Winkelstellung der Gelenke), dem Bewegungssinn (gibt Aufschluss über Richtung und Geschwindigkeit der Bewegung) und dem Kraftsinn (schätzt das Ausmaß an Muskelkraft ab, das für bestimmte Haltungen und Bewegungen notwendig ist). Stellungs- und Bewegungssinn werden auch als kinästhetisches System bezeichnet. Die entsprechenden Reize werden durch Mechanorezeptoren in den Muskeln, Sehnen und Gelenken aufgenommen. Um die unbewusste Verarbeitung propriozeptiver Reize zu erreichen, ist zunächst eine bewusste Ausführung der Bewegungsaufgaben unbedingt indiziert. Über häufiges Üben kann eine unbewusste Aufnahme und zentrale Verarbeitung sowie die Integration kinästhetischer und taktiler Reize erreicht werden (Leonard, 1998; zitiert aus Wilke & Froböse, 2003). Entscheidend ist dabei, dass die Propriozeption zunächst im Liegen und Sitzen, erst danach im Stehen und in der Be-

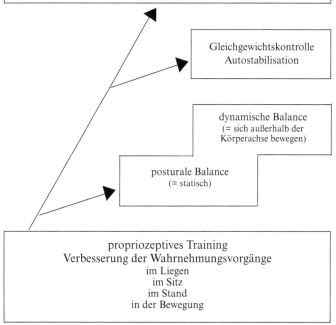

**Abbildung 5.4**: Methodischer Aufbau des sensomotorischen Trainings in der Therapie (Wilke & Froböse, 2003, S. 165)

wegung geschult wird, um die Kompensationsmechanismen durch das visuelle und vestibuläre System auszuschalten.

Sind die Grundlagen propriozeptiver Mechanismen gelegt, schließt sich die Schulung der statischen Balance an, die in das Training der dynamischen Balance übergeht. Das Üben der *statischen Balance* erfolgt progredient (vgl. Wilke & Froböse, 2003):

- vom beidbeinigen Stand zum Einbeinstand,
- von Übungen mit offenen Augen zu Übungen mit geschlossenen Augen,
- zunächst mit Ausgleichsbewegungen der Arme und dann ohne,
- von Übungen auf stabiler zu Übungen auf instabiler Unterstützungsfläche (z. B. Matten, Therapiekreisel, Schaukelbrett, Minitrampolin).

Das Training der *dynamischen Balance* erfolgt über Bewegungen im Raum und wird ebenfalls über methodische Variationen gesteigert mit Veränderungen auf horizontaler bzw. vertikaler Ebene und durch die Fortbewegung mit offenen und geschlossenen Augen.

Als eine weitere Steigerung schließt sich die *Schulung der Gleichgewichtsreaktionen* und ihre Kontrolle sowie der *Autostabilisation* an. Ziel ist es, dass der Körper lernt, jederzeit reaktiv auf Situationen, die ihn aus der Balance bringen, zu antworten. Diese Situationen werden zum einen durch das Balancetraining in seinen verschiedenen Ausführungen hervorgerufen. Darüber hinaus muss der Erhalt des Gleichgewichtes auch bei Störfaktoren von außen (z. B. Stöße) gesichert sein und entsprechend trainiert werden. Die sogenannte Autostabilisation wird insbesondere durch die Beeinflussung und Ausschaltung einzelner Analysatoren des Gleichgewichts geschult (Wilke & Froböse, 2003).

Am Ende des sensomotorischen Trainings steht die *Verbesserung der Bewegungsqualität und Bewegungsvielfalt bei hoher Bewegungssicherheit*. Einfache Bewegungen werden unter erschwerten Bedingungen ausgeführt bzw. werden durch komplexere Bewegungen ersetzt, die schließlich auch unter erschwerten Bedingungen durchgeführt werden. Methodische Variationsmöglichkeiten sind (Wilke & Froböse, 2003):
- Ausgangsstellung,
- Bewegungsausführung,
- beidseitiges Üben,
- Rhythmus,
- Rotationen in Bewegungen integrieren,
- zusätzliche Aufgaben,
- Übungskombinationen,
- Fortbewegung,
- Reizung des Gleichgewichtssinns (vestibuläres System),
- Einschränkung der optischen bzw. akustischen Wahrnehmung,
- veränderte Übungsbedingungen,
- veränderte äußere Bedingungen,
- Zeitvorgaben (Zeitdruck).

Parallel dazu werden je nach Zielvorstellungen des Patienten physiologisch durchgeführte alltags-, freizeit- oder berufsspezifische Bewegungen trainiert.

*Gelenk- und Muskeltraining*
Einen sehr guten Überblick über die Strukturierung des Gelenk- und Muskeltrainings bietet das Untersuchungs- und Therapieschema zur medizinischen Trainingstherapie von Gustavsen & Streeck (1997).

Eine detaillierte Funktionsanalyse zu Beginn einer Intervention soll klären, ob eine primär artikuläre (das Gelenk betreffende) oder eine primär muskuläre Störung vorliegt. In der Trainingstherapie gilt das Prinzip, dass immer erst die physiologische Funktion des Gelenks hergestellt bzw. gesichert sein sollte, bevor mit einem gezielten Muskeltraining begonnen wird. In den meisten Fällen wird eine *Hypomobilität*, d.h. eine eingeschränkte Beweglichkeit einzelner Gelenke oder bestimmter Wirbelsäulensegmente diagnostiziert. Als Ursachen

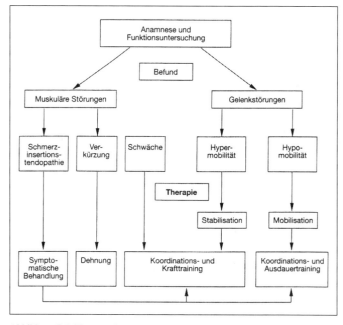

**Abbildung 5.5**: Untersuchungs- und Therapieschema zur medizinischen Trainingstherapie (Gustavsen & Streeck, 1997, S. 8)

sind längere Immobilisation, körperliche Inaktivität oder auch Alterungsprozesse zu nennen. Die Wiederherstellung der aktiven Gelenkbeweglichkeit ist das primäre Ziel eines funktionellen Gelenk- und Muskeltrainings. Ziele der *Mobilisation* sind:
- die freie Beweglichkeit der Gelenke bzw. einzelner Wirbelsäulensegmente,
- die Verbesserung der trophischen Bedingungen des Gelenks,
- die Innervation und Stimulation der gelenkstabilisierenden Muskulatur,
- die Senkung des Muskeltonus durch eine Hemmung der muskulären Schutzspannung und
- das Wiedererlernen verlorengegangener Bewegungsmuster.

Dies wird durch sehr differenzierte, koordinierte Feinbewegungen mit minimalem Kraftaufwand bei einer minimalen Druckbelastung des Gelenks bzw. der Wirbelsäule erreicht. In ihrer Funktionellen Bewegungslehre unterscheidet Klein-Vogelbach (1990) in diesem Zusammenhang zwischen der hubfreien und der hubarmen Mobilisation. Bei der hubfreien Mobilisation werden Bewegungen durchgeführt, ohne die bewegten Teilgewichte des Körpers, z. B. die Lendenwirbelsäule, gegen die Schwerkraft zu heben. Es wird praktisch in der Schwerelosigkeit geübt. In der Physiotherapie gibt es für die Mobilisation in vollständiger Entlastung beispielsweise die Behandlung im Schlingentisch, in bewegungs- und sportbezogenen Programmen ist das Aquatraining sehr zu empfehlen. Die hubarme Mobilisation stellt eine geringfügige Steigerung der Belastung dar, da kleinräumige Bewegungen gegen die Schwerkraft ausgeführt werden. Insgesamt ist die Belastung bzw. Übungsintensität sehr gering, die Belastungsnormative entsprechen dem Training der *Muskelausdauer*. Die differenzierten Feinbewegungen werden durch eine sehr gute *intermuskuläre Koordination*, dem Zusammenspiel mehrerer Muskeln (meist Agonisten und Antagonisten) erreicht. Zu Beginn ist die Bewegungsfrequenz sehr gering, die Bewegungen werden über die gesamte schmerzfreie Bewegungsbahn des Gelenks bzw. Wirbelsäulensegments durchgeführt. Mit einer zunehmenden strukturellen und funktionellen Verbesserung ist eine Steigerung der Bewegungsfrequenz möglich.

Die Hypomobilität eines Gelenks geht in den meisten Fällen mit einer *muskulären Hypertonie* der gelenkumspannenden Muskelgruppen einher. In der traditionellen physiotherapeutischen und sportwissenschaftlichen Literatur spricht man in diesem Zusammenhang von einer *Verkürzung* der Muskulatur, obwohl in vielen Fällen keine strukturelle Längenabnahme der Muskelfasern zu beobachten ist (vgl.

Janda, 1994). Aus dieser traditionellen Sichtweise hat sich in den 80er Jahren eine eigene Form des Beweglichkeitstrainings mit unterschiedlichen *Dehnungsmethoden* entwickelt (vgl. Knebel, 1985; Hoster & Nepper, 1994). Im Rahmen gesundheitsorientierter Bewegungsprogramme ist das *Stretching* (Anderson, 1982) als sehr sanfte Form besonders beliebt. Trotz der großen Popularität und Akzeptanz in der Sportpraxis wurde in der Sportwissenschaft in den letzten Jahren über diese Form des Beweglichkeitstrainings eine intensive Diskussion geführt. Denn ein empirischer Nachweis der Effektivität eines Dehnungstrainings steht bisher noch aus (vgl. Wiemann, 1993; Hoster & Nepper, 1994; Wydra, 1997). Da eine strukturelle Zunahme der Muskellänge bisher nur im Tierversuch nach einer mindestens zweiwöchigen Dauerdehnung nachgewiesen wurde, möchten wir an dieser Stelle die Begriffe Verkürzung und Dehnung durch die Begriffe muskuläre Hypertonie und *muskuläre Entspannung* ersetzen. Für die Übungs- und Trainingspraxis erweitert sich durch diese begriffliche Neuorientierung das Spektrum an Verfahren und Methoden. Neben den klassischen funktionellen Dehnungsübungen (Knebel, 1985) können passive physikalische Massnahmen wie Wärme, Elektrotherapie oder Massagetechniken, die entspannende Wirkung des Mediums Wasser (Aquatraining) oder psychologische Formen der Muskelentspannung (vgl. Kapitel 5.2.3) wirksam eingesetzt werden.

Sehr viel effektiver ist allerdings die *muskuläre Aktivierung* des Antagonisten, des Gegenspielers des hypertonen Muskels. Beispielsweise ist die ischocrurale Muskulatur auf der Oberschenkelrückseite, die für die Beugung des Kniegelenks verantwortlich ist, meist hyperton (verkürzt), während der Gegenspieler, der Musculus quadriceps auf der Oberschenkelvorderseite, der das Kniegelenk streckt, meist abgeschwächt ist. In unserer Begrifflichkeit könnten wir auch von *muskulärer Hypotonie* sprechen. Ein Krafttraining des Musculus quadriceps unter Ausnutzung der vollständigen Bewegungsamplitude führt ebenfalls zu einer verbesserten Elastizität der ischiocruralen Muskulatur (vgl. Froböse & Fiehn, 2003b).

Diese muskuläre Aktivierung beinhaltet sehr viel mehr als ein Krafttraining im traditionellen Sinne. Froböse & Lagerstrøm (1991a; 1991b) haben in einem *Fünf – Stufen – Modell zum Muskeltraining* die aktuellen trainingswissenschaftlichen Prinzipien auf die besonderen Anforderungen in der Prävention und Rehabilititation angepasst (**Abbildung 5.6**). Sie unterscheiden fünf Schwerpunkte des Muskeltrainings, die aufeinander aufbauen und insgesamt zu einer verbesserten muskulären Leistung im Sinne einer höheren Kraftent-

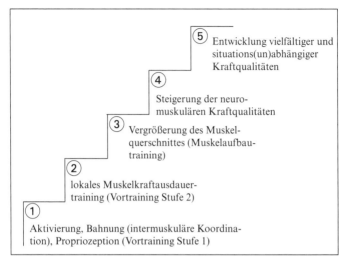

**Abbildung 5.6**: Stufenmodell zum Muskeltraining (Froböse & Fiehn, 2003b, S. 66)

faltung beitragen. Die Ziele der einzelnen Phasen sind in **Tabelle 5.3** kurz zusammengefasst.

Diese Gliederung stellt sowohl eine hierarchische als auch zeitliche Ordnung dar. Hieraus muss jedoch nicht zwangsläufig abgeleitet werden, dass jede Stufe im Trainingsprozess erst vollständig beendet sein muss, ehe mit der nächsten Stufe begonnen werden kann. Die einzelnen Stufen sind flexibel je nach individuellem Befund einzusetzen. Im Unterschied zu dem Stufenmodell von Froböse & Lagerstrøm (1991a; 1991b) möchten wir an dieser Stelle auf Angaben zur zeitlichen Dauer der einzelnen Phasen verzichten, da gerade in der Rehabilitation Einflussfaktoren wie z.B. die Operationstechnik, die Wundheilung und postoperative Komplikationen (Schwellung, Schmerz) die muskuläre Leistungsentwicklung sehr stark beeinflussen.

Beim apparativen Muskeltraining werden die Zielsetzungen der Phasen 1 bis 4 im Wesentlichen durch eine Modifikation der Belastungsnormative erreicht (vgl. **Tabelle 5.4**). Die indikations- und funktionsspezifische Übungsauswahl ändert sich nicht. Erst in Phase 4 und 5 wird die Bewegungsvariabilität entscheidend erhöht.

**Tabelle 5.3**: Phasenspezifische Ziele des Muskeltrainings (in Anlehnung an Froböse & Fiehn, 2003b)

| Stufe 1 Aktivierung – Innervationsschulung (propriozeptives Training) |
| --- |
| • Bahnung und Wiederaufbau des afferenten (sensorischen) Sets<br>• Aktivierung der sensorischen Analysatoren<br>• Verbesserung der Informationsweiterleitung aus der Peripherie<br>• Verbesserung der intermuskulären Koordination<br>• qualitative Bewegungskontrolle |
| **Stufe 2 Lokales Muskelausdauertraining** |
| • Verbesserung der intermuskulären Koordination<br>• Verbesserung der Qualität der muskulären Stoffwechselvorgänge<br>• Ökonomisierung der Bewegung |
| **Stufe 3 Muskelaufbautraining** |
| • Erhöhung der Muskelmasse und des Muskelquerschnitts (Hypertrophie)<br>• Beseitigung der durch verminderte Reizwirkung entstandenen Atrophie |
| **Stufe 4 Steigerung der neuromuskulären Kraftqualitäten (intramuskuläre Koordination)** |
| • Erhöhung der Rekrutierung der Anzahl motorischer Einheiten<br>• Steigerung der Frequenzierung innerhalb der einzelnen motorischen Einheiten<br>• Verbesserung der Maximalkraft |
| **Stufe 5 Entwicklung vielfältiger situations(un)abhängiger Kraftqualitäten** |
| • Gelenkstabilisation in Alltags- und Freizeitsituationen |

**Tabelle 5.4**: Belastungsnormative im Muskeltraining (Froböse & Fiehn, 2003b).

| | Schwerpunkte des Muskeltrainings | | |
| --- | --- | --- | --- |
| **Belastungsnormative** | **Muskelausdauer** | **Muskelaufbau** | **intramuskuläre Koordination** |
| Intensität | 30–40 % | 40–70 % | 75–100 % |
| Wiederholungen | 20–40 | 8–15 | 1–6 |
| Serien | 1–6 | 2–6 | 3–6 |
| Serienpausen | bis 60 Sekunden | mehr als 3 Minuten | bis zur vollständigen Erholung |

Mit dem intramuskulären Koordinationstraining und der Schulung vielfältiger Gleichgewichtsreaktionen wird die *Stabilisation* der Gelenke und der Wirbelsäule verbessert. Diese Autostabilisation bildet die letzte Stufe eines funktionellen Gelenk- und Muskeltrainings.

Die Ziele, Inhalte und Methoden der medizinischen Trainingstherapie gelten in gleicher Weise für ein *präventives Gelenk- und Muskeltraining*. Insgesamt ergibt sich folgende Trainingshierarchie:
- Verbesserung der freien Beweglichkeit der Gelenke und der Wirbelsäule in entlastenden und wenig belastenden Ausgangsstellungen (Mobilisation);
- Verbesserung der dynamischen Muskelausdauer;
- Muskelaufbautraining im offenen (isoliert, eingelenkig) und geschlossenen System (mit gleichzeitiger Ko-Kontraktion mehrerer Muskelgruppen;
- Verbesserung der intramuskulären Koordination;
- dynamische Stabilisation der Gelenke und Wirbelsäule durch physiologisch durchgeführte alltags-, freizeit- und arbeitsspezifischen Situationen.

*Grundlagenausdauer*
In einem umfassenden körper-, bewegungs- und sportbezogenen Interventionsprogramm sollte der Aspekt der Ausdauer nicht vernachlässigt werden. Unter dem Begriff Ausdauer versteht man generell die Fähigkeit, eine Leistung über einen längeren Zeitraum ausüben zu können (= Ermüdungswiderstandsfähigkeit). Das Training der Ausdauer kann entsprechend der Einteilung nach Hollmann & Hettinger (2000)
- nach dem Größenumfang der eingesetzten Muskulatur (lokal / allgemein),
- nach dem Anteil der Energiebereitstellung (aerob / anaerob),
- nach der Art der Muskelarbeit (statisch / dynamisch)

differenziert werden. Im Gesundheitssport und in der Sporttherapie sind vor allem die lokale und allgemeine aerobe dynamische Ausdauer von Bedeutung. Die lokale aerobe Ausdauer bezieht sich auf muskuläre Strukturen und Stoffwechselvorgänge; in der Trainingstherapie spricht man deshalb auch von Muskelausdauer. Eine vorzeitige Ermüdung der Muskulatur führt zwangsläufig zu einer erhöhten Belastung der passiven Strukturen des Bewegungssystems, der Wirbelsäule und der Gelenke. Aus dieser Beobachtung leitet sich die präventive Wirkung eines lokalen Muskelausdauertrainings ab.

An dieser Stelle möchten wir kurz auf die Bedeutung und das Training der *allgemeinen aeroben Ausdauer* eingehen. Hier steht die Verbesserung der Leistungsfähigkeit des Gesamtorganismus im Mittelpunkt. Hollmann & Hettinger (2000) sprechen deshalb auch von Grundlagenausdauer. Mit der Übernahme dieses Begriffes als Kapitelüberschrift möchten wir die herausragende Bedeutung dieses Praxisbausteins im Rahmen gesundheitsbezogener Interventionen unterstreichen. Auf die kardiovaskulären, hämodynamischen, metabolischen, endokrinen und psychovegetativen Anpassungen an ein allgemeines aerobes Ausdauertraining hatten wir in Kapitel 3.6 bereits hingewiesen. Die in der Literatur beschriebenen vielfältigen Wirkungen körperlicher Aktivität auf die physische und psychische Gesundheit beziehen sich zumeist auf das Training der Grundlagenausdauer als Interventionsmaßnahme. Ein allgemeines aerobes Ausdauertraining führt darüber hinaus zu positiven trainingsbedingten Adaptationen an Sehnen und Bändern, am Knorpelgewebe und am Knochen (vgl. Fiehn & Froböse, 2003). Für die Zielgruppe der Älteren sind vor allem folgende Effekte interessant:

- Das rhythmische Be- und Entlasten der Wirbelsäule beim Gehen (Walking) bzw. beim leichten Laufen (Jogging) fördert die Stoffwechselaktivität der Bandscheiben und sichert damit längerfristig ihre Funktionsfähigkeit.
- Regelmäßiges Laufen in einer rückengerechten Form kann Verspannungen lösen und die Rückenmuskulatur kräftigen.
- Ein allgemeines aerobes Ausdauertraining führt über kurz- und längerfristige hormonelle Anpassungsprozesse zu einer verbesserten (anabolen) Stoffwechselsituation des Gesamtorganismus und fördert z. B. das Knochenwachstum.
- Die durch Ausdauertraining verbesserte periphere und zerebrale Durchblutung steigert die Aufmerksamkeit und die Sensibilität und erhöht dadurch die Qualität der Bewegungskoordination.
- Die Gesamtstabilisation des Herz-Kreislaufsystems beugt orthostatischen Beschwerden (z. B. Schwindelattacken) vor und mindert dadurch unmittelbar das gerade für ältere Menschen typische häufige Stolpern und Stürzen.

Für ein gezieltes lokales und allgemeines aerobes Ausdauertraining eignen sich innerhalb der einzelnen Übungsstunden insbesondere:
- Kleine Spiele,
- Mobilisations- und Kräftigungsübungen ohne vollständige Erholungspausen,
- gymnastische Übungen mit Musik (z. B. Aerobic),
- Bewegungsformen aus den Bereichen Rhythmik und Tanz sowie
- ausdauerorientierte Bewegungs- und Sportaktivitäten (z. B. Walking, Jogging, Wandern, Radfahren, Schwimmen, Skilanglauf).

Als Orientierungshilfe für die Belastungsdosierung und -steuerung eines allgemeinen aeroben Ausdauertrainings gilt die Herz- bzw. Pulsfrequenz. In der Praxis ist allerdings zu berücksichtigen, dass z. B. die individuelle Ruhe- und Maximalpulsfrequenz, die sportartspezifische Beanspruchungsform und das Alter die Pulsfrequenz maßgeblich beeinflussen können. Deshalb können allgemeine Empfehlungen zur Trainingspulsfrequenz, z. B. Trimming 130 (die Gesundheitskampagne des Deutschen Sportbundes in den 80er Jahren) oder die Formel „180 minus Lebensalter" nicht für eine persönliche Trainingssteuerung herangezogen werden. Für ein gezieltes und individuelles, präventiv orientiertes Ausdauertraining kann folgende Empfehlung gegeben werden (Lagerstrøm & Graf, 1986):

$$\text{Trainingspuls} = \text{Ruhepuls} + [(220 - \text{Lebensalter}) - \text{Ruhepuls}] \cdot 0{,}66$$

In der Praxis bewährt hat sich die Borg-Skala (**Abbildung 5.7**). Der subjektiv empfundene Belastungswert, multipliziert mit dem Faktor 10 entspricht annäherungsweise der aktuellen Belastungspulsfrequenz.

| | |
|---|---|
| 6<br>7<br>8 | sehr, sehr leicht |
| 9<br>10 | sehr leicht |
| 11<br>12 | ziemlich leicht |
| 13<br>14 | etwas schwer |
| 15<br>16 | schwer |
| 17<br>18 | sehr schwer |
| 19<br>20 | sehr, sehr schwer |

**Abbildung 5.7**: Borg-Skala zur Einschätzung des subjektiven Belastungsempfindens (Borg, 1982)

Für Personen, die älter sind als 35 Jahre und mit dem Ausdauertraining beginnen möchten, ist vor Beginn eine ärztliche Leistungsuntersuchung zu empfehlen. Hier gibt es eine Reihe standardisierter sportmedizinischer Belastungsuntersuchungen, aus denen die Trainingspulsfrequenz individuell berechnet werden kann (vgl. Hollmann & Hettinger, 2000). Im Unterschied zu den erwähnten Pulsformeln können die Überwachung des Blutdrucks und des Echokardiogramms (EKG) während dieser kontrollierten Belastung zuverlässige Hinweise auf eine Belastungshypertonie und Auffälligkeiten im Echokardiogramm geben, die als Ausschlusskriterien für eine gezielte Sporttherapie gelten.

Die vielfach zu lesende sportmedizinische Forderung 3x wöchentlich mindestens 30 Minuten zu trainieren, ist gerade für Neueinsteiger und Wiederbeginner als Optimalforderung zu verstehen und wirkt zu Beginn oft abschreckend. In gesundheitsorientierten Bewegungsprogrammen sollte gerade für diese Zielgruppen folgende methodische Vorgehensweise gewählt werden:
- Erlernen der physiologischen Technik der gewählten Bewegungsform;
- Entwickeln eines adäquaten Gefühls für die Belastung durch den wiederholten Vergleich der subjektiven wahrgenommenen Belastung (Borg-Skala) mit der objektiv gemessenen Herzfrequenz;
- Vermittlung von Zeitgefühl (Zeitschätzen in Ruhe und in der Bewegung), Tempogefühl (bestimmte Strecken in bestimmten Zeiten zurücklegen) und Streckengefühl (zurückgelegte Strecke schätzen);
- schrittweises Heranführen an die Dauerbelastung durch den Wechsel von Belastungsphasen und Pausen (extensives Intervalltraining).

Für ein therapeutisches Ausdauertraining gibt es sowohl für den kardiologischen und internistischen Bereich (Lagerstrøm, 1987) als auch für den orthopädisch-traumatologischen Bereich (Fiehn & Froböse, 2003) in der Praxis vielfach bewährte Stufenmodelle.

### 5.2.3 Entspannung

Entspannung ist heute ein wesentliches Praxiselement in der Gesundheitsförderung und in der Therapie zahlreicher Erkrankungen, sowohl im klinischen als auch ambulanten Bereich. In der Praxis gibt es inzwischen eine Vielzahl von Methoden, Techniken und individuellen Formen der Entspannung. Das macht es nicht leicht, Zielsetzungen und methodisches Vorgehen zu unterscheiden und damit durchschaubar darzustellen. Während früher Entspannung meist mit Begriffen wie Unterhaltung, Freizeitgestaltung oder Hobbies in Zusammenhang gebracht wurde, bezeichnet Entspannung heute eher das Lösen eines angespannten Zustandes und das Umschalten auf Ruhe. Der systematische und gezielte Einsatz von Entspannungstechniken tauchte jedoch erst im Zusammenhang mit der Stressproblematik auf (vgl. **Vertiefung 5.3**).

---

**Vertiefung 5.3: Phänomen Stress**

Mit diesem Titel beschreibt Frederic Vester (1978) wesentliche Zusammenhänge des Stressgeschehens in einer sehr verständlichen Weise. Seit den ersten Veröffentlichungen des Vaters der Stressforschung Hans Selye (1957, 1974) ist inzwischen eine kaum noch zu überschauende Zahl von Veröffentlichungen zu diesem Thema erschienen.

„Der zum Modewort aufgerückte und allenthalben benutzte Begriff Stress weist mittlerweile eine ziemliche Bedeutungsvielfalt auf. Im Grunde drückt er nichts anderes aus als Beanspruchung, doch impliziert er vor allem die jenseits einer gewissen Toleranz liegende Belastung, die mit mangelnden Kompensations- oder ungenügenden Anpassungsfähigkeiten verbunden ist" (Müller, 1987, S. 16).

An dieser Stelle soll und kann kein umfassender Einblick in die Thematik Stress erfolgen, vielmehr soll die kurze Darstellung die Bedeutung der Entspannung verdeutlichen. Dem Begriff Stress kommt im allgemeinen Sprachgebrauch zunächst eher etwas Negatives zu. Stress steht als Synonym für Überanstrengung und Überlastung, bedroht die Gesundheit und das Wohlbefinden. „Gleichzeitig scheint er ein unvermeidbares Problem zu sein, mit dem wir in unserer modernen Zivilisation ununterbrochen konfrontiert werden, ja, in dosierter Form scheinen wir ihn sogar zu brauchen. Diese Zweideutigkeit seiner positiven und negativen Wirkung ließ dann auch bald Begriffe wie Eustress (anregender Stress) und Distress (zerstörender Stress) entstehen (Selye, 1957; Anmerkung der Verfasser), um den unterschiedlichen Reaktionen eines Lebewesens gerecht zu werden, die gleichwohl auf demselben Mechanismus basieren" (Vester, 1978, S. 15). Stress- und Belastungssituationen führen zu typischen vegetativ-organischen Reaktionen: überlebenswichtige Körperfunktionen (Blut- und Sauerstoffversorgung, Atmung, Herz-Kreislauffunktionen, Muskulatur, Haut u. a.) werden mobilisiert und momentan unwichtige Funktionen (Aktivität der Verdauungsorgane, Sexualität) gestoppt. Diese lebenswichtige Funktion des Stresses wurde bereits von Cannon (1932) beschrieben, als er von Angriffs- und Fluchtmustern sprach. Vester (1978) verdeutlicht diese organischen Reaktionen sehr eindrucksvoll am Beispiel des Steinzeitmenschen, der auf Bedrohung mit Angriff oder Flucht reagierte und damit auf organisch-physiologische Aktivationspotenziale zurückgreifen konnte. Steinzeitlicher Stress wurde vor allem durch Bewegung und körperliche Aktivität kompensiert. Heute fehlen jedoch vielfach entsprechende Kompensationsmechanismen. Belastungssituationen im beruflichen und privaten Umfeld können nicht mehr adäquat verarbeitet werden und führen zu einem nachhaltigen Spannungsaufbau.

Demnach entscheiden die Häufigkeit des Stressreizes, die Relaxationszeit zwischen zwei Stressereignissen und die Anpassungsfähigkeit des Betroffenen, die durch seine Persönlichkeit, seine Einstellungen und Erfahrungen geprägt ist, über die positiven und negativen Folgen von Belastungssituationen. Hier setzt auch die Wirkung der Entspannung als einer möglichen Form des Umgangs mit Stress an. Man konnte beobachten, dass durch gezielte Entspannungsübungen sowohl die physiologischen als auch psychischen Folgen des Stresses positiv beeinflusst werden können. Entspannung führt auf der körperlichen Ebene zu einem Abbau von Überspannung, einer verbesserten Regeneration und Erholung, sowie auf der psychischen Ebene zu mehr Ausgeglichenheit und Wohlbefinden. Diese Ergebnisse sind sowohl im objektiv messbaren als auch im subjektiv wahrgenommenen Bereich nachzuweisen.

Während im Leistungssport Entspannung eher eine körperliche Dimension hat und vor allem mit der Zielsetzung einer verbesserten *Aktivationsregulation* und *Regeneration* eingesetzt wird, sind die Beobachtungen und wissenschaftlichen Ergebnisse der Stressforschung für den Bereich der Gesundheitsförderung und Therapie von Bedeutung. Insbesondere bei verhaltensabhängigen chronischen Erkrankungen wie z. B. Hypertonie, koronaren Herzerkrankungen und funktionellen Herz-Kreislauferkrankungen hat Entspannung eine nicht mehr wegzudenkende Funktion, da der Zusammenhang von Erkrankungsrisiko und Stress bereits nachgewiesen wurde.

Auch im Bereich anderer chronischer Erkrankungen, bei denen die Wechselwirkung von Psyche und Körper (Soma) immer deutlicher wird, hat die Entspannung ihren festen Platz in einem ganzheitlichen Behandlungskonzept. Sei es bei chronisch obstruktiven Atemwegserkrankungen (z.B. Asthma bronchiale) mit eher atemtherapeutisch orientierten Entspannungsübungen oder im Bereich des rheumatischen Formenkreises, der Osteoporose oder bei chronischem Rückenschmerz mit psychologisch wirksamen und verspannungslösenden Übungen. Gerade bei orthopädischen Krankheitsbildern ist eine physio- oder sporttherapeutische Intervention ohne Einbeziehung von Entspannungselementen wenig erfolgversprechend.

Bestimmte Entspannungsverfahren sind daher im Bereich der Krankengymnastik und insbesondere im Bereich der Psychotherapie schon lange als wirksame Therapieinhalte bekannt. Ein Großteil dieser Entspannungsverfahren wurde bereits in den 20er und 30er Jahren entwickelt, so z.B. die Eutonie (Alexander, Gindler), die Progressive Muskelrelaxation (Jacobson) und das Autogene Training (Schultz). Sie fanden aber erst in den 70er Jahren einen größeren Anwendungsbereich.

*Definition und Wirkungszusammenhang*
„Entspannung kann als ein Zustand physischer und psychischer Gelöstheit auftreten und sich in körperlichen Empfindungen der Wärme, Schwere oder auch Leichtigkeit und den psychischen Zuständen der Gelassenheit, Behaglichkeit, des Wohlbefindens insgesamt äußern und führt zumeist zu positiven Verhaltensweisen. Man fühlt sich einfach wohl und ist sich selbst sowie anderen gegenüber heiter, zufrieden und gelassen" (Müller, 1987, S. 14).

Die Wirkungen der Entspannung beruhen auf objektivierbaren physiologischen Reaktionen des Körpers:
- Tonussenkung der Skelettmuskulatur,
- Veränderung der Reflextätigkeit,
- periphere Gefäßerweiterung und Senkung des arteriellen Blutdrucks,
- Kreislaufregulation mit einer leichten Abnahme der Herzfrequenz,
- Blutumverteilung in die inneren Organe,
- Atemregulation mit einer Zunahme der Atemtiefe und einer Abnahme der Atemfrequenz,
- Reduktion des Sauerstoffverbrauchs,
- Zunahme des Hautwiderstandes,
- Veränderungen in der Hirnstromaktivität (im Sinne einer Beruhigung),
- Senkung des Grundumsatzes.

Diese physiologischen Anpassungsvorgänge beruhen auf einer vegetativen Umschaltung des Organismus, d. h. einer generalisierten

Abnahme des sympathischen und einer möglichen Aktivitätssteigerung des parasympathischen Nervensystems. Sie sind eng verknüpft mit psychologischen Reaktionen: einer Resonanzdämpfung der Affekte mit einer zunehmenden Gelassenheit und Ausgeglichenheit, einer mentalen Frische mit einem Gefühl der körperlichen und geistigen Frische sowie einer ausgeglicheneren Befindlichkeit sowie einer Erhöhung der Introspektion und erhöhten Konzentrationsfähigkeit. Diese psychologischen Effekte der Gelöstheit können aber durchaus auch durch andere Formen der Entspannung erreicht werden. Es sind keine klassischen Entspannungstechniken, sondern individuelle Möglichkeiten der Entspannung, hier eher im Sinne des Abschaltens, der Ablenkung vom Alltag(s-Stress). *Naive Entspannungstechniken* sind z. B. Musik, Lesen, Spielen, Schlafen, Massage, Bäder, Sauna und Nichtstun. Hierbei geht es eindeutig um das seelische Wohlbefinden, also die subjektive Komponente der Entspannung. Dabei kann sich auch ein Teil der objektiv messbaren Reaktionen währenddessen oder danach einstellen, die jedoch nicht als zielgerichtet betrachtet werden können. Manchmal reichen diese individuellen Entspannungsmöglichkeiten nicht aus, wirkliche Ruhe und Gelöstheit zu finden. Auch wenn jeder seine eigene (naive) Strategie von Erholung und Entspannung hat, so bleiben oft bei diesen Formen der Entspannung die einfachsten objektiven Wirkungen wie Atemregulation, Abnahme der Herzfrequenz und des Blutdrucks aus. Selbst wenn die Betreffenden einen entspannenden Effekt zu verspüren glauben, so ergeben Messungen der objektiven Parameter oft das genaue Gegenteil. Und nicht jeder, der äußerlich einen ruhigen und entspannten Eindruck macht, ist auch innerlich ruhig und entspannt. Es gilt also festzuhalten, dass auch individuelle oder naive Formen der Entspannung zumindest bis zu einem gewissen Grad an ihrer objektivierbaren physiologischen Wirksamkeit zu messen sind.

Bei den klassischen Entspannungsmethoden steht diese Wirksamkeit nicht in Frage, wenn gleich die Reaktionen auf diese individuell unterschiedlich sein können. An dieser Stelle sei auf den besonderen Stellenwert von Bewegungs- und Sportaktivitäten hingewiesen, die – vergleichbar der Angriffs- bzw. Fluchtreaktion des Steinzeitmenschen – unmittelbar zu einer Regulation des Aktivitätsniveaus beitragen können.

*Ziele und Zielgruppen*
Generell unterscheidet man verschiedene Entspannungstechniken, die je nach Zielsetzung
- physiotrop (auf eine Entspannung des Körpers gerichtet),
- psychotrop (Entspannung im psychischen Bereich bewirken),
- integrativ (psycho-physisch)

orientiert sind. Ihnen allen gemeinsam ist das Prinzip der selektiven Wahrnehmung, der Bewusstseinseinengung, der nach innen gerichteten Aufmerksamkeit und der Konzentration auf die Atembewegung, die Muskelspannung, eine Körperregion oder einen Gedanken. Entspannungsübungen helfen, die Selbstwahrnehmung zu fördern und sind daher ein wesentlicher Baustein präventiv und therapeutisch orientierter Bewegungskonzepte.

Mit der Konzeption und Weiterentwicklung verschiedenster Entspannungstechniken haben sich unterschiedliche inhaltliche Orientierungen ergeben. Als übergeordnet gilt jedoch das Ziel „der Kontrolle bzw. Senkung des physiologischen und psychologischen Erregungsniveaus und der Erhöhung der Anpassungsfähigkeit an Belastungen" (Müller, 1987, S. 30). Hierzu sei jedoch angemerkt, dass dieses übergeordnete Ziel nicht im Sinne eines immer wieder anzustrebenden Effektes um jeden Preis zu erreichen ist, sondern vor allem das Loslassen, das Gelassensein und -werden (im Sinne von in Ruhe lassen, nicht fordern) im Mittelpunkt eines Entspannungstrainings stehen sollte. Das Negativbeispiel wären hier Kursleiter und Teilnehmer, die krampfhaft versuchen Verspannungen zu lösen, um den vorher als erwünscht geäußerten Effekt zu erzielen. Gerade das zu starke Fixiertsein auf Wirkungen kann den eigentlichen Entspannungseffekt verhindern oder sogar mehr Verspannungen aufbauen.

In einer weiteren Differenzierung möchten wir Ziele für den körperlichen, den affektiv-emotionalen und den kognitiven Bereich formulieren. Diese sollten in einem ganzheitlichen Ansatz nicht getrennt voneinander betrachtet werden. Allerdings erfordert die zielgruppenspezifische Dominanz des jeweiligen Bereiches eine Sensibilisierung sowohl seitens des Kursleiters als auch der Teilnehmer.

- *Ziele für den körperlichen Bereich:*
  Bei der Formulierung von Zielen im körperlichen Bereich geht es vor allem darum, Menschen (Patienten), die bis dahin ein gestörtes oder distanziertes Verhältnis zu ihrem eigenen Körper entwickelt haben, wieder ein Körperbewusstsein und ein positives Körperbild zu vermitteln. Insbesondere bei den chronisch degenerativen Erkrankungen des Herz-Kreislaufsystems und des Bewegungssystems – den sogenannten Zivilisationskrankheiten – wirken sich körperliche und psychische Verspannungen in ihrer Wechselwirkung negativ auf die Einstellung zum eigenen Körper und auf das Körperbild aus. Hier sollten Übungen zur Körperwahrnehmung, zum Spannungsabbau und allgemeine Bewegungsübungen im entspannten Zustand (z. B. Aquatraining) im Mittelpunkt stehen.

- *Ziele für den affektiv-emotionalen Bereich:*
  Die Ziele im emotionalen Bereich liegen in der Wiedererlangung und Stärkung des Körper- und damit des Selbstbewusstseins, der Entängstigung und einer allgemeinen Verbesserung des körperlichen und seelischen Wohlbefindens. Die Teilnehmer sollen in die Lage versetzt werden, über Entspannungsübungen wieder Vertrauen zu sich selbst und ihren Körper herzustellen und damit wieder zu einem verbesserten inneren Gleichgewicht zu finden.
- *Ziele für den kognitiven Bereich:*
  Im kognitiven Bereich ist es wichtig, über Informationen und Wissensvermittlung Einsichten und Verständnis über die physiologischen Zusammenhänge von Belastung und Entspannung, über verschiedene Entspannungsmethoden und deren Bedeutung für die jeweilige Erkrankung zu schaffen. Insgesamt gesehen soll den Teilnehmern eine gewisse Beurteilungsfähigkeit und Einordnung in ihren Lebenszusammenhang ermöglicht werden.

Ein wesentlicher methodisch-didaktischer als auch inhaltlicher Schwerpunkt stellt auch im Bereich Entspannung das zielgruppenspezifische Vorgehen dar. Je nach Krankheitsbild, Gruppenstruktur und Persönlichkeitsstruktur der jeweiligen Teilnehmer sollten entsprechende Ziele und Schwerpunkte gesetzt werden. Dabei sollte zunächst eine Differenzierung nach physiologischen, psychologischen und psychosomatischen Entspannungszielen erfolgen. Dabei können Fragestellungen hilfreich sein, die bereits einen deutlichen Hinweis auf den zu wählenden Schwerpunkt geben.

---

Hat die Beseitigung von Verspannungen durch Fehlhaltungen und Fehlbelastungen Vorrang?
Steht eher eine ausgeprägte Schmerzproblematik und deren Bewältigung im Mittelpunkt?
Stehen eher psychische Belastungen, z. B. Ängste im Vordergrund?
Sind psychosomatische Aspekte entscheidend oder mit zu berücksichtigen?
Existiert mangelndes Selbstvertrauen im körperlichen und psychischen Bereich?
Ist das Körperbild oder die Koordination gestört?
Liegt die Belastung eher im psychosozialen oder persönlichen Bereich?

## Methoden und Verfahren

Es gibt eine Vielzahl von Lösungs- und Entspannungstechniken, wie auch Relaxationsverfahren zur Spannungsregulation. Es ist nicht leicht, Zielsetzungen und methodische Prinzipien voneinander zu unterscheiden und damit durchschaubar darzustellen. Je nachdem, in welches Gesamtkonzept Entspannung einbezogen wird, stehen eher muskelphysiologische Vorgänge der An- und Entspannung bzw. mehr oder weniger reflektierte psychologische bzw. psychosoziale Wirkprinzipien in ihrer Beziehung zum Verhalten im Alltag im Vordergrund. Im Sinne einer ganzheitlichen Ausrichtung pädagogisch-therapeutischer Bewegungs- und Sportprogramme ist eine Integration beider Aspekte zu empfehlen.

An dieser Stelle können wir aus der Vielzahl an Methoden und Techniken nur die bekanntesten Verfahren erwähnen (vgl. **Tabelle 5.5**).

Tabelle 5.5: Entspannungstechniken und ihre Begründer
(vgl. Werle & Förster, 1996)

| Methoden, Techniken, Verfahren | Begründer / Autoren |
|---|---|
| Atementspannung | Ilse Middendorf<br>Hilla Ehrenberg |
| Progressive Muskelrelaxation – Tiefenmuskelentspannung | Edmund Jacobsen |
| Lösungstherapie | Hedi Haase<br>Alice Schaarschuch |
| Funktionelle Entspannung | Marianne Fuchs |
| Eutonie | Gerda Alexander<br>Anton & Marie-Luise Stangl |
| Feldenkrais | Moshe Feldenkrais |
| Autogenes Training | Johannes Heinrich Schultz |
| Konzentrative Entspannung | Wilda Kiesel<br>Elsa Gindler |
| (transzendentale) Meditation | Maharishi Mahesh Yogi |
| Östliche Techniken<br>(z. B. Yoga, Taiji Quan, Qi Gong) | Swami Janakananda Saraswati<br>Stuart Olson<br>Qingshan Liu |
| Imaginative Verfahren | Donald W. Meichenbaum<br>Joseph E. Shorr |

Die Erfahrung in den verschiedenen Gruppen im Bereich der Sporttherapie hat gezeigt, dass eine Bewertung der verschiedenen Entspannungsmethoden durchaus als sinnvoll anzusehen ist. Zum einen für den noch unerfahrenen Kursleiter, der Anhaltspunkte bekommen soll, welche Methode für bestimmte Gruppen am ehesten angebracht sind; zum anderen für den erfahrenen Kursleiter, der den ein oder anderen Aspekt der verschiedenen Entspannungsmethoden und Möglichkeiten noch nicht berücksichtigt hat.

So ist z. B. das Autogene Training, eine der bekanntesten und wohl am meisten praktizierten Entspannungsverfahren, in Bezug auf das sporttherapeutische Aufgabenfeld durchaus kritisch zu betrachten. Es ist eine Methode, die mit Hilfe von suggestiven Formeln arbeitet, wodurch sowohl psychische als auch physische Wirkungen eintreten können, die der Kursleiter eventuell nicht mehr unter Kontrolle hat und zwar während als auch nach dem Üben (vgl. Stangl & Stangl, 1989). Das Autogenes Training sollte deshalb zumindest ab der Oberstufe von einem erfahrenen Psychologen bzw. Arzt geleitet werden. Es ist daher auch nicht als Kurzentspannung am Ende einer Stunde geeignet, sondern sollte als separates Entspannungstraining durchgeführt werden. Weiterhin kann es beim Autogenen Training durch das permanente Wiederholen und Üben der Schwere und Wärme mit suggestiven Formeln zu einer Verminderung des Eigenreflexes und zu einer dauerhaften Tonussenkung kommen. Letztgenannter Nebeneffekt ist insbesondere bei Patienten, die ein Defizit im Bereich der Körperwahrnehmung und Koordination zeigen, eher kontraindiziert. Bei solchen und ähnlichen Krankheitsbildern (z. B. Rückenpatienten) ist das Autogene Training weniger empfehlenswert. Der klassische Teilnehmer des Autogenen Trainings hat seine Probleme eher im Bereich Stress, Überspannung, Übernervosität.

Auch bei der Progressiven Muskelentspannung wurde von Jacobson und Carlson (vgl. Stangl & Stangl, 1989) eine Reflexabschwächung nachgewiesen, jedoch nicht in der gleichen Intensität wie beim Autogenen Training. Die positiven Effekte im Bereich der Tonuskontrolle und Wahrnehmung wiegen diesen möglichen Effekt allerdings auf.

Aus unserer Sicht ergeben sich für die dargestellten Entspannungsmethoden folgende Einsatzfelder:
- Bei Defiziten im Bereich der Körperwahrnehmung, der Koordination und des Körperbildes sollte außer den sporttherapeutischen Maßnahmen in der Wahl der Entspannungsmethode diejenige verwendet werden, die diese Defizite am ehesten abdeckt: Feldenkrais, Eutonie, Progressive Muskelrelaxation, Elemente der Lösungs-

therapie und auch östliche Techniken bieten hier vielfältige Möglichkeiten.
- Im Bereich der koronaren Herzerkrankungen, der funktionellen Herz-Kreislauferkrankungen sowie der vegetativen Störungen sind vor allem die Atementspannung und Sensibilisierung zu empfehlen. Aber auch Eutonie, Feldenkrais, die Funktionelle und Konzentrative Entspannung sowie Musikentspannung können hier wirkungsvoll eingesetzt werden. Die Progressive Muskelentspannung sollte hier mit viel Vorsicht zum Einsatz kommen, da viele Menschen mit dem dosierten Einsatz von Spannung und Anspannung Probleme haben, und sich beispielsweise Herzpatienten leicht überfordern können. Als ergänzende therapeutische Maßnahme wird in vielen Reha-Kliniken das Autogene Training vermittelt.
- Bei klassischen psychosomatischen Beschwerden lassen sich die Progressive Muskelrelaxation, die Funktionelle Entspannung und Meditation problemlos anwenden.
- Bei rheumatischen Erkrankungen, Osteoporose und unspezifischen Rückenschmerzen kann mit Progressiver Muskelrelaxation erfolgreich gearbeitet werden. Aber auch Musikentspannung, Atementspannung, Lösungstherapie, Funktionelle Entspannung, Eutonie und Feldenkrais können ohne Bedenken eingesetzt werden. Yoga mit seinen teilweise extremen Dehnpositionen erfordert sehr viel Körpergefühl, und ist älteren Patienten und Teilnehmern ohne Vorerfahrung nicht zu empfehlen.
- Bei chronischen Schmerzpatienten sind die Progressive Muskelrelaxation sowie kognitive und imaginative Verfahren empfehlenswert.

*Praktische Umsetzung*
Die praktische Umsetzung ist abhängig von den gesetzten Zielen und der Gruppenstruktur. Die Stundenkonzeption für einen reinen Entspannungskurs mit 10 Einheiten unterscheidet sich von einem Bewegungsangebot mit Entspannungsteil sowohl von der Dauer als auch von den Schwerpunkten. Beiden gemeinsam sind die sogenannten sensitiven Übergänge, die ein eher fließendes Umschalten auf Entspannung ermöglichen. Diese Übergänge können mit Übungen zur Körperwahrnehmung und Koordination, einfachen Koordinationsspielen oder behutsamen Dehnübungen durchgeführt werden. Die eigentliche Entspannungsübung einer Stunde sollte am Anfang nicht mehr als 10 bis 15 Minuten, später dann nicht mehr als 20 bis 25 Minuten dauern, da Ungeübte damit zeitlich überfordert sein können. Für den gesamten Entspannungsteil mit sensitivem Übergang und dem abschließenden Feedback sollten mindestens 20 bis 30 Minuten eingeplant werden.

Während in einem Bewegungskurs ein zu viel an Bewegung und Aktivität das Umschalten auf Ruhe und Entspannung eher erschweren kann, gehört Bewegung in einem reinen Entspannungskurs zu den wesentlichen Inhalten und wirkt eher entspannungsfördernd. Der Bewegungsteil in einem Entspannungskurs stellt inhaltlich gewissermaßen den sensitiven Übergang zum Alltag dar. Die laienhafte Vorstellung („In einem Entspannungskurs, da legt man sich einfach hin und entspannt dann irgendwie...") ist also weder angebracht, noch sinnvoll. Teilnehmer, bei denen die Stressproblematik im Vordergrund steht (z.B. in einem Stressbewältigungsseminar) und die zumeist noch eine sitzende Tätigkeit ausüben, sollte sogar ein regelrechtes Austoben innerhalb des Entspannungstrainings ermöglicht werden. Allerdings gehört hierzu zum einen sehr viel Vorerfahrung und Einfühlungsvermögen seitens des Kursleiters, zum anderen erfordert es eine zielgerichtete Einordnung in den Gesamtrahmen des Entspannungstrainings und das Verständnis von den Teilnehmern.

Bei einem reinen Entspannungskurs sollten den Teilnehmern nicht mehr als zwei bis drei unterschiedliche Methoden vermittelt werden, um ihnen die Bandbreite der Möglichkeiten und ihre Verknüpfung vorzustellen; ihnen gleichzeitig aber Zeit zum Lernen der Verfahren zu geben. Bei Kursen mit primär anderer Zielsetzung, z. B. Rückenkursen, hat sich gezeigt, dass ein Entspannungsblock von zwei bis drei Kurseinheiten als Einführung besser geeignet ist, als eine jeweils 15 bis 20minütige Entspannung in allen Übungsstunden, um unter anderem auch die theoretischen Grundlagen von Entspannung zu vermitteln. Dieses Vorgehen ist allerdings abhängig von der Akzeptanz der Teilnehmer.

Der Entspannungsteil in einer Übungsstunde sollte in aller Regel gegen Ende erfolgen. Ein vorheriges intensives Kräftigungs- oder Ausdauerprogramm ist zu vermeiden, da hierdurch die Konzentrationsfähigkeit herabgesetzt ist und der gesamte Organismus nicht so schnell auf Ruhe umschalten kann. Letzteres ist allerdings eher ein zeitliches Problem. Der Einsatz von Entspannung zu Beginn einer Stunde, um den Teilnehmern ein Lösen vom Alltag zu ermöglichen, kann sinnvoll sein, hängt jedoch in entscheidendem Maße von den weiteren geplanten Aktivitäten im Verlauf der Stunde und von der Gruppe ab.

### 5.2.4 Kleine Spiele

Innerhalb der verschiedenen Inhalte und Methoden einer körper-, bewegungs- und sportbezogenen Gesundheitsförderung kommt dem Spiel in seinen vielfältigen Ausprägungsformen eine zentrale Bedeu-

tung zu. Allerdings sind es nicht die großen Sportspiele, wie z.b. Fußball, Handball, Volleyball, Basketball oder Hockey, sondern einfache Bewegungsspiele, Kleine Spiele (Döbler & Döbler, 1978) und New Games (Fluegelman & Tembeck, 1979). Den Stellenwert der Kleinen Spiele möchten wir mit dem folgendem Zitat unterstreichen:
„Was aber bringt den Menschen spontaner, leichter und unkomplizierter dazu, sich zu bewegen, in eine ganzheitliche Spannung zu geraten oder gar anzustrengen, als die verführerischen Elemente der Bewegungsspiele? (…) Kleine Spiele sind freie Spiele. Bei ihnen steht nicht das Regelwerk, die Präzision oder Perfektion im Vordergrund, nicht die Ernsthaftigkeit des Resultates. Stattdessen sollen sie zum Mitmachen anregen, zu Spontanität, Lust und Laune. Sie sollen lösen und entkrampfen und damit zu einem entspannten Wohlempfinden verhelfen. In ihrer unerschöpflichen Vielfalt liegt auch die Chance, sie in flexibelster Weise auf die gesamtorganischen und damit nicht nur körperlichen, sondern auch psychologischen Ziele eines Gesundheitssportprogramms anzupassen" (Steiner in Löhr & Zwirner, 1988, S. 4).

Durch die scheinbar unerschöpfliche Vielfalt der Kleinen Spiele sind wir in der Lage, für beinahe jede Anforderung, jede Zielsetzung, jede Phase innerhalb einer Bewegungs- bzw. Therapiestunde ein geeignetes Spiel anzubieten. Der Fundus reicht von Kennenlernspielen bis zu Gemeinschaftsspielen, von Aufwärmspielen zu Entspannungsspielen, von kooperativen zu Wettkampfspielen, von Spielen ohne bzw. mit den unterschiedlichsten Materialien, Spielen in den unterschiedlichsten Umgebungen (z.B. im Wasser, im Freien, in der Halle), bis zu Spielen, die Kondition, Koordination oder die Bereiche der Psycho- und Sensomotorik ansprechen.

Die Auswahl von Spielformen für die verschiedenen Übungseinheiten orientiert sich an:
- dem Beschwerdebild der Gruppenteilnehmer;
- den situativen Rahmenbedingungen (z. B. Zahl der Teilnehmer, Größe des Raumes, zur Verfügung stehende Materialien);
- dem Stundenziel (z. B. Spiele zum Kennenlernen, Spiele zur Körperwahrnehmung, Spiele zur Schulung der Koordination, Spielformen zum Einüben rückengerechter Verhaltensweisen);
- der Motivation der Kursteilnehmer; gerade ältere Teilnehmer verbinden mit dem Begriff Spiel doch eher das Kinderspiel bzw. das sportliche Spiel und haben Schwierigkeiten, sich auf das Spielen einzulassen. Erwachsene fragen oft nach dem Sinn bestimmter Handlungsanweisungen, sodass der Kursleiter bzw. Therapeut öfters Erläuterungen bestimmter Inhalte geben sollte. Eine angenehme, natürliche Gruppenatmosphäre erleichtert das Einführen von Kleinen Spielen und Spielformen.

Für das Spiel sollten folgende Prinzipien gelten:
- Miteinander statt gegeneinander!
- Individuelle Belastungsdosierung!
- Vermeidung unfallträchtiger und körperlich belastender Situationen!

Spielanregungen und Spielbeschreibungen finden Sie in der kaum noch überschaubaren Zahl von Spielesammlungen, die es inzwischen auf dem Markt gibt.

## 5.3 Individuumsorientierte Ansätze

### 5.3.1 Indikationsunspezifische Maßnahmen (Gesundheitssport)

Der Gesundheitsmarkt boomt! Die Zahl der Anbieter gesundheitsorientierter Bewegungs- und Sportangebote und die Zahl ihrer Produkte ist kaum noch zu überschauen (vgl. Uhlig, 1994; Rieder et al., 1996). Die Produktpalette reicht von funktionsgymnastischen Angeboten über aktuelle Fitnesstrends bis hin zu vielfältigen Spielformen und meditativen Formen der Entspannung. Aus der Vielfalt haben wir vier populäre Praxiskonzepte des Gesundheitssports ausgewählt: Nordic Walking, Aquatraining, Rückenschule und Bewegungssicherheit im Alter. Wir bezeichnen sie als indikationsunspezifische Maßnahmen, da die Zielgruppe meist ältere Menschen ohne ein aktuelles Gesundheitsproblem sind.

*Nordic Walking*
In der Gesundheitsförderung von Herz-Kreislauferkrankungen spielt das Training der allgemeinen aeroben Ausdauer neben einer gesunden Ernährung eine herausragende Rolle. Der in den 80er Jahren populäre Lauftreff und das Anfang der 90er Jahre vorgestellte Walking (vgl. Deutscher Leichtathletik-Verband, 1982 und 1994) sind praktisch die Vorläufer des Nordic Walking, das zu den aktuellsten Trends im Fitness- und Gesundheitssport zählt.
Das Wort *Walking* kommt aus dem Amerikanischen und bedeutet Gehen. Walking ist allerdings mehr als Gehen, wie wir es aus unserer Alltagserfahrung kennen. Walking ist, einfach gesagt, schnelles, sportliches Gehen. Die Varianten sind vielfältig: Walking kann gemütlich oder flott, meditativ und entspannend, mit Power oder mit Sportgeräten, z. B. kleinen Hanteln durchgeführt werden. Besonderen Wert wird auf eine physiologische Haltung und Technik gelegt. Die Dauer und Häufigkeit folgt den Prinzipien des Trainings der Grundlagenausdauer. Ziel sollte es sein, ca. drei- bis viermal pro Woche 30 bis 45 Minuten zu Walken. Anfängern und Untrainierten ist

| | |
|---|---|
| Körperhaltung | Der Oberkörper ist aufgerichtet und der Blick richtet sich nach vorn. Dabei schwingen die Arme locker, jedoch kräftig in Gehrichtung mit. Ober- und Unterarm bilden dabei einen Winkel von ca. 90 Grad. Die Hände bleiben locker oder zu einer lockeren Faust geschlossen. |
| Schritttechnik | Die Schrittfrequenz ist individuell verschieden und kann daher nicht festgelegt werden. Es wird bei jedem Schritt der ganze Fuß, beginnend mit dem Aufsetzen der Ferse bewusst über die ganze Fußsohle bis zu den Zehen hin, abgerollt. |
| Atemtechnik | Die Atemtechnik ist ebenfalls individuell verschieden. Es sollte daher nicht versucht werden, nur durch die Nase ein und durch den Mund auszuatmen, da hier die Gefahr des Verkrampfens besteht. Daher nicht nur die Nase, sondern auch den Mund zum einatmen nutzen, da ab einer bestimmten Belastung durch die Nase nicht mehr ausreichend Luft eingeatmet werden kann. Bei Auftreten von Seitenstichen sollte eine Pause eingelegt werden, bis die Stiche sich legen. Manchmal hilft auch das Hochheben der Arme, wodurch sich das Zwerchfell entspannt. Seitenstiche treten meist bei untrainierten Sportlern auf, verschwinden jedoch nach einigen Tagen regelmäßigem Training, da sich dabei automatisch auch die Atemtechnik verbessert. |

jedoch zu raten, mit zweimal wöchentlichen Trainingsbelastungen von 20 bis 30 Minuten zu beginnen. Dabei sollten anfangs ca. zwei Minuten Walking mit anschließenden zwei Minuten erholsamen Gehpausen in langsamen Tempo wechselweise wiederholt werden, bis eine Gesamtzeit von 20 bis 30 Minuten erreicht ist. Von Woche zu Woche, können dann die Erholungs-Gehphasen behutsam reduziert und die Walkingphasen verlängert werden. Im Zweifelsfall lieber zu langsam walken, als etwas zu schnell. Das optimale Tempo ermittelt man über die Kontrolle der Herzfrequenz. Hier gelten die bereits vorgestellten Pulsformeln. Älteren Wiederbeginnern und Neueinsteigern empfehlen wir eine ärztliche Vor- und Belastungsuntersuchung.

Das *Nordic Walking* wurde bereits in den 50er Jahren als Sommertraining, als sogenannter Ski-Gang, für Spitzenathleten des Nordischen Skisports eingeführt. Dazu war besonders die Entwicklung spezieller Nordic Walking-Stöcke entscheidend. In den letzten Jahren wurden die zahlreichen Vorteile des Nordic Walking auch für den Breitensport erkannt. In Zusammenarbeit mit Medizinern, Sportwissenschaftlern und anderen Sportexperten wurde Nordic Walking zu einer Form des sanften Fitness- und Gesundheitstrainings für jedermann entwickelt. Nordic Walking ist dynamisches Gehen mit speziell entwickelten Stöcken. Es ähnelt dem Skilanglauf. Um die optimale Stocklänge zu bestimmen, multipliziert man die Körpergröße mit 0,70. Die Stöcke sind in Längenabständen von 5 cm erhältlich, sodass die errechnete Stocklänge auf- oder abgerundet wird. Bei einer Körpergröße von 170 cm sind beispielsweise Stöcke mit der Länge von 120 cm (170 cm x 0,7 = 119 cm) notwendig. Die Verwendung von hochwertigen Materialien hat auch hier Einzug gehalten; inzwischen gibt es beispielsweise auch Stöcke aus Karbon. Für Einsteiger genügen allerdings auch billigere Modelle.

Die Verwendung von Nordic Walking-Stöcken bietet folgende Vorteile:
- Die Stützfunktion und Sicherheit beim zügigen Gehen auf allen Untergründen vermittelt vor allem älteren Menschen ein sicheres Walking-Gefühl. Sie sind die dynamische und sportlichere Variante eines Gehstocks, den gerade ältere Menschen oft benutzen.
- Durch die Lastverteilung auf Arme und Beine werden die Wirbelsäule und die Gelenke der unteren Extremität (Hüfte, Knie) um bis zu 30 % entlastet; dies ist insbesondere für Übergewichte und Patienten mit Rücken- und Gelenkproblemen wichtig.
- Gleichzeitig wird die aufrechte Haltung gefördert und unterstützt.
- Durch den Stockeinsatz werden der Schultergürtel und die Armmuskulatur verstärkt in die Bewegung einbezogen. Dadurch werden fast alle der 660 Muskeln des Körpers aktiviert. Das Cooper Institut in Dallas, USA, hat im Rahmen einer Untersuchung die Effektivität des Nordic Walking mit normalem Walking verglichen. Diese Untersuchung ergab, dass beim Nordic Walking mindestens 20 %, teilweise sogar bis zu 45 % mehr Kalorien verbrannt werden, als bei normalem Fitness-Gehen mit gleicher Geschwindigkeit; es sind ungefähr 450 Kalorien in der Stunde. Alle Risikofaktoren von Herz- und Kreislauferkrankungen werden dadurch günstig beeinflusst.
- Der intensive Stockeinsatz wird von vielen Teilnehmern als entspannund für den Schulter- und Nackenbereich empfunden.
- Das Nordic Walking ist am schönsten und wirkungsvollsten in leicht hügeligem Gelände mit seinen An- und Abstiegen, bei denen die Nordic Walking-Stöcke entsprechend zur Geltung kommen. Gleichzeitig können sie überall in den Pausen als Stütze für einfache Lockerungs- und Dehnungsübungen verwendet werden.

Das Nordic Walking ist für alle Zielgruppen des Gesundheitssports in geradezu idealer Weise als Ganzkörperbeanspruchung geeignet: Das Herz-Kreislaufsystem wird trainiert, das Immunsystem gestärkt, die Fettverbrennung angeregt. Und im Gegensatz zum Laufen werden Hüft-, Knie-, und Sprunggelenke sowie die Wirbelsäule weniger belastet. Dies ist besonders wichtig für Menschen, die unter Arthrose und Übergewicht leiden.

Der Boom hat das Internet erreicht. Es ist kaum vorstellbar, wie viele Informationsquellen Sie zum Thema Nordic Walking finden.

*Aquatraining*
In den letzten Jahren hat sich eine neue Bewegungskultur im Wasser entwickelt. Die traditionelle Wassergymnastik, oft nur eine Gymnastik im Wasser, ist „out", Aquajogging, Aquarobic und Aquarelax sind „in", Schwimmen in Rückenlage sehr populär. Schon seit längerer Zeit ist bekannt, dass allein schon der Aufenthalt im Wasser eine Vielzahl von positiven Effekten für den Organismus mit sich bringt (vgl. **Tabelle 5.6**).

**Tabelle 5.6:** Physikalische Besonderheiten des Mediums Wasser und seine positiven Effekte für den Organismus (Werle, 2003)

| | |
|---|---|
| **Dichte** | • Belastung der stoffwechselträgen Gewebe<br>• Entlastung der Sehnen und Bänder durch verlangsamte Bewegungen<br>• intensive Körperwahrnehmung über den taktilen Analysator (Haut)<br>• dosiertes Muskeltraining (Kräftigung) möglich<br>• angstfreies Bewegen ohne erhöhtes Sturzrisiko |
| **Hydrostatischer Druck** | • Vertiefung der Ausatmung<br>• Kräftigung der Atemhilfsmuskulatur<br>• Unterstützung des Stoffaustausches im Gewebe<br>• peripheres Gefäßtraining |
| **Auftrieb** | • Entlastung der passiven Strukturen des Halte- und Bewegungsapparates<br>• geringere Druckbelastung auf Bandscheiben und Gelenkknorpel<br>• Mobilisationsübungen ohne Belastung möglich<br>• Verminderung der Schmerzsymptomatik<br>• Einnehmen einer schmerzfreien Rückenlage möglich |
| **Wärmeleitfähigkeit** | • erhöhte Muskelstoffwechselaktivität bei geringeren Temperaturen<br>• Muskelentspannung bei höheren Temperaturen<br>• psychische Einwirkung bei psychosomatischen Krankheitsbildern<br>• Gefäßtraining |

Tabelle 5.7: Bewegungsformen der Aquatherapie (Werle, 2003)

| Bewegungs-form | Ziel | Trainingshinweise |
|---|---|---|
| Aquarelax | im Wasser entspannen | • Auftriebshilfen unterstützen die Entspannung<br>• Wassertemperatur sollte über 29⁰ Celsius liegen |
| Aquamobile | im Wasser beweglicher werden | • Bewegungsamplitude unterhalb der Schmerzgrenze<br>• alle Bewegungsrichtungen eines Gelenks ansprechen<br>• sehr geringe Belastung (wenig Wasserwiderstand)<br>• Bewegung in Entlastung (Rückenlage, im tiefen Wasser)<br>• sehr viele Wiederholungen |
| Aquarobic | im Wasser ausdauernder werden (= Aerobic im Wasser) | • vielfältige gymnastische Bewegungsübungen<br>• geringe Intensität<br>• viele Wiederholungen<br>• keine langen Pausen<br>• Bewegungstempo orientiert sich am Schmerzgeschehen |
| Aquapower | im Wasser kräftiger werden | • vielfältige gymnastische Bewegungsübungen<br>• aus stabiler Ausgangsstellung (Stand)<br>• Wasserwiderstand als „Krafttrainingsgerät"<br>• mittlere Intensität durch höheres Bewegungstempo<br>• jeweils 3x 20 bis 30 Wiederholungen |
| Aquabalance | im Wasser sicherer werden | • vielfältige Gleichgewichts- und Balancierübungen<br>• mit offenen und geschlossenen Augen<br>• beidbeinig – einbeinig<br>• im Stand – in der Bewegung |
| Aquawalking / Aquajogging | im Wasser gehen und laufen | • im brusttiefen Wasser<br>• im tiefen Wasser mit Auftriebshilfen |

Ziel dieser neuen Bewegungskultur ist es, die Vorteile, die der Bewegungsraum Wasser bietet, vielseitiger zu nutzen. Dies hat zu neuen Zielsetzungen, Inhalten, Methoden und organisatorischen Rahmenbedingungen geführt (vgl. **Tabelle 5.7**).

Die neuen Bewegungsformen im Wasser sprechen eine Vielzahl neuer Zielgruppen an. Sie erweitern nicht nur das Fitness- und Freizeitsportangebot, sondern eröffnen vor allem ein breiteres Spektrum für die Prävention und Rehabilitation klinischer Beschwerdebilder (rheumatische Erkrankungen, Osteoporose, Rückenbeschwerden, Adipositas, Diabetes mellitus, Atemwegserkrankungen, psychosomatische Krankheitsbilder) und die Rehabilitation nach Unfällen, Verletzungen und Operationen.

Praktisch lassen sich die vielfältigen Ziele am besten durch eine Kombination der verschiedenen Bewegungsformen realisieren (vgl. **Tabelle 5.8**).

**Tabelle 5.8:** Aufbau einer Übungsstunde (Reichle, 1996)

| Zeit (in min.) | Inhalt / Sozialform | Ziele |
|---|---|---|
| 5–10′ | Kleine Spiele – in der Gruppe | • Einstimmung und Aufwärmen<br>• allgemeine Aktivierung<br>• ausdauerorientiert |
| 5–10′ | Übungen im Stand – einzeln | • spezielle Aktivierung<br>• Mobilisation, Beweglichkeit |
| 15–25′ | Übungsformen und Bewegungsaufgaben, z.B. Aquajogging und Aquapower – Einzel-, Partner- und Gruppenübungen | • allgemeine und spezielle Beanspruchung<br>• ausdauer- und / oder kraftorientiert |
| 3–5′ | Übungsform – Partner und Gruppenübungen | • allgemeine Entspannung |
| 3′ | Übungs- und Spielformen – Einzel, Partner- und Gruppenübungen | • Reaktivierung<br>• ausdauerorientiert |

> „Allen neuen Entwicklungszweigen gemeinsam ist das Training im, mit und gegen das Wasser. Die Bewegungen werden generell unter der Wasseroberfläche und mit dem Wasser durchgeführt. Mit Hilfe des Wasserauftriebs werden besonders Ausdauer, Gleichgewichtsvermögen und Beweglichkeit trainiert. Gegen den Wasserwiderstand wird die Muskulatur gekräftigt. Darüber hinaus fördern die Bewegungsformen im Wasser Körperwahrnehmung und Entspannung" (Reichle, 1996).

*Rückenschule*
In den meisten westlichen Industrieländern haben sich Rückenschmerzen zu einem vorrangigen Gesundheitsproblem mit erheblichen sozio-ökonomischen Konsequenzen entwickelt. In Deutschland wird die Lebenszeitinzidenz von Rückenschmerzen auf 80 % geschätzt, wobei in 10 % der Fälle mit rezidivierenden und chronifizierten Verläufen zu rechnen ist (Berger-Schmitt et al., 1996). Die Punktprävalenz beträgt 40 %, die Periodenprävalenz für das zurückliegende Jahr 70 % (Raspe & Kohlmann, 1994). Im Jahre 1993 wurden im Bereich der GKV über 15 % aller Arbeitsunfähigkeitstage (AU-Tage) mit Rückenproblemen begründet. Die mittlere AU-Dauer lag dabei sechs Tage über dem Gesamtdurchschnitt von 15 Tagen (Statistisches Bundesamt, 1998).

Bei der Charakterisierung von Rückenschmerzen wird in der Regel zwischen spezifischen und unspezifischen Schmerzen differenziert. Als spezifisch bezeichnet Rückenschmerzen werden dann diagnostiziert, wenn somatische Ursachen als Auslöser der Beschwerden festgestellt werden können. Von unspezifischen Schmerzen wird gesprochen, wenn für die Beschwerden keine eindeutigen pathologisch-anatomischen Veränderungen nachgewiesen werden können. Schätzungen zufolge müssen ca. 80 % aller Rückenschmerzen als unspezifisch klassifiziert werden (Lühmann et al., 1999).

Zur Primär-, Sekundär- und Tertiärprävention / Rehabilitation von unspezifischen Rückenschmerzen werden Rückenschulen eingesetzt.

> „Unter dem Begriff Rückenschule werden Programme verstanden, die durch Modifikation der persönlichen Einstellungen und Verhaltensmuster zu einer Entlastung der Wirbelsäule das Auftreten von unspezifischen Rückenschmerzen primär verhindern, Rezidive vermeiden oder bestehende chronische Beschwerden mildern sollen. Rückenschulprogramme ... enthalten in der Regel die folgenden Komponenten:

- Theoretische Unterrichtseinheiten zur Anatomie und Physiologie von Wirbelsäule, Bandscheibe, Rückenmuskulatur, Bindegewebe und nervalen Strukturen des Rückens;
- theoretische und praktische Unterrichtseinheiten zu rückengerechten Bewegungsmustern und rückenkräftigender Gymnastik;
- verhaltenstherapeutische bzw. psychologische Ansätze zu Schmerzbewältigungsstrategien" (Lühmann et al, 1998).

In den meisten Rückenschulprogrammen fehlen verhältnispräventive Interventionen, die z. B. auf die Änderung von biomechanisch und / oder psychosozial belastenden Arbeitssituationen ausgerichtet sind.

In den 60er Jahren brachten Untersuchungen von Nachemson (1966, 1975) in Schweden bahnbrechende Erkenntnisse zur Biomechanik der Wirbelsäule, insbesondere zur Druckbelastung der Bandscheibe in verschiedensten Ausgangsstellungen. In Zusammenarbeit mit der Physiotherapeutin Zachrisson Forsell wurde in Stockholm mit der Schwedischen Rückenschule (Zachrisson Forsell, 1980) die erste Rückenschule Europas und vermutlich weltweit entwickelt. In der Folge entstand international eine Vielzahl von Rückenschulen, z.B. die California Back School (Mattmiller, 1980), die sich in Zielsetzungen, Inhalten, Programmdauer, Setting, Patientenklientel und Qualifikation des Kursleiters bzw. Therapeuten voneinander unterschieden.

In der Bundesrepublik wurde Ende 1983 mit der Bochumer Rückenschule die erste klinische Rückenschule an der Orthopädischen Universitätsklinik Bochum (Chefarzt Prof. Dr. Krämer, leitender Krankengymnast A. Rössler) gestartet. Unter der Leitung von C.G. Nentwig und C.H. Ullrich entstand 1985 in Zusammenarbeit mit der Bochumer Rückenschule die Mettmanner Rückenschule als ambulantes Konzept. In der Folgezeit etablierten sich konzeptionell und institutionell mehrere hundert Rückenschulen in Deutschland. Als Dachorganisationen versuchen das 1986 gegründete Forum „Gesunder Rücken – besser leben" (www.forum-ruecken.de) und der 1992 gegründete Bundesverband der deutschen Rückenschulen (www.bdr-ev.de) diese Vielfalt zu koordinieren und eine Vereinheitlichung und Verbesserung der Lehrinhalte anzustreben. Über die Homepage der Verbände können Sie Informationen über die Rückenschulprogramme und entsprechende Aus-, Fort- und Weiterbildungen abrufen.

Abschließend möchten wir Ihnen die Inhalte einer präventiven Rückenschule (Kempf, 1996) stichwortartig vorstellen:
- Information und Gruppengespräch;
- Kleine Spiele zur spielerischen Einstimmung unter rückengerechten Aspekten;
- Bewegungslernen, Aktivitäten des täglichen Lebens;
- funktionelle Gymnastik;
- Entspannung (psycho-physische Regulation).

Die Wirksamkeit von Rückenschulen ist international allerdings umstritten. In ihrem HTA-Bericht „Zur Evaluation von Rückenschulprogrammen als medizinische Technologie" kommen Lühmann et al. (1998) zu folgenden Schlussfolgerungen:
- Die Wirksamkeit von Rückenschulprogrammen außerhalb der Arbeitsplatzumgebung im Rahmen der Versorgung von Patienten mit akuten oder rezidivierenden Rückenschmerzen lässt sich nicht belegen.
- Die Aussagen hinsichtlich der Wirksamkeit von Rückenschulprogrammen außerhalb der Arbeitsplatzumgebung bei Patienten mit chronischen Rückenschmerzen sind widersprüchlich.
- Die Wirksamkeit von Rückenschulprogrammen als primärpräventive Maßnahme außerhalb der Arbeitsplatzumgebung ist nicht belegt.

Eine Bewertung von arbeitsplatzspezifischen Rückenschulprogrammen steht noch aus; es gibt Hinweise, dass arbeitsplatzspezifische Programme mit einer begleitenden Aktivierung zur Rezidivprophylaxe bei unspezifischen Rückenschmerzen beitragen (Luomajaki, 2002).

*Bewegungssicherheit im Alter*
Etwa ein Drittel der über 65jährigen stürzt mindestens einmal im Jahr. Die Rate steigt mit zunehmendem Alter weiter an, so liegt sie bei den 80–89jährigen bei 40–50 %. Möglicherweise stellt aber das Alter an sich keinen unabhängigen Risikofaktor für das Auftreten von Stürzen dar, sondern lediglich einen Indikator für die Zunahme anderer Risikofaktoren mit dem Alter. Frauen stürzen häufiger als Männer (relatives Risiko in verschiedenen Untersuchungen 1,8 - 1,2). 60 bis 70 % der Gestürzten stürzen innerhalb der folgenden zwölf Monate erneut. Einer unter fünf bis zehn Stürzen älterer Menschen hat Verletzungen zur Folge, einer unter 20 bis 30 Stürzen führt zu einer Fraktur, etwa jeder hundertste Sturz führt zu einer hüftgelenksnahen Fraktur. In prospektiven Untersuchungen konnten vor der sturzbedingten Fraktur 75 % der Patienten ohne Hilfsmittel selbst-

ständig gehen, nach der Fraktur nur noch 15 %. Hüftgelenksnahe Frakturen haben in der Bundesrepublik Deutschland eine postoperative Letalität von über 10 %. Neben den somatischen Folgen eines Sturzes berichten bis zu 70 % der älteren Gestürzten über Angst vor weiteren Stürzen mit einem dadurch bedingten Abbau von Selbstvertrauen, einer zunehmenden Einschränkung der Alltagsaktivitäten und einem daraus folgenden Teufelskreis mit weiterem Abbau lokomotorischer Fähigkeiten (Deutsche Gesellschaft für Allgemeinmedizin und Familienmedizin, 2004).

Das Ursache-Wirkungs-Modell verdeutlicht sehr anschaulich diesen Teufelskreis der Wechselwirkungen von Ursachen und Folgen eines Sturzereignisses (vgl. **Abbildung 5.8**). Es unterstreicht die Wechselbeziehungen der physiologischen, psychosozialen und umweltbedingten Risikofaktoren und Folgen eines Sturzes (vgl. Spirduso, 1995).

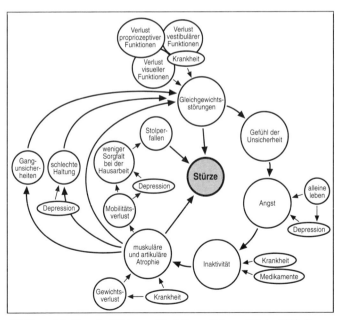

**Abbildung 5.8:** Ursache-Wirkungs-Modell von Stürzen (Werle, 1998, S. 139)

Trotz mancher Zweifel scheint es wissenschaftlich erwiesen, dass das Sturzrisiko durch unterschiedlichste Maßnahmen verringert werden kann (Spirduso, 1995; Province et al., 1995; Deutsche Gesellschaft für Allgemeinmedizin und Familienmedizin, 2004). Prävention bedeutet einerseits zu verhindern, dass „Nicht-Faller" zu „Fallern" werden, andererseits weitere Stürze von „Fallern" einzudämmen. Effektive Prävention verlangt eine vielseitige Annäherung, um den multifaktoriellen Ursachen und der Heterogenität der älteren sturzgefährdeten Menschen gerecht zu werden. Der erste Schritt zur Prävention von Stürzen ist die Identifikation und Reduzierung von Risikofaktoren bei älteren Menschen. Daneben muss bei bereits gestürzten Patienten eine systematische und individuelle Diagnose und Therapie erfolgen (Rubenstein & Josephson, 1992). Intervention kann einerseits darauf ausgerichtet sein, das Sturzrisiko zu minimieren, andererseits schützende Kontrollmechanismen zu verbessern und somit das Risiko von Verletzungen zu reduzieren (Nevitt et al., 1991). „Injury can be prevented either by preventing the fall or by decreasing the severity of the fall" (Tinetti et al. , 1992, S. 14).

Prävention im Sinne einer verhältnisorientierten Prävention hat zum Ziel, schädigende Umwelteinflüsse zu beseitigen und gesellschaftliche Voraussetzungen, die eine gesunde Lebensführung ermöglichen, zu schaffen. In diesem Sinne beinhaltet die Sturzprävention aufgrund der Häufigkeit von Stürzen, die durch umweltbedingte Risikofaktoren verursacht werden, als zentrale Aufgabe die genaue Betrachtung des unmittelbaren und weiteren Lebensumfeldes von sturzgefährdeten Menschen. Verschiedene Maßnahmenkataloge zum Erkennen und Beseitigen von umweltbedingten Risikofaktoren (vgl. **Tabelle 5.9**) dienen hier als Leitfaden (Tinetti & Speechley, 1989; Werle, 1998). Eine sehr fragliche Methode der Sturzprävention scheint die totale Einschränkung von älteren Menschen in Pflegeeinrichtungen zu sein. Der ans Bett gefesselte Mensch ist vielleicht vor Stürzen gefeit, aber Sturzprophylaxe auf Kosten der Menschenwürde erscheint sehr zweifelhaft (vgl. Ejaz et al., 1994).

**Tabelle 5.9:** Empfehlungen zur Beseitigung von umweltbedingten Risikofaktoren (Werle, 1998)

| Bereiche erhöhten Risikos | Empfehlung |
|---|---|
| Beleuchtung | ⇨ kein grelles Licht und irritierende Schatten<br>⇨ gut erreichbare Lichtschalter am Zimmereingang<br>⇨ Nachtlicht im Schlaf-, Badezimmer und Flur |
| Boden | ⇨ rutschfeste Teppiche und Läufer; Teppichkanten festnageln<br>⇨ Boden rutschfest wachsen<br>⇨ keine im Weg liegende Kabel<br>⇨ keine herumliegenden Gegenstände (z. B. Schuhe, Kleidung) |
| Treppen | ⇨ genug Licht, um Treppenanfang und -ende auszuleuchten<br>⇨ sicher befestigtes, beidseitiges Treppengeländer<br>⇨ oberste und unterste Stufe mit hellem, kontrastierendem Tape markieren<br>⇨ Stufenhöhe nicht mehr als 15 cm<br>⇨ Stufen in gutem Zustand<br>⇨ keine Gegenstände auf der Treppe |
| Küche | ⇨ alles gut erreichbar, ohne Vornüberbeugen und extremes Strecken<br>⇨ sichere Leiter<br>⇨ falls nötig; stabiler unbeweglicher Tisch |
| Badezimmer | ⇨ Haltegriffe für Badewanne, Dusche und Toilette<br>⇨ rutschfeste Matte in Badewanne und Dusche<br>⇨ erhöhter Toilettensitz<br>⇨ Türe unverschlossen lassen, um Zugang bei Notfall zu ermöglichen |
| Hof und Eingangsbereich | ⇨ keine Spalten und Löcher im Pflaster und Rasen<br>⇨ Stolperfallen, z. B. Steine, Spielzeug beseitigen<br>⇨ Gehwege frei von Glatteis |
| Institutionen | ⇨ Betten in adäquater Höhe<br>⇨ Flüssigkeit auf Boden sofort aufwischen<br>⇨ geeignete Gehhilfen und Rollstühle |
| Schuhwerk | ⇨ stabile Schuhe mit rutschfester Sohle und niedrigen Absätzen<br>⇨ nicht mit Strümpfen oder in offenen Hausschuhen gehen |

Im medizinischen Bereich könnte als Präventionsmaßnahme bei älteren Menschen zusätzlich zu den allgemein üblichen Kontrolluntersuchungen eine *Sturzrisikoanalyse* empfohlen werden. Gegenstand dieser Untersuchung sollten Seh- und Hörtests, Muskeltests, Blutdruckmessungen, die Bewertung von Gleichgewicht und Gang sowie funktionaler und mentaler Gesamtzustand sein. Besondere Aufmerksamkeit sollte innerhalb dieser Analyse auch dem Umgang mit Medikamenten gewidmet werden.

In den Leitlinien finden sich evidenzbasierte Hinweise, dass die sturzgefährdungsreduzierende Wirkung dieser verhältnisorientierten Maßnahmen im Rahmen von multimodalen Interventionen belegt ist. Als Einzelmaßnahmen werden insbesondere das Anbringen von Haltegriffen, das Optimieren der Beleuchtung und eine individuelle Anpassung der Stuhl- und Betthöhe genannt (vgl. Deutsche Gesellschaft für Allgemeinmedizin und Familienmedizin, 2004).

Die Mehrzahl der Präventionsprogramme zielt schwerpunktmäßig auf die Steigerung und Optimierung der sensomotorischen Funktionstüchtigkeit durch richtig dosierte Trainingsprogramme ab. Ziele sind insbesondere die Verbesserung der Gleichgewichts- und Reaktionsfähigkeit, die Zunahme der Muskelkraft, die Steigerung der Ausdauer und Beweglichkeit. Nach Buchner et al. (1993) besteht zwischen praktischen Trainingsmaßnahmen und Sturzhäufigkeit ein kausaler Zusammenhang: „The usual rationale for exercise in preventing falls and frailty depends upon a causal chain: exercise improves physiologic function which improves functional status which reduces risk of falls" (Buchner et al., 1993, S. 321).

Eine herausragende Stellung zur Bewertung entsprechender Interventionsmaßnahmen nimmt die Meta-Analyse der FICSIT-Studien (**F**railty and **I**njuries: **C**ooperative **S**tudies of **I**ntervention **T**echniques) ein. Die Resultate der sieben kontrollierten Studien bestätigen die Senkung der Sturzhäufigkeit durch körperliches Training bei älteren Menschen. Eine deutsche Studie weist vergleichbare Effekte für geriatrische Patienten nach (Marburger et al., 1997). Für ältere Sturzpatienten können folgende evidenzbasierten Empfehlungen gegeben werden (vgl. Deutsche Gesellschaft für Allgemeinmedizin und Familienmedizin, 2004):

- Interventionen, die zu einer Verbesserung von Balance und / oder Kraft führen, können die Gefährdung durch Stürze bei zu Hause lebenden älteren Menschen reduzieren. Der Effekt ist schwach, sodass die Empfehlung zur Teilnahme an solchen Trainingsprogrammen nur unter Beachtung der Lebenssituation des Patienten ausgesprochen werden sollte.

- Trainingsprogramme zur Reduzierung der Sturzprävalenz durch Steigerung der Kraft sind wirksam, wenn sie darauf zielen, in einzelnen funktionellen Muskelgruppen eine nachweisbare Steigerung der Kraft zu erzielen.
- Als wirksame Maßnahme zur Reduzierung der Sturzprävalenz durch Verbesserung der Balance hat sich die Teilnahme an Tai-Chi-Kursen erwiesen.
- Die Wirksamkeit von Reaktionstraining auf die Sturzgefährdung erscheint plausibel, konnte bislang aber nicht direkt dokumentiert werden. In einer eigenen Studie führte ein sensumotorisches Interventionsprogramm bei sturzgefährdeten Osteoporose-Patientinnen zu signifikanten Übungsgewinnen bei der Gleichgewichtsfähigkeit (insbesondere der interozeptiv gesteuerten statischen und dynamischen Komponente), der Aufmerksamkeit und der Reaktion im Hinblick auf eine geringere Variabilität (Werle & Zimber, 1999).
- Hinweise zur Vermeidung sturzauslösender Situationen (insbesondere Sitzen bei der Miktion und das Benutzen von Inkontinenzartikeln) sind im Einzelfall geeignete Maßnahmen zur Sturzprävention.

Untersuchungen über den Einfluss von mentalem Training zur Sturzprophylaxe sind wenig verbreitet. Fansler et al. (1985; zitiert aus Eckert, 1989) stellten jedoch eine positive Beeinflussung der Gleichgewichtsfähigkeit durch mentale Übungen fest. Die Intervention erfolgte in Form eines Heimprogramms, durch vorher aufgenommene Übungsanweisungen. Bei einer mentalen Übungsgruppe, die neben den Anordnungen für die praktischen Übungen auch lebhafte visuelle Vorstellungsbilder erhielt, wurden signifikant bessere Ergebnisse im Vergleich zu Gruppen ohne mentale Vorstellungshilfen festgestellt. Für den Bereich der Rehabilitation liegt inzwischen ein interessantes Konzept zum Mentalen Gehtraining vor (Mayer et al., 2003).

Für ein ganzheitliches Interventionsprogramm ergeben sich entsprechend der biologischen und evidenzbasierten Befunde unterschiedliche Strategien (vgl. **Tabelle 5.10**). Als Praxiskonzept hatte ich Ihnen bereits in Kapitel 4.2.4 die Themenschwerpunkte eines Kurses „Bewegungssicherheit im Alter" zur Sturzprävention für Patienten mit einer Osteoporose vorgestellt (vgl. Werle & Zimber, 1999).

**Tabelle 5.10:** Ziele und Inhalte eines Programms zur Sturzprophylaxe im Alter (Werle, 1998)

| Zielperspektive | Programmbausteine |
|---|---|
| Wahrnehmungs-Aufmerksamkeits-Reaktions-Zyklus (sensumotorische Ressourcen) | • Training der sensorischen Analysatoren<br>• Mentales Training<br>• sensumotorisches Training<br>• Beratung bei sensorischen Störungen |
| Konditionierung (funktionelle Ressourcen) | • Muskel- und Gelenktraining<br>• Training koordinativer Fähigkeiten<br>• Grundlagenausdauer |
| Persönlichkeit (personale Ressourcen) | • psychische Stabilisierung<br>• Angstbewältigung<br>• Entspannung (Regulationskompetenz)<br>• Beratung (Verhaltensprävention)<br>• Suchtberatung (v.a. Medikamentenabusus) |
| Alltagsverhalten (ökologische Ressourcen) | • Beratung (Verhältnisprävention)<br>• ergonomische und technische Hilfsmittel |

### 5.3.2 Indikationsspezifische Maßnahmen (Sporttherapie)

Die Bewegungstherapie von Herzerkrankungen spielt sicherlich eine Vorreiterrolle, wenn es um den therapeutischen Einsatz von Bewegung und Sport geht. Insbesondere die Ergebnisse epidemiologischer, sportmedizinischer und klinischer Forschung haben seit den 40er Jahren zu einer andauernden Entwicklung bewegungs- und sporttherapeutischer Therapieformen geführt (vgl. Lagerstrøm, 1996). Seither hat sich das Spektrum der Indikationen für eine gezielte Bewegungs- und Sporttherapie erweitert.

**Tabelle 5.11:** Bewegungs- und sporttherapeutisch relevante Indikationsbereiche

| Internistische Indikationen | • Arteriosklerose<br>• ischämische Herzerkrankungen<br>• Bluthochdruck (arterielle Hypertonie)<br>• Diabetes mellitus<br>• Übergewicht (Adipositas)<br>• Atemwegserkrankungen<br>• Autoimmunerkrankungen<br>• Krebs |
|---|---|
| Orthopädisch-traumatologische Indikationen | • Rheumatische Erkrankungen<br>• Osteoporose<br>• Rückenbeschwerden<br>• Rehabilitation nach Verletzungen |
| Psychiatrische Indikationen | • psychosomatische Erkrankungen<br>• Suchterkrankungen<br>• Depressionen |
| Neurologische Indikationen | • Schlaganfall |

Das internationale Konsensusstatement der Active Living Conference (Bouchard et al., 1990; 1994) nennt vor allem internistische und orthopädisch-traumatologische Erkrankungen. In der Bundesrepublik Deutschland unterstreicht die Bundesarbeitsgemeinschaft für Rehabilitation die Bedeutung der Rehabilitation psychosomatischer und Abhängigkeitserkrankungen als zukünftige Aufgabenfelder. Für den neurologischen Indikationsbereich möchten wir noch den Schlaganfall erwähnen (vgl. **Tabelle 5.11**). Aus der Vielzahl von Indikationen möchten wir anhand der Beispiele Herzinsuffizienz, Osteoporose und Depression drei gerontologisch relevante Praxiskonzepte aus unterschiedlichen Indikationsbereichen vorstellen.

*Herzinsuffizienz*
Die Herzinsuffizienz stellt eine der häufigsten internistischen Erkrankungen dar. Die Prävalenzrate ist deutlich altersabhängig und beträgt bei den 45- bis 55jährigen unter 1 %, bei den 65- bis 75jährigen 2 bis 5 % und bei den über 80jährigen fast 10 %. Männer sind im Verhältnis 1,5 zu 1 häufiger betroffen als gleichaltrige Frauen.

> „Pathophysiologisch ist das Herz bei der Herzinsuffizienz nicht mehr in der Lage, die Gewebe mit genügend Blut und damit mit genügend Sauerstoff zu versorgen, um den Gewebestoffwechsel in Ruhe und unter Belastung sicherzustellen. Klinisch liegt dann eine Herzinsuffizienz vor, wenn typische Symptome (Dyspnoe, Müdigkeit, Flüssigkeitsretention) bestehen, denen ursächlich eine kardiale Funktionsstörung zugrunde liegt" (Deutsche Gesellschaft für Kardiologie, 2003).

International erfolgt die Einteilung der Herzinsuffizienz nach der revidierten Klassifikation der New York Heart Association (NYHA). Patienten werden entsprechend ihrer Leistungsfähigkeit in vier Stadien eingeteilt (vgl. Deutsche Gesellschaft für Kardiologie, 2003). Für die Sporttherapie sind die Stadien 2 und 3 indiziert, bei denen eine leichte bis höhergradige Einschränkung der körperlichen Leistungsfähigkeit mit entsprechender Symptomatik zu beobachten ist. In Ruhe treten keine Beschwerden auf.

**Tabelle 5.12:** Indikationskatalog Sporttherapie bei chronischer Herzinsuffizienz

| 1. Problemanalyse | |
|---|---|
| **Körperfunktionen und Körperstrukturen**<br>• ventrikuläre Funktionsstörung<br>• Herzrhythmusstörungen<br>• systolische Dysfunktion<br>• verminderte kardiale Auswurfleistung<br>• Einschränkung der körperlichen Leistungsfähigkeit bzw. Belastbarkeit<br>• Störung der Ventilation<br>• anfallsartige nächtliche Dyspnoe (Atemnot)<br>• Störungen der peripheren Zirkulation und des Skelettmuskelmetabolismus<br>• muskuläre Atrophie und Dystrophie<br>• verringerte muskuläre und koordinative Leistung<br>• systemische Inaktivitätsatrophie | **Medizinische Differentialdiagnostik**<br>→ Anamnese der Symptomatik<br>→ klinischer Untersuchungsbefund<br>→ Laboruntersuchung<br>→ EKG<br>→ Röntgen – Thorax<br>→ Echokardiographie inkl. Dopplersonographie<br>→ optional: Koronarangiographie<br><br>**Sporttherapeutisches Assessment**<br>→ Fahrradergometrie<br>→ optional: Spirometrie<br>→ motorische Funktionsdiagnostik (muskuläre Ausdauer, muskuläre Kraft, Koordination)<br>→ ADL-Fragebogen<br>→ Befindlichkeitsskala<br>→ allgemeine Depressionsskala<br>→ Fragebogen zum Körperbild bzw. Körperkonzept<br>→ Anamnese der Bewegungsaktivitäten<br>→ Anamnese der Motivation und Therapieziele |
| **Aktivitäten und Teilhabe**<br>• mehr oder weniger stark ausgeprägte Limitationen in den ADLs<br>• eingeschränkte Freizeit- und Bewegungsaktivitäten<br>• Beeinträchtigung sozialer Aktivitäten | |
| **Personbezogene Kontextfaktoren**<br>• Erschöpfungszustände<br>• Befindlichkeitsstörungen<br>• Motivationsstörungen<br>• gestörtes Körperbild | |

| 2. Therapieziele | 3. Therapiestruktur (Inhalte und Methoden) |
|---|---|
| **Sporttherapeutische Ziele – pädagogisch**<br>• Schulung der Körper- und Selbstwahrnehmung<br>• Sammeln einfacher Bewegungserfahrungen<br>• Hinführung zu einem aktiven Lebensstil<br>• Modifikation krankheitsfördernder Gewohnheiten / Krankheitscompliance | → Übungen und Spiele zur Körperwahrnehmung<br>→ motorische Grundaufgaben ohne und mit Geräten<br>→ Bewegungsroutinen in der Gruppe und zuhause<br>→ Tipps zur Belastungssteuerung und Regeneration<br>→ Gesundheitsbildung |
| **Sporttherapeutische Ziele – funktionell**<br>• Verbesserung hämodynamischer Parameter<br>• Steigerung der allgemeinen Leistungsfähigkeit<br>• Steigerung der Belastungstoleranz<br>• Verbesserung der Atemfunktion und Ventilation<br>• Verbesserung der muskulären Leistung<br>• Gewichtsreduktion | → Mobilisation<br>→ Atemschulung und Atemgymnastik<br>→ sensumotorisches Training<br>→ dynamisches Muskeltraining<br>→ individuell dosiertes allgemeines Ausdauertraining mit ca. 40–80 % Intensität (5x pro Woche 20 min. bzw. 3x pro Woche 30–45 min.)<br>→ Belastbarkeit: Übungsgruppe (< 1 Watt pro kg Körpergewicht, lokale aerobe Ausdauer)<br>→ Risiken: Dyspnoe, Belastungshypertonie |
| **Sporttherapeutische Ziele – psychosozial**<br>• Bindung an Bewegungsaktivitäten<br>• Förderung weiterer sozialer Aktivitäten<br>• Verbesserung des Wohlbefindens | → Kleine Spiele zur Interaktion<br>→ Freizeitaktivitäten<br>→ Entspannung<br>→ Gruppenaktivitäten (z. B. Wanderungen, Vorträge) |
| | **Methodische Besonderheiten**<br>• Alter der Teilnehmer meist über 65 Jahren<br>• geringe Bewegungserfahrung<br>• unterschiedliche Interessen<br>• Angst vor Belastung aufgrund kardialer Risiken (Training unter ärztlicher Kontrolle) |

| 4. Therapiekontrolle | |
|---|---|
| **Strukturqualität** | • evidenzbasierte Überprüfung der Therapieziele<br>• evidenzbasierte Überprüfung der Therapieinhalte<br>• Qualifikation der Therapeuten<br>• Optimierung der organisatorischen Bedingungen |
| **Prozessqualität** | • Verlaufsdokumentation der Therapie<br>• Anwesenheitskontrolle<br>• Befindlichkeitsmessungen, Patientenbefragung |
| **Ergebnisqualität** | • SF – 36<br>• ausgewählte Instrumente des sporttherapeutischen Assessments zur Überprüfung der pädagogischen, funktionellen und psychosozialen Effekte |

*Osteoporose*

„Osteoporose ist die häufigste Knochenerkrankung. Sie beschreibt eine Krankheit, deren Charakteristika eine niedrige Knochenmasse und eine Verschlechterung der Mikroarchitektur des Knochengewebes sind und die zu einer erhöhten Knochenfragilität und als Konsequenz zu einem erhöhten Frakturrisiko führt" (Dachverband der deutschsprachigen osteologischen Fachgesellschaften, 2003a).

In der Europäischen Studie zur Vertebralen Osteoporose (EVOS) wurde auf der Basis rein quantitativer Methoden zur Erfassung von Wirbelkörperhöhenminderungen eine nahezu gleich hohe Prävalenz deutlicher Wirbelkörperhöhenminderungen bei Frauen und Männern im Alter von 50 bis 79 Jahren beobachtet (10 % in der deutschen Studienpopulation; 12 % im europäischen Gesamtdurchschnitt). Eine sowohl quantitative als auch qualitativ- differentialdiagnostische Aufarbeitung von Röntgenbildern eines deutschen Studienzentrums ergab, dass bei insgesamt 7,6 % der Frauen und 4,9 % der Männer mindestens ein osteoporotischer Wirbeleinbruch vorlag. Die Inzidenz osteoporoseverdächtiger Wirbelfrakturen nahm mit zunehmendem Lebensalter exponentiell zu. Jenseits des 60. Lebensjahres weisen Frauen ein durchweg etwa doppelt so hohes Risiko für Wirbelfrakturen auf wie Männer vergleichbaren Alters. Die Inzidenz pro 1000 Personenjahre stieg bei Frauen von 5,8 in der Altersgruppe der 50 bis 54jährigen auf 29,3 bei den 75 bis 79jährigen, und von 3,3 auf 13,6 bei Männern der entsprechenden Altersgruppen. Umgerechnet entspricht das annäherungsweise einer jährlichen Neuerkrankungsrate von 1 % bei Frauen und 0,5 % bei Männern.

Der klinisch relevanteste epidemiologische Parameter ist das Risiko, während des Lebens oder in einem definierten Zeitraum (10 Jahre) eine Fraktur zu erleiden. Das Risiko einer 75jährigen Frau, während ihres Lebens eine hüftgelenksnahe Fraktur zu erleiden, liegt bei ca. 20 %, das Risiko eines gleichaltrigen Mannes bei ca. 9 %. Untersuchungen zu den Folgen einer hüftgelenksnahen Fraktur zeigen, dass diese mit einem Mortalitätsrisiko von ca. 20 bis 25 % in den ersten sechs Monaten eine dramatische Übersterblichkeit aufweisen. Ebenso bedeutsam sind die funktionalen Defizite bei den Überlebenden, die häufig eine Einweisung in Alten- und Pflegeheime, eine erhöhte Pflegebedürftigkeit und starke Einschränkungen der Lebensqualität verursachen.

**Tabelle 5.13:** Indikationskatalog Sporttherapie Osteoporose bei älteren Menschen

| 1. Problemanalyse | |
|---|---|
| **Körperfunktionen und Körperstrukturen**<br><br>• gestörter Knochenmetabolismus mit einer verringerten knöchernen Belastbarkeit<br>• erhöhtes Frakturrisiko<br>• Kyphosierung der Wirbelsäule<br>• eingeschränkte Vitalkapazität und Atemfunktion<br>• stoffwechselbedingte Muskelschwäche<br>• verringerte muskuläre und koordinative Leistung<br>• erhöhtes Sturzrisiko<br>• systemische Inaktivitätsatrophie<br>• Einschränkung der allgemeinen körperlichen Leistungsfähigkeit bzw. Belastbarkeit | **Medizinische Differentialdiagnostik**<br>→ Anamnese<br>→ Bestimmung der Risikofaktoren<br>→ körperliche Untersuchung<br>→ Knochendichtemessung<br>→ bildgebende Verfahren (z. B. Röntgen)<br>→ Basislabor<br>→ Abklärung des Sturzrisikos<br><br>**Sporttherapeutisches Assessment**<br>→ Haltungsscreening<br>→ motorische Funktionsdiagnostik (muskuläre Ausdauer, muskuläre Kraft)<br>→ Gleichgewichtstest<br>→ Messung kognitiver Parameter (z. B. Aufmerksamkeit, Konzentration, Reaktion)<br>→ optional: Geriatrisches Assessment<br>→ optional: Fahrradergometrie / Spirometrie<br>→ Angstskala<br>→ Fragebogen zum Körperbild bzw. Körperkonzept<br>→ Anamnese der Bewegungsaktivitäten<br>→ Anamnese der Motivation und Therapieziele |
| **Aktivitäten und Teilhabe**<br><br>• mehr oder weniger stark ausgeprägte Limitationen in den ADLs<br>• eingeschränkte Freizeit- und Bewegungsaktivitäten<br>• Beeinträchtigung sozialer Aktivitäten | |
| **Personbezogene Kontextfaktoren**<br><br>• gestörtes Körperbild<br>• gering ausgeprägtes Selbstvertrauen<br>• vielfältige Schmerzerfahrungen<br>• „post fall anxiety syndrom" | |

| 2. Therapieziele | 3. Therapiestruktur (Inhalte und Methoden) |
|---|---|
| **Sporttherapeutische Ziele – pädagogisch**<br>• Schulung der Körper- und Selbstwahrnehmung<br>• Bewegung in den Alltag integrieren<br>• Modifikation rückenbelastender Situationen<br>• Sturzprophylaxe | → Übungen und Spiele zur Körperwahrnehmung<br>→ Vorstellen eines Heimprogramms<br>→ Rücken- und Gelenkschule<br>→ Informationen zur Medikamentenanpassung, zur Optimierung der häuslichen Situation und der Hilfsmittelversorgung (Gehhilfen, Hüftprotektoren) |
| **Sporttherapeutische Ziele – funktionell**<br>• Verbesserung des Knochenmetabolismus<br>• Stärkung der neuromuskulären Funktion<br>• Erhalt und/oder Verbesserung der Funktionalität nach Frakturen<br>• Erarbeiten und Stabilisieren der aufrechten Haltung<br>• Verbesserung der Atemfunktion<br>• Verbesserung der körperlichen Belastbarkeit | → Mobilisation<br>→ Atemschulung und Atemgymnastik<br>→ sensomotorisches Training<br>→ dynamisches lokales Muskeltraining<br>→ Autostabilisation<br>→ individuell dosiertes allgemeines Ausdauertraining (besonders zu empfehlen: Walking im Freien) |
| **Sporttherapeutische Ziele – psychosozial**<br>• Schmerzbewältigung<br>• Verbesserung des Wohlbefindens<br>• emotionale Stabilisierung<br>• Angstabbau<br>• Bindung an soziale Aktivitäten | → Entspannung/leichte Mobilisation<br>→ Kleine Spiele zur Interaktion und Kommunikation<br>→ emotionale Unterstützung in Gruppe erfahren<br>→ Verantwortung in der Gruppe übernehmen<br>→ körperliche Leistungsfähigkeit erleben<br>→ Gruppenaktivitäten (z. B. Wanderungen, Vorträge) |

|  |  |
|---|---|
|  | **Methodische Besonderheiten**<br>• Alter der Teilnehmer zwischen 60 und 85 Jahren<br>• in ambulanten Gruppen zu 95 % Frauen<br>• Multimorbidität<br>• meist mit chronischer Schmerzsymptomatik<br>• geringe Bewegungs- und Sporterfahrung<br>• Bewegungsängste<br>• bisher keine Empfehlungen für eine gezielte osteoporosespezifische Trainingsbelastung |
| **4. Therapiekontrolle** |  |
| **Strukturqualität** | • evidenzbasierte Überprüfung der Therapieziele<br>• evidenzbasierte Überprüfung der Therapieinhalte<br>• Qualifikation der Therapeuten<br>• Optimierung der organisatorischen Bedingungen |
| **Prozessqualität** | • Verlaufsdokumentation der Therapie<br>• Anwesenheitskontrolle<br>• Befindlichkeits- und Schmerzkontrolle |
| **Ergebnisqualität** | • SF – 36<br>• ausgewählte Instrumente des sporttherapeutischen Assessments zur Überprüfung der pädagogischen, funktionellen und psychosozialen Effekte |

*Depression*
Depressive Symptome werden bei zwei Drittel bis drei Viertel aller funktionellen psychischen Störungen im höheren Lebensalter gefunden, häufig kombiniert mit anderen psychischen Erkrankungen. Da Depressivität eine kontinuierlich verteilte Krankheitsdimension ist, die von sehr leichten und kurzfristigen depressiven Verstimmungen bis zu schweren und anhaltenden depressiven Störungen reicht, sind epidemiologische Daten von der Definition der depressiven Erkrankung abhängig. Bei Einschluss leichter depressiver Syndrome ohne Krankheitswert wurden bei den über 65jährigen Prävalenzraten von etwa 20 % gefunden. Die Häufigkeitsangaben für eine Major Depression schwanken zwischen 0,7 und 5,4 %. Die Erstmanifestation von schweren affektiven Störungen jenseits des 65. Lebensjahrs ist selten; 50 % der Ersterkrankungen treten bereits vor dem 40. Lebensjahr auf. Wie im mittleren Lebensalter sind die Prävalenzen für schwere depressive Syndrome bei Frauen annähernd doppelt so hoch wie bei Männern (Berger, 2004).

Die Symptomatik einer gewichtigen depressiven Erkrankung wird als Major Depression nach DSM-IV bzw. als depressive Episode nach ICD-10 diagnostiziert. Entsprechend des WHO-Modells zur funktionalen Gesundheit werden die psychischen Symptome der Ebene der Körperfunktionen und -strukturen zugeordnet (Schuntermann, 2003). Im Indikationskatalog Sporttherapie haben wir nur die bewegungstherapeutisch relevanten Symptome ausgewählt.

**Tabelle 5.14:** Indikationskatalog Sporttherapie bei Depressionen im Alter

| 1. Problemanalyse | Psychiatrische Differentialdiagnostik |
|---|---|
| **Körperfunktionen und Körperstrukturen**<br>• depressive Stimmung (Niedergeschlagenheit, Hoffnungslosigkeit, Verzweiflung)<br>• Gefühl der Gefühllosigkeit<br>• Angstgefühle (vor Pflegebedürftigkeit, Tod)<br>• körperliche Beschwerden und Schmerzen<br>• Interessenverlust und Freudlosigkeit<br>• Appetitmangel und Gewichtsverlust<br>• Schlafstörungen<br>• psychomotorische Agitiertheit oder Gehemmtheit<br>• eingeschränktes Konzentrations- und Denkvermögen, Störung des Kurzzeitgedächtnisses<br>• Störungen der zeitlichen und örtlichen Orientierung<br>• Wahnvorstellungen (Schuld- und Verarmungswahn) und Halluzinationen<br>• vielfältige vegetative Symptome<br>• systemische Inaktivitätsatrophie<br>• Einschränkung der allgemeinen körperlichen Leistungsfähigkeit bzw. Belastbarkeit | → allgemeine und spezielle Krankheitsanamnese<br>→ Familienanamnese<br>→ Lebenslauf<br>→ Persönlichkeitszüge<br>→ psychopathologischer Befund<br>→ körperlicher Befund<br>→ Zusatzdiagnostik (z. B. Labor, EEG)<br>→ psychologisches Assessment<br><br>**Bewegungstherapeutisches Assessment**<br>→ Bewegungsbeobachtung<br>→ optional: motorische Funktionsdiagnostik<br>→ ADL – Fragebogen<br>→ optional: Geriatrisches Assessment<br>→ Befindlichkeitsskala<br>→ allgemeine Depressionsskala<br>→ Fragebogen zum Körperbild bzw. Körperkonzept<br>→ Anamnese der Bewegungsaktivitäten<br>→ Anamnese der Motivation und Therapieziele |

**Aktivitäten und Teilhabe**

- reduziertes Aktivitätsniveau
- Schonhaltung („Erstarrtheit")
- Limitationen in den ADLs
- soziale Rückzugstendenzen

**Personbezogene Kontextfaktoren**

- negative Selbstwahrnehmung
- vermindertes Selbstwertgefühl
- negative Erwartungshaltung
- Entscheidungslosigkeit
- Befindlichkeitsstörungen

| 2. Therapieziele | 3. Therapiestruktur (Inhalte und Methoden) |
|---|---|
| **Sporttherapeutische Ziele – pädagogisch**<br>• Schulung der Körper- und Selbstwahrnehmung<br>• basale Aktivierung | → erlebniszentriert – stimulierendes Vorgehen<br>→ Rehabilitation einfacher sinnlicher Wahrnehmungen<br>→ Körperwahrnehmung |
| **Sporttherapeutische Ziele – funktionell**<br>• Stabilisierung der somatischen Basis<br>• Normalisierung der neuronalen Aktivität<br>• Förderung der körperlichen Belastbarkeit<br>• Steigerung der Mobilität<br>• Förderung der Koordination und Alltagsmotorik | → übungszentriert – funktionales Vorgehen<br>→ Üben und Trainieren aller motorischen Fähigkeiten<br>→ sensomotorisches Training<br>→ Alltagstraining |
| **Sporttherapeutische Ziele – psychosozial**<br>• Förderung der sozialen Erfahrung und Kompetenz<br>• Wiederherstellung der Selbstkontrolle und der Selbstverantwortlichkeit<br>• Abbau von Ängsten<br>• Verbesserung des Wohlbefindens | → Kleine Spiele zur Interaktion und Kooperation<br>→ angstfreie Atmosphäre / Vertrauensübungen<br>→ kleine Lern- und Übungsschritte<br>→ Erfolge unmittelbar erfahrbar machen<br>→ Gruppenaktivitäten |

|  | **Methodische Besonderheiten** |
|---|---|
|  | • Multimorbidität<br>• geringe körperliche Belastbarkeit<br>• dysfunktionale Einstellung zum eigenen Körper<br>• kognitive Einschränkungen<br>• klare Strukturierung mit einem direktiven Vorgehen |
| **4. Therapiekontrolle** |  |
| **Strukturqualität** | • evidenzbasierte Überprüfung der Therapieziele<br>• evidenzbasierte Überprüfung der Therapieinhalte<br>• Qualifikation der Therapeuten<br>• Optimierung der organisatorischen Bedingungen |
| **Prozessqualität** | • Verlaufsdokumentation der Therapie<br>• Anwesenheitskontrolle<br>• Befindlichkeitsmessungen<br>• Bewegungsbeobachtung |
| **Ergebnisqualität** | • ausgewählte Instrumente des psychologischen und bewegungstherapeutischen Assessments zur Überprüfung der pädagogischen, funktionellen und psychosozialen Effekte |

## 5.4 Populationsbezogene Ansätze

### 5.4.1 Kommunale Gesundheitsförderung

Für die Gemeinde war seit jeher die Gesundheitsförderung ihrer Bürger ein zentrales Aufgabenfeld. Die öffentliche Gesundheitsvorsorge hat das Zusammenleben von vielen Menschen auf engem Raum überhaupt erst möglich gemacht. In den letzten Jahrzehnten wurde die Verantwortung für die Gesundheit und Gesundheitsförderung jedoch immer mehr in die Hände der (Hochleistungs-)Medizin abgegeben. Das gesundheitspolitische Handeln in den Kommunen verkümmerte zur Diskussion von Fragen der kassenärztlichen Versorgung und des Krankenhauswesens. Ein eigenes Handeln der Kommunen im Bereich der Gesundheitsförderung gab es kaum noch.

Die Weltgesundheitsorganisation (WHO) hat die Bedeutung der Kommune als Handlungsfeld für die Gesundheitsförderung erkannt und versucht, es wieder zu beleben. Sie fördert und fordert Aktivitäten auf der kommunalen Ebene mit dem Ziel, gesunde Lebensräume zu schaffen, z.B. durch das Gesunde Städte-Projekt. Mit der Ottawa-Charta propagiert die WHO Gesundheitsförderung als „einen (Lern-)Prozess, in dessen Verlauf allen Menschen ein hohes Maß an Selbstbestimmung über ihre Gesundheit ermöglicht werden soll" (WHO 1986, zitiert nach Hildebrandt & Trojan, 1987, S. 10). Ansatzpunkte zur Umsetzung des politischen Anspruches Gesundheitsförderung sind die individuellen Gesundheitskompetenzen (z. B. Gesundheitsverhalten) sowie die Schaffung gesundheitsförderlicher Lebensbedingungen. In der Praxis konzentrierten sich die Bemühungen der verantwortlichen Institutionen des Gesundheitswesens in den letzten Jahrzehnten auf die Bekämpfung einzelner Risikofaktoren (z. B. Bluthochdruck). Erst in jüngster Zeit wird die Tendenz zur Umsetzung der politischen Idee Gesundheitsförderung auch in der Praxis sichtbar. Bei den Bemühungen um eine Veränderung des Lebensstils der Bevölkerung finden zunehmend sozialökologische Fragen der Lebensqualität, der Lebensbedingungen und der Lebensgestaltung Berücksichtigung (Hurrelmann & Laaser, 1993). In diesem Zusammenhang wird die Gemeinde zu einem wichtigen Handlungsfeld der Gesundheitsförderung. Dies haben auch die verschiedenen Institutionen des Gesundheitswesens (z. B. Gesundheitsämter, Krankenkassen) erkannt, die immer stärker versuchen, den überschaubaren Bereich Gemeinde als Ansatzpunkt für gesundheitsfördernde Maßnahmen zu nutzen (Thiele & Trojan, 1990; Brehm & Pahmeier, 1992; Storck, 1994). Als einer von mehreren Wegen, das komplexe Beziehungsgefüge von Gesundheit, Wohlbefinden und Leistungsfähigkeit aktiv zu beeinflussen, gilt die sportliche Aktivierung der Bevölkerung (Woll & Bös, 1994; Storck, 1994).

„Aus der Sicht der Kommunen ist Sport gesellschaftlich und politisch anerkannt, da er ein wichtiges Mittel zur Erhaltung und Wiederherstellung der physischen, psychischen und sozialen Gesundheit darstellt. Zugleich ist er ein wesentliches Element der Lebensgestaltung vieler Menschen und stellt als individuelle und soziale Daseinsvorsorge eine gemeinsame Aufgabe von Bürgern, Vereinen und Gemeinden dar (Deutscher Städtetag, 1987, S. 2).

Neben dieser allgemeinen Entwicklung im Gesundheitswesen gibt es auch spezifische Veränderungsprozesse im Sportbereich, die Auswirkungen auf Konzepte kommunaler Gesundheitsförderung durch

Sport haben. Der in den letzten Jahrzehnten erfolgte gesellschaftliche Wandel bedeutete auch spezifischen Wandel für den Sport. So haben die Veränderungen in der Bevölkerungsstruktur, in der Arbeitswelt sowie der Wertewandel in der Gesellschaft zu einem veränderten Freizeitverhalten und einer wachsenden Nachfrage nach Gesundheitssport auf kommunaler Ebene (Bös & Woll, 1989) geführt.

Die **Abbildung 5.9** fasst die Rahmenbedingungen für Gesundheitsförderung in der Gemeinde durch sportliche Aktivierung zusammen. Vorteile von Maßnahmen zur Gesundheitsförderung in der Gemeinde liegen vor allem in der gleichzeitigen Erreichbarkeit sehr vieler Individuen, der Ausnutzung der vorhandenen Infrastruktur in der Gemeinde und damit der Einbeziehung des direkten Umfeldes der betreffenden Personen, das zum Informationsaustausch und zur gegenseitigen Unterstützung genutzt werden kann. Vor allem der sozialen Unterstützung durch die verschiedenen sozialen Netzwerke auf der Gemeindeebene (z.B. Vereine, Selbsthilfegruppen, kirchliche In-

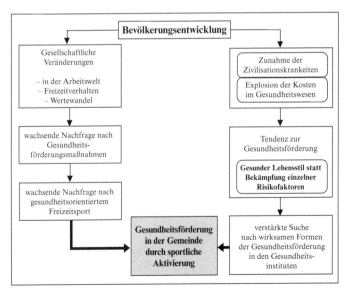

**Abbildung 5.9**: Sportliche Aktivierung als eine Möglichkeit der kommunalen Gesundheitsförderung im Spannungsfeld von gesellschaftlichen Entwicklungen (Woll & Bös, 1994)

stitutionen) kommt für die Gesundheitsförderung besondere Bedeutung zu. Weiterhin kann langfristig von einer Steigerung der Effektivität und einer Reduktion der Kosten für bestimmte Maßnahmen ausgegangen werden, wenn größere Gruppen und nicht nur Einzelpersonen angesprochen werden können. Gerade im Bereich des gesundheitsorientierten Sports ist im Vergleich zum potenziellen Personenkreis, der von gesundheitssportlicher Aktivität profitieren könnte, die Anzahl der Personen, die professionell in diesem Bereich arbeiten, vergleichsweise gering. Um sportliche Aktivität als Maßnahme der Gesundheitsförderung zu fördern, ist somit zumeist keine Eins-zu-Eins-Betreuung möglich. Vielmehr müssen intensiv Maßnahmen des sozialen Marketings und der Organisationsentwicklung eingesetzt werden. Eine wesentliche Bedeutung haben dabei die Methoden, die aus der Kommunikationstheorie stammen. Als Materialien stehen Broschüren, Bücher und audiovisuelle Hilfsmittel zur Verfügung. Eine wichtige Rolle spielen auch die Massenmedien, die zunehmend zu diesem Zweck genutzt werden (Winett et al., 1989), sowie in jüngster Zeit die Möglichkeiten von Multimedia und Internet (Marcus, 2001).

*Ziele und Zielgruppen*
Hinsichtlich der mit der sportlichen Aktivität verfolgten gesundheitlichen Absichten lassen sich, wie **Tabelle 5.15** verdeutlicht, verschiedene Zielgruppen abgrenzen. Zielbereiche von kommunaler Gesundheitsförderung sind sowohl Institutionen und Organisationen als auch Individuen und Gruppen von Personen. Primäre Zielgruppen dieses Zugangs sind in der Tradition der Public Health-Forschung (Badura, 1990; Laaser et al., 1993) gesunde Personen sowie Personen mit gesundheitlichen Risikofaktoren.

Tabelle 5.15: Gesundheitsbezogene Interventionsformen von körperlich-sportlicher Aktivierung (Bös & Woll, 1999)

| | Prävention | | | |
|---|---|---|---|---|
| | primordial | primär | sekundär | tertiär |
| **Fokus** | noch vor Risikoreduktion | Risikoreduktion | im Krankheitsfrühstadium | im chronischen Krankheitsstadium |
| **Zielgruppe** | Gesunde | Risikogruppen | Patienten mit klinischen Symptomen | Rehabilitanten |
| **Absicht** | Lebensstiländerung | Lebensstiländerung | Verhinderung der Chronifizierung | Rehabilitation |

*Gesundheitsförderung und kommunales Sportmanagement*
Zur Erreichung der oben beschriebenen Zielgruppen ist es in der Praxis der Gesundheitsförderung zum einen notwendig, dass verschiedene, sich ergänzende Methoden und Strategien eingesetzt werden und zum anderen, dass Kooperation und Kommunikation zwischen verschiedenen Gruppen und Individuen ein essentieller Bestandteil solcher Maßnahmen sind.

„Aus interventionstheoretischer Perspektive ist Gesundheitsförderung vor allem eine Innovation der Organisation und das Management von Kooperations- und Kommunikationsstrukturen zur Verminderung von Krankheitsrisiken und zur Vermehrung von Gesundheitsressourcen in sozialen Settings" (Noack, 1996, S. 31).

Interventionen sind im Rahmen der settingorientierten Gesundheitsförderung somit auf die Veränderung von Organisationsstrukturen gerichtet und beinhalten die Steuerung von Kooperationen und die Gestaltung des Kommunikationsprozesses. Vor dem Hintergrund dieser Prämissen wird im vorliegenden Band unter kommunalem Sportmanagement (vgl. **Abbildung 5.10**) mit der Zielstellung nachhaltiger Gesundheitsförderung die Koordination der verschiedenen Anbieter auf kommunaler Ebene im Sinne eines kooperativen Ansatzes, das Bereitstellen einer geeigneten Infrastruktur sowie die direkte Kommunikation von gesundheits- und sportrelevanten Informationen in der Kommune über geeignete Medien verstanden.

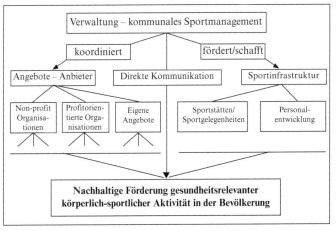

**Abbildung 5.10**: Modellvorstellung zum kommunalen Sportmanagement

Die kommunale Sportverwaltung ist dieser Sichtweise zufolge für die Steuerung der kommunalen Sportentwicklung verantwortlich. Insbesondere in systemtheoretischen Analysen wird allerdings die Unmöglichkeit einer zentralen staatlichen Steuerung („Staatsversagen") betont (Ulrich, 1994). Davon ausgehend ist Sportmanagement vor allem als Steuerung des Kommunikations- und Kooperationsprozesses zwischen den am kommunalen Sportgeschehen beteiligten Organisationen (u. a. Vereine, Krankenkassen, Kirchen) zu sehen. Gerade durch den Projektcharakter vieler Maßnahmen zur Gesundheitsförderung und der Notwendigkeit, disziplinübergreifend zu agieren, kommt partizipativen Modellen besondere Bedeutung zu. Durch eine kooperative Steuerung im Sinne einer gesundheitsfördernden Gesamtpolitik können Ressourcen erschlossen und unterschiedliche Perspektiven für den Prozess der Gesundheitsförderung nutzbar gemacht werden.

Grundlegend für alle Gesundheitsförderungsprogramme in der Kommune ist die Kommunikation zwischen den beteiligten Institutionen auf der Leitungsebene und vor allem auch zwischen den Anbietern von Gesundheitsförderungsmaßnahmen und den potenziellen Nutzern bzw. der angesprochenen Zielgruppe. Das Ziel solcher Maßnahmen ist es, größere Bevölkerungsgruppen in den Prozess der Gesundheitsförderung zu integrieren. Um dies zu gewährleisten, müssen Maßnahmen des sozialen Marketings ergriffen werden, über die die relevanten Zielgruppen erreicht werden. Dabei können zwei Sichtweisen von Kommune und den beteiligten Akteuren unterschieden werden. In einem ganzheitlichen Sinn ist die Kommune der gestaltete Lebensraum aller Akteure. Das heißt dann zugleich, dass das politisch-administrative System nur zum Teil an der Ausgestaltung teilhaben kann, ein großer Teil der Lebensqualität wird unmittelbar von den Bürgern in der Kommune geprägt. Einer solchen Sichtweise zufolge muss ein Marketing kooperativ sein und die einzelnen Akteure mit einbinden. Einer etwas verengten Sichtweise zufolge kann man Kommune aber auch als Trägerin der kommunalen Selbstverwaltung verstehen. In diesem Fall sind Gemeinde- bzw. Stadtrat und die Verwaltung die relevanten Akteure. Ein Marketing, das diesem Ansatz folgt, bezieht sich auf die Leistungen der kommunalen Verwaltung (Grabow & Hollbach-Grömig, 1998). Um dem Anspruch einer sektorenübergreifenden gesundheitsfördernden Gesamtpolitik gerecht zu werden, muss das Marketing umfassend und kooperativ ausgerichtet sein. Ziel eines auf nachhaltige Gesundheitsförderung gerichteten kommunalen Sportmanagements ist es, die gesundheitsrelevante körperlich-sportliche Aktivität in der Bevölkerung zu erhöhen. Im Rahmen des umfassenden Ansatzes der Gesundheitsförderung, die sowohl verhältnis- als auch verhaltensorientierte

Interventionsmaßnahmen verfolgt, sorgt die kommunale Sportverwaltung für die infrastrukturellen Voraussetzungen (Hardware) und die Angebotsentwicklung (Software) bzw. für die Kommunikation der Angebote über eine kooperative Steuerung.

Verschiedene Überblicksarbeiten zum Thema Gesundheitsförderung durch kommunales Sportmanagement (u. a. King, 1994; Woll, 1998) machen deutlich, dass in diesem Bereich in den letzten Jahren eine Vielfalt von Ansätzen entstanden ist. Dabei ist jedoch eher selten ein klares Förderungskonzept, eine systematische Einrichtung oder Qualitätssicherung der Maßnahmen festzustellen. So ist in bundesdeutschen Projekten, die im Gesundheitsreformgesetz (GRG) festgelegte enge Zusammenarbeit zwischen allen an gesundheitsfördernden Maßnahmen beteiligten Institutionen (Krankenkassen, Gemeindeverwaltungen, Gesundheitsämter, Vereine, Selbsthilfegruppen etc.) eher die Ausnahme denn die Regel. Die Realität zeigt, dass es sich teilweise um Einzelaktionen handelt, teilweise ist sogar eine Konkurrenzsituation zwischen „profit" und „non-profit"-Organisationen (z. B. Fitness-Studios vs. Sportvereine) festzustellen.

*Perspektiven*
Vor dem Hintergrund der Umgestaltung der Kommunalverwaltung im Sinne des *new public managements* ist auch im Bereich der kommunalen Sportentwicklung und Sportverwaltung gerade angesichts sich rasant verändernder Rahmenbedingungen ein Modernisierungsschub notwendig und möglich. Vor der Zielstellung „Förderung des gesundheitsorientierten Sports" zeichnet sich als neue Zielorientierung, die bewegungs-, spiel- und sportgerechte Stadt bzw. die gesundheitssportorientierte Stadt bzw. Gemeinde ab. Zur Erreichung dieses Zieles ist die Anwendung von neuen Management- und Marketingstrategien im Bürgerinteresse notwendig. Gleichzeitig bietet ein so verstandenes kommunales Sportmanagement auch die Möglichkeit zur Etablierung horizontaler Organisationsstrukturen bzw. zur intersektoralen Zusammenarbeit von verschiedenen Ämterbereichen (u. a. Wirtschaft, Soziales, Bau, Freizeit / Sport). Dies gilt umso mehr vor dem Hintergrund der Anbietervielfalt im Bereich des gesundheitsorientierten Sports. Das Spektrum reicht von Sportvereinen, kommerziellen Sportanbietern bis hin zu Kirchen. Eine Steuerung in diesem Feld ist nicht nur Aufgabe des Sportamtes, sondern sie macht eine amts- bzw. sektorenübergreifende Kooperation notwendig. Kommunales Sportmanagement kann dann am besten zur Gesundheitsförderung in der Gemeinde beitragen, wenn sie über einen Prozess der intersektoralen Politikentwicklung und kooperativen Planung mit Bürgern, Entscheidungsträgern, unterschiedlichen Interessensgruppen und Experten bedarfsgerechte Sportstätten so-

wie alltagsräumliche Bewegungsgelegenheiten schafft und die Bevölkerung zugleich befähigt, diese Bewegungsräume optimal zu nutzen. Bedarfs- und Bestandsanalysen im Kontext integrativer Sportentwicklungsplanung bilden die Grundlage einer nachhaltigen und bürgernahen kommunalen Sportentwicklung.

Zur Zeit können aufgrund der unzureichenden Datenlage nur beschränkte Aussagen über die Akzeptanz und Wirksamkeit der angebotenen kommunalen Programme zur Gesundheitsförderung durch sportliche Aktivierung gemacht werden. Untersuchungen zu interpersonellen Unterschieden zwischen Teilnehmern und Nichtteilnehmern an solchen Maßnahmen in den Kommunen liegen gegenwärtig kaum vor. Eine theoriegeleitete Entwicklung zur Optimierung der Maßnahmen zur Kommunikation gesundheitsfördernder Angebote auf der kommunalen Ebene steckt noch in den Kinderschuhen (Marcus, 2001). Das sind nur einige Beispiele für Fragen, die in nächster Zeit für den Bereich der kommunalen Gesundheitsförderung zu klären sind. Für die zukünftige praxisrelevante Forschung zum Thema „Kommunale Gesundheitsförderung durch kommunales Sportmanagement" lassen sich folgende Handlungsfelder skizzieren:

- Differenzierte Prüfung der physischen und psychosozialen Wirkungen von Gesundheitssportprogrammen, um langfristig Investitionen in diesen Bereich auch zu legitimieren;
- Entwicklung von (multimedialen) Strategien des *social marketing*, um neue Zielgruppen für den Gesundheitssport zu aktivieren;
- Analyse der Bedingungsfaktoren für langfristige Bindungen an gesundheitsförderliches Verhalten (z. B. sportliche Aktivität) sowie der dafür notwendigen Vermittlungsstrategien;
- Erprobung und Evaluation von Organisationsstrukturen für kommunale Sportangebote sowie
- ökonomische Kosten-Nutzen-Analysen von kommunalen Maßnahmen zur Förderung des gesundheitsorientierten Sports.

Wenn in diesen Bereichen dauerhaft Fortschritte erzielt werden, kann die sportliche Aktivierung im Rahmen des kommunalen Sportmanagements nicht nur ein sinnvolles Mittel der kommunalen Gesundheitsförderung darstellen, sondern Bewegung in das Gesamtsystem der kommunalen Gesundheitsvorsorge bringen.

## 5.4.2 Betriebliche Gesundheitsförderung

In Deutschland verbringt der durchschnittliche Erwerbstätige etwa 40 % seiner wachen Zeit an Werktagen bei der Arbeit. Während dieser Zeit unterliegt seine Gesundheit vielfältigen Einflüssen, die sich negativ, aber auch positiv auf sein Wohlbefinden auswirken können. Ob Arbeit der Gesundheit zu- oder abträglich ist, hängt nach Pröll & Gude (2003) ab von
- den arbeitsbedingten Belastungen (z. B. Lärm, Zwangshaltungen, Zeitdruck, Monotonie),
- den personalen und sozialen Ressourcen (z. B. Entscheidungsspielräume, soziale Unterstützung, Partizipationsmöglichkeiten, Zeitsouveränität) sowie
- den individuellen Bewältigungsstrategien.

In den vergangenen 50 Jahren hat sich in den Industrienationen die Arbeitswelt erheblich verändert. Die internationale Verflechtung der Wirtschaft erhöht den Druck auf die Anpassungsfähigkeit von Unternehmen. Neue Produkte müssen immer schneller auf den Markt, Kosten gesenkt und die Qualität erhöht werden. Stabile Beschäftigungsverhältnisse sind immer seltener anzutreffen, aber auch die Arbeitsinhalte und -anforderungen an die Erwerbstätigen haben sich grundlegend geändert (Ulmer & Gröben, 2004). Die Mitglieder des *Network for Workplace Health Promotion* (1997) haben in der Luxemburger Deklaration folgende zentrale Herausforderungen der Arbeitswelt des 21. Jahrhunderts aufgezeigt:
- Globalisierung,
- Arbeitslosigkeit,
- wachsende Verbreitung neuer Informationstechnologien,
- Veränderungen der Beschäftigungsverhältnisse
- älter werdende Belegschaften,
- wachsende Bedeutung des Dienstleistungssektors,
- Personalabbau,
- wachsender Anteil von Arbeitnehmern in Klein- und Mittelunternehmen,
- Kundenorientierung und Qualitätsmanagement.

Die genannten Veränderungen erfassen alle Unternehmensbereiche. Es sind nicht nur neue technische Lösungen und Organisationsformen gefragt, vielmehr muss in Zeiten zunehmender Unsicherheit, Virtualität und Eigenverantwortung auch die betriebliche Gesundheitspolitik neue Wege gehen (Badura & Hehlmann, 2003).

Während der staatliche Arbeitsschutz auf eine nahezu 180jährige geschichtliche Entwicklung zurückschauen kann, wird betriebliche

Gesundheitsförderung erst seit den 1980er Jahren in den Industrienationen verstärkt thematisiert.

Der *Arbeitsschutz* umfasst alle rechtlichen, organisatorischen, technischen und medizinischen Maßnahmen, die dazu beitragen, die körperliche, seelische und soziale Unversehrtheit der Beschäftigten zu schützen. Demzufolge beschäftigt sich der Arbeitsschutz zum einen mit der Prävention von Gefahren, Schäden, Belästigungen und Belastungen am Arbeitsplatz und zum anderen mit der menschengerechten Gestaltung der Arbeitswelt durch entsprechende Arbeitsplätze, Arbeitsabläufe und Arbeitsumgebungen.

Ausgehend von dem Postulat der Ottawa-Charta (1986), dass Gesundheit in allen Lebensbereichen – so auch in der Arbeitswelt – der Förderung bedarf, wenn sie für alle Menschen verwirklicht werden soll, hat die *Gesundheitsförderung* im Jahr 1989 Eingang in die deutsche Sozialgesetzgebung gefunden. In den Paragraphen 1 und 20 des fünften Sozialgesetzbuches wurden die Krankenkassen aufgefordert, gemeinsam mit den Trägern der gesetzlichen Unfallversicherung, Maßnahmen zur Verhütung arbeitsbedingter Gesundheitsgefahren in Betrieben einzuleiten.

1996 trat in Deutschland das neue europäische Arbeitsschutzgesetz in Kraft. Gemäß der EU-Rahmenrichtlinien wird unter Gesundheit nicht nur das Freisein von Krankheit und Gebrechen verstanden, sondern der Zustand des völligen körperlichen, seelischen und sozialen Wohlbefindens. Dieser Gesundheitsdefinition entsprechend fordert der Gesetzgeber eine ganzheitliche, präventive und prozesshafte Arbeitsschutzpolitik. Es wurde nicht nur der Präventionsgedanke gestärkt, sondern eine erste Verbindung zwischen Arbeitsschutz und betrieblicher Gesundheitsförderung hergestellt. Die Unfallversicherungsträger haben nun, in Kooperation mit den Krankenkassen, einen erweiterten Präventionsauftrag, in dessen Rahmen nicht nur Arbeitsunfälle und Berufskrankheiten, sondern auch arbeitsbedingte Gesundheitsgefahren zu verhüten sind (Ulmer & Gröben, 2004).

In den vergangenen Jahren wurden von Wissenschaftseinrichtungen, Krankenkassen und Unfallversicherungsträgern Instrumente betrieblicher Gesundheitsförderung entwickelt und (Modell-)Projekte in Unternehmen unterschiedlicher Branchen durchgeführt. Wissenschaftliche Begleituntersuchungen konnten dabei den Nutzen betrieblicher Gesundheitsförderung sowohl für die Unternehmen als auch für die Beschäftigten belegen, wobei folgende Leitlinien für den Erfolg von Maßnahmen der betrieblichen Gesundheitsförderung verantwortlich gemacht werden (Gröben & Bös, 1999; Badura, 2000; Lenhardt, 2001):

- Partizipation  Einbeziehen der Belegschaft in die Problemanalyse und die Entwicklung von Lösungen.
- Integration  Berücksichtigung der Gesundheitsförderung bei allen wichtigen Entscheidungen und in allen Unternehmensbereichen.
- Projektmanagement  Systematische Durchführung aller Maßnahmen und Programme: Bedarfsanalyse, Prioritätensetzung, Planung, Ausführung, Kontrolle und Bewertung der Ergebnisse.
- Ganzheitlichkeit  Durchführung verhaltens- und verhältnisorientierter Maßnahmen mit dem Ziel der Risikoreduktion und des Aufbaus von Schutzfaktoren.

*Maßnahmen betrieblicher Gesundheitsförderung*
Die ersten Ansätze betrieblicher Gesundheitsförderung orientierten sich am Modell der Risikofaktoren und beinhalteten ausschließlich verhaltensorientierte Maßnahmen wie Herz-Kreislauf-, Ernährungs- und Fitnessprogramme, Rückenschule, Entspannungskurse und Nichtraucher-Training (Bös & Pluto, 1992; Brandenburg et al., 1990; Eberle, 1990). Erhebungen in Deutschland und anderen Staaten der Europäischen Gemeinschaft zeigten früh, dass solche Programme aus Sicht der Unternehmen nur wenig attraktiv sind. Eine Umfrage von Hauss (1991) ergab, dass das Thema Gesundheitsförderung meist als irrelevant eingeschätzt wurde und somit auch keinen Eingang in den betrieblichen Alltag fand. Schätzungen zur Verbreitung der betrieblichen Gesundheitsförderung in den 1980er Jahren gingen davon aus, dass nur etwa fünf bis zehn Prozent der Betriebe Maßnahmen der Gesundheitsförderung angeboten haben (Koch, 1991).

Verschiedene Studien zeigen, dass heute in einer Vielzahl von Unternehmen zumindest vereinzelte Maßnahmen betrieblicher Gesundheitsförderung vorzufinden sind. Gesundheitsförderung, die den oben genannten Leitlinien genügt, wird allerdings nur von wenigen Betrieben realisiert. Zwar hat sich nach den Befunden einer Längsschnittstudie von Ulmer & Gröben (2004) der Anteil der Unternehmen mit einem ganzheitlichen Ansatz, der bedarfsanalytische sowie verhaltens- und verhältnisorientierte Maßnahmen umfasst, von 16 % im Jahr 1997 um elf Prozentpunkte erhöht, er ist allerdings mit 27 % im Jahr 2003 nach wie vor gering. Unterschiede im Ausprägungsgrad des Niveaus der Gesundheitsförderung zeigen sich vor allem in Abhängigkeit von der Betriebsgröße. Während 66,7 % der Unternehmen mit mindestens 1000 Beschäftigten eine umfassende

Gesundheitsförderung realisieren, reduziert sich dieser Anteil bei Betrieben mit weniger als 50 Mitarbeitern auf 13,8 %.

Auch die *Expertenkommission Betriebliche Gesundheitspolitik* konstatiert in ihrem Zwischenbericht vom November 2002 Defizite: „Ansätze zukunftsträchtiger betrieblicher Gesundheitspolitik sind bisher noch viel zu selten zu erkennen. Es bestehen offensichtlich erhebliche Unterschiede sowohl im Grad der Institutionalisierung wie auch in der Systematik und Nachhaltigkeit des Vorgehens im betrieblichen Gesundheitsmanagement sowohl innerhalb wie auch zwischen verschiedenen Wirtschaftssektoren bei Groß-, Mittel- und ebenso bei Kleinbetrieben" (Bertelsmann Stiftung & Hans Böckler Stiftung, 2002, S. 3). In ihrem Abschlussbericht stellt die Kommission weiterhin fest, dass betriebliche Gesundheitspolitik zu wenig dauerhaft in den Strukturen und Routinen der Betriebe verankert ist, während in Zeiten permanenter Restrukturierung gleichzeitig der Bedarf an einem modernen Arbeits- und Gesundheitsschutz sowie betrieblicher Gesundheitsförderung steigt (Bertelsmann Stiftung & Hans Böckler Stiftung, 2004).

*Betriebliche Sport- und Bewegungsförderung*
In der Vergangenheit war betriebliche Sport- und Bewegungsförderung vor allem eine Förderung des Wettkampfsports, mit dem Ziel, das Prestige des Unternehmens sowie die Identifikation der Mitarbeiter mit dem Betrieb zu erhöhen (Tofahrn, 1995). Im Rahmen des Betriebssports leisteten sich bis in die 1990er Jahre insbesondere die größeren Unternehmen eine eigene (Fußball-)Mannschaft, wie etwa das Pharmaunternehmen Bayer in Leverkusen. Im letzten Jahrzehnt hat sich der Bedeutungsgehalt des Begriffs Betriebssport verändert: Betriebssport ist heute in erster Linie eine Maßnahme der betrieblichen Gesundheitsförderung (Lümkemann, 2001). Betriebliche Sport- und Bewegungsförderung kann nach Lagerstrøm & Froböse (1995) auf folgenden drei Handlungsebenen ansetzen:
- Ebene des individuellen Arbeitsplatzes (z. B. Bewegungspausen, Ausgleichs- und Entlastungsübungen);
- innerbetriebliche Ebene (z. B. Bewegungsprogrammen während der Arbeitszeit, Rückenschule);
- außerbetriebliche Ebene (z. B. sportbezogene Freizeitangebote des Betriebs, Betriebssport).

Weitere Maßnahmen der betrieblichen Sport- und Bewegungsförderung betreffen die Gestaltung der räumlich-materiellen Arbeitsumwelt dahingehend, dass diese zu Bewegung auffordert bzw. Bewegung ermöglicht. Zu nennen ist hier beispielsweise die Schaffung technischer und psychologischer Anreize zur Benutzung des Treppenhauses, die Installation von Duschen (für diejenigen, die in der Mittagspause joggen) oder die Anbringung sicherer Fahrradständer (für diejenigen, die mit dem Fahrrad zur Arbeit fahren) (Fuchs, 2003).

Studien, die sich mit den Wirkungen sport- und bewegungsorientierter Maßnahmen in Betrieben isoliert befassen, sind rar, sodass es bislang nicht möglich ist, Aussagen über die Effekte einer betrieblichen Sport- und Bewegungsförderung zu machen.

*Perspektiven*
Die häufigste Ursache für Arbeitsunfähigkeit sind in Deutschland muskuloskeletale Erkrankungen, die vor allem durch Bewegungsmangel, statische Haltearbeit beim ständigen Sitzen und Stehen, Zwangshaltungen und Stress verursacht werden. Neben verhältnisorientierten Maßnahmen (ergonomische Gestaltung des Arbeitsplatzes, Zeitmodelle etc.) bieten Sport und Bewegung im Rahmen der betrieblichen Gesundheitsförderung die Möglichkeit, Belastungen zu reduzieren und Ressourcen zu stärken. Will sich betriebliche Sport- und Bewegungsförderung langfristig etablieren, sollten in der zukünftigen praxisnahen Forschung theoriegeleitete Maßnahmen erarbeitet, Bedarfsanalysen in den Betrieben durchgeführt sowie die Erfolge der betrieblichen Sport- und Bewegungsprogramme systematisch nachgewiesen werden.

Gerade der Arbeitsplatz bietet die Möglichkeit, umfangreiche und langfristige Präventionsprogramme mit großen, relativ konstanten Personengruppen durchzuführen, die darüber hinaus eine aus präventivmedizinischer Sicht interessante Altersstruktur aufweisen. In Zukunft wird es wichtig sein, Informationen zur betrieblichen Gesundheits- und Sportförderung unter den Entscheidungsträgern in den Unternehmen zu verbreiten und die Betriebe durch Experten verstärkt zu unterstützen. Die Praxis der betrieblichen Gesundheitsförderung muss dabei
- weg von Einzelmaßnahmen und hin zu umfassenden Prozessen,
- weg von zeitlich begrenzten Projekten und hin zu umfassenden Managementsystemen,
- weg von einer pathogenen Ausrichtung und hin zu einem salutogenetischen Ansatz sowie
- weg von der Verhaltensorientierung hin zu einem partizipativen, integrativen und ganzheitlichen Ansatz.

Gesundheitsförderung sollte ein Managementprozess im Betrieb sein, dessen Qualität permanent überprüft und dokumentiert wird.

## 5.5 Zusammenfassung und Kontrollfragen

Ziel deses Kapitels war es, anhand einiger ausgewählter Praxiskonzepte die Ziele, Inhalte und Methoden einer körper-, bewegungs- und sportbezogenen Gesundheitsförderung vorzustellen. Im ersten Teil dieses Kapitels haben wir Ihnen die einzelnen Praxisbausteine körper-, bewegungs- und sportbezogener Programme vorgestellt: Körperwahrnehmung, Funktions- und Strukturtraining, Entspannung, Kleine Spiele. Sie können als eigenständige Konzepte mit einer spezifischen Fokussierung auf eine Zielsetzung oder in Abhängigkeit zielgruppen- und indikationsspezifischer Anforderungen in unterschiedlicher Gewichtung in ganzheitlichen Interventionsprogrammen umgesetzt werden. Im zweiten Teil haben wir Ihnen dann einige indikationsunspezifische und indikationsspezifische Praxiskonzepte vorgestellt. Abgerundet haben wir das Kapitel mit zwei populationsbezogenen Ansätzen der Gesundheitsförderung. Mit den Kommunen und den Betrieben haben wir Ihnen zwei Handlungsfelder der Gesundheitsförderung und aktuelle Überlegungen zur konkreten Umsetzung bewegungs- und sportbezogener Programme auf kommunaler und betrieblicher Ebene beschrieben.

Die in der Praxis häufig zu beobachtende Leichtigkeit in der Durchführung ist bei vielen Kursleitern und Therapeuten das Ergebnis eines langjährigen Erfahrungsprozesses. Mit unseren Beispielen und Literaturhinweisen können Sie sich sicherlich eine Beratungskompetenz für Ihr aktuelles oder zukünftiges gerontologisches Berufsfeld erarbeiten. Eine Durchführungskompetenz können Sie nur durch die vielfältigen Aus-, Fort- und Weiterbildungsmaßnahmen erwerben. Eine umfassende, wissenschaftlich fundierte Qualifikation in allen Bereichen des in Kapitel 4 dargestellten Planungsprozesses ist nur im Rahmen eines universitären Studiengangs mit entsprechenden Schwerpunkten möglich. Eine Übersicht über sportwissenschaftliche Studiengängen mit den Schwerpunkten Gesundheitssport bzw. Sporttherapie ist auf der Homepage des Deutschen Verbandes für Gesundheitssport und Sporttherapie zu finden (www.dvgs.de → Lehrgänge → Anerkennungen). Eine Teilkompetenz in der praktischen Durchführung gesundheitsorientierter Bewegungs- und Sportangebote bieten die Landessportbünde und Behindertensportverbände mit ihren Übungsleiter-Qualifikationen. Sie sind insbesondere für den Bereich Gesundheits-, Rehabilitations- und Behindertensport zuständig. Die Sporttherapie im engeren Sinne sollte den verschiedenen Fachberufen (Physiotherapie, Sporttherapie, Ergotherapie, Psychotherapie) vorbehalten sein. In einer **Vertiefung 5.4** möchten wir interessierten Lesern anhand eines Schaubildes zum

Abschluss kurz die Einordnung dieser Begrifflichkeiten in das Gefüge von Krankheit und Gesundheit erläutern.

**Vertiefung 5.4: Zur Einordnung des Sportbegriffes in das Gefüge von Krankheit und Gesundheit**

Die Bewegungs- und Sporttherapie ist auf der Suche nach differentiellen und gleichzeitig integrativen Interventionskonzepten. Im Unterschied zu bewegungs- und sportwissenschaftlichen Wissenschaftstheorien fehlt unseres Erachtens der erste Schritt: die Klärung der Frage, was unter Bewegung überhaupt zu verstehen ist. „Jedes bewegungstherapeutische oder motopädagogische Verfahren verfügt – zumindest implizit – über einen Bewegungsbegriff, der mehr oder weniger präzise bestimmt ist und unterschiedliche explikative Reichweiten haben kann" (Petzold, 1994, S. 2).

Den Bewegungsauffassungen liegen unterschiedliche Auslegungen des menschlichen Körpers und damit diverse Theorien des „*Sich Bewegens*" zu Grunde. Tamboer (1994) unterscheidet hier zwischen disziplinären und integralen (interdisziplinären) Annäherungen. Disziplinäre Ansätze differenziert er in monodisziplinäre Theorien, bei denen das menschliche Sich Bewegen aus physiologischer, biomechanischer, psychologischer oder soziologischer Perspektive betrachtet wird, und mehrdisziplinäre Ansätze, bei der z.B. sowohl physiologische als auch psychologische Faktoren, die auf das menschliche Bewegen Einfluss nehmen, berücksichtigt werden. „Integrale Annäherungen in den Bewegungswissenschaften sind der Art nach theoretisch, und zwar in dem Sinn, dass vor allem konzeptionellen Problemen Aufmerksamkeit geschenkt wird. ... Insofern haben solche Annäherungen auch einen stark philosophischen Charakter" (Tamboer, 1994, 11). Aus phänomenologischer Sicht hat hier beispielsweise *Buytendijk* (1948) mit seiner „Allgemeinen Theorie der menschlichen Haltung und Bewegung" einen wichtigen Beitrag geleistet. Einen eher kybernetisch orientierten Beitrag legte *Bernstein* (1988) mit seinen Prinzipien zur motorischen Kontrolle vor. Aus einer pädagogischen Perspektive haben sich unter anderem Grupe (1969) und Gordijn („Was bewegt uns?"; Gordijn et al., 1975) mit dem menschlichen Sich Bewegen beschäftigt.

Während in der bewegungs- und sportwissenschaftlichen Literatur die Diskussion um den Bewegungsbegriff durchaus geführt wird, ist dies für die Bewegungs- und Sporttherapie in ihrem bisherigen Verständnis nur ansatzweise gelungen (vgl. Petzold, 1994).

Einen pragmatischen Ansatz hat Scheibe (1994) gewählt. Als Sportmediziner der früheren DDR hat er einen biologisch – funktionellen Ansatz gewählt (vgl. **Abbildung 5.11**), der jedoch als Grundlage für weitergehende Interpretationen dienen kann.

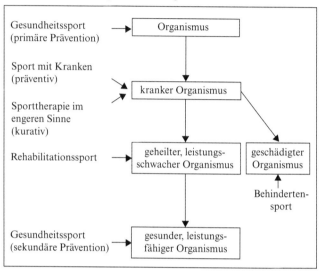

**Abbildung 5.11**: Einordnung des Sports in das Gefüge von Krankheit und Gesundheit (Scheibe, 1994, S. 17)

Die bisher nicht ausreichende Klärung des Bewegungs- und Sportbegriffes spiegelt sich auch in unseren Ausführungen wider, da wir die gesamte Bandbreite einer Gesundheitsförderung durch körper-, bewegungs- und sportbezogene Programme abbilden möchten.

Fünf Kontrollfragen zu Kapitel 5:

1. Was ist unter dem Begriff der Körpererfahrung zu verstehen und welche Bedeutung hat er im Rahmen der Gesundheitsförderung?
2. Wie würden Sie ein funktionelles Training für ältere Menschen aufbauen?
3. Welche Ziele, Inhalte und Methoden würden Sie für ein Bewegungsprogramm für Patienten mit einer Osteoporose bzw. einer Herzinsuffizienz formulieren?
4. Warum ist das Thema Gesundheitsförderung durch körperlich – sportliche Aktivierung in der Gemeinde und in Betrieben relevant?
5. Welche bewegungs- und sportbezogenen Strategien der kommunalen und betrieblichen Gesundheitsförderung gibt es?

Als weiterführende Literatur empfohlen:
1. Fuchs, R. (2003). *Sport, Gesundheit und Public Health*. Göttingen: Hogrefe.
2. Hollmann, W. & Hettinger, T. (2000). *Sportmedizin. Grundlagen für Arbeit, Training und Präventivmedizin* (4. völlig neu bearbeitete Auflage). Stuttgart: Schattauer.
3. Rieder, H., Huber, G. & Werle, J. (Hrsg.). (1996). *Sport mit Sondergruppen. Ein Handbuch*. Schorndorf: Hofmann.

# 6 Gesundheitsförderung im Alter – Rückblick und Ausblick

> „Stellt man sich die lebenslange Sportaktivität eines Menschen als ein Filmwerk vor, dann sind im Vergleich dazu die Methoden, die man heute in der Psychologie zur Beschreibung dieser Sportaktivität verwendet, noch auf der Stufe von Fotografien oder Standbildern, mit denen der aussichtslos erscheinende Versuch unternommen wird, den weiteren Verhaltensfluss vorherzusagen" (Fuchs, 1996, S. 180).

## 6.1 Einführung

Im abschließenden Kapitel dieses Buches wollen wir sowohl einen zusammenfassenden Blick zurück als auch einen perspektivischen Blick nach vorne werfen. In diesem Buch ging es um die Beschreibung, Erklärung, Auswirkungen und Veränderung der körperlich-sportlichen Aktivität und motorischen Fitness bzw. Funktionsfähigkeit im Hinblick auf Gesundheit und Gesundheitsförderung im hohen und höheren Lebensalter. Auf der Basis einer interdisziplinären Konzeption von Gesundheit wurden Modelle und empirische Befunde unterschiedlicher Fachdisziplinen herangezogen, aus der Sport- und Gesundheitspsychologie ebenso wie aus der Medizin, den Trainingswissenschaften oder der Soziologie. Dabei wollten wir aufzuzeigen, inwieweit körperlich-sportliche Aktivität einen präventiven Beitrag dazu leisten kann, den Eintritt von Risiken des Alterns, wie z. B. körperliche oder psychische Erkrankungen, zu verhindern bzw. hinauszuzögern, als auch um Fragen einer gezielten direkten bewegungsbezogenen Intervention im Rahmen der Sporttherapie bei spezifischen gesundheitlichen Bedarfslagen.

An einigen Stellen konnten weiße Flecken der Forschung insbesondere in Bezug auf die Zielgruppe „ältere Menschen" identifiziert werden, die quasi bereits die Linien für weiterführende Forschungsarbeiten skizzieren und damit künftige Forschungsschwerpunkte, die einer weiterführenden Bearbeitung bedürfen, umreißen.

## 6.2 Ein kurzer Blick zurück

Das vorliegende Buch zeigt, dass Gesundheit und Gesundheitsförderung zentrale Inhaltsbereiche sportwissenschaftlicher Forschung darstellen. Unter definierten Bedingungen kann körperlich-sportliche Aktivität vielfältige positive Wirkungen auf die unterschiedlichsten Facetten von Gesundheit haben. Die Analyse zu den gesundheitsfördernden Wirkungen von körperlich-sportlicher Aktivität macht deutlich, dass derzeit die Auswirkungen von Ausdauerbelastungen auf Funktionen und Systeme des Herz-Kreislaufsystems am besten erforscht sind. Weniger umfassende Kenntnisse liegen bislang zu den gesundheitsförderlichen Wirkungen von Kraft-, vor allem aber von Beweglichkeitsbelastungen auf Funktionen und Systeme des aktiven und passiven Bewegungssystems vor. Ebenfalls eher vernachlässigt wurde bisher die Untersuchung der Relationen von koordinativer Leistungsfähigkeit und Gesundheitsfaktoren. Dies überrascht, da mit fortschreitendem Lebensalter koordinative Fähigkeiten (z. B. Gleichgewichtsfähigkeit, Reaktionsfähigkeit, Auge-Hand-Koordination) eine zentrale Bedeutung für die adäquate Bewältigung von Alltagsanforderungen haben. Die Wirkungen einer körperlich-sportlichen Aktivierung auf Aspekte der psychischen Gesundheit und des Wohlbefindens wurden bislang weniger intensiv untersucht als die Wirkungen einer körperlich-sportlichen Aktivierung auf Aspekte der physischen Gesundheit und der körperlichen Funktionstüchtigkeit. Positive Auswirkungen auf das Selbstvertrauen, die Bewältigung von Spannungszuständen sowie die Verringerung von psychosomatischen Beschwerden konnten zwar nachgewiesen werden, die vorgefundenen Ergebnisse sind jedoch nicht einheitlich, sodass gerade in diesem Bereich noch weiterer Forschungsbedarf besteht. Insbesondere fehlen theoretische Modelle, in denen eine Integration von psychischen und physischen Wirkungen von körperlich-sportlicher Aktivität möglich ist. Erste Ansätze zu Überwindung dieses Defizits zeichnen sich ab, da versucht wird, körperlich-sportliche Aktivität im Rahmen von umfassenden Theorien der Salutogenese zu untersuchen.

Auf der Basis von umfangreichen wissenschaftlichen Evaluationen werden Maßnahmen der Gesundheitsförderung durch körperlich-sportliche Aktivierung sowohl auf der individuellen Ebene beispielsweise in der Sporttherapie als auch auf der Ebene von Gruppen und Strukturen wie sie beispielsweise im Rahmen einer gesundheitsorientierten kommunalen Sportentwicklung vorzufinden sind, zunehmend differenzierter.

Trotz dieser Ausdifferenzierung der Maßnahmen ist festzustellen, dass die Chancen einer umfassenden Gesundheitsförderung durch körperlich-sportliche Aktivierung bislang nur unzureichend genutzt werden. Es geben zwar ca. 50 % der erwachsenen Bevölkerung an, sportlich aktiv zu sein. Fragt man jedoch etwas genauer nach den Dosierungen, die für potentielle Gesundheitseffekte von körperlich-sportlicher Aktivität notwendig sind (ca. 1 000 kcal / Woche; dies entspricht ungefähr zwei Stunden Jogging pro Woche), so reduziert sich die Zahl auf relativ bescheidene 10 % bis 15 % der Bevölkerung, wobei sich in Abhängigkeit von Alter, Geschlecht und sozialer Schichtzugehörigkeit nochmals gruppenspezifische Unterschiede ergeben. Bei Personen über 50 Jahren sinkt die Anzahl der gesundheitssportlich aktiven Personen sogar auf unter 5 % ab. Das Potential des Sports als Mittel der Gesundheitsförderung bei älteren Menschen ist offensichtlich bei weitem noch nicht ausgereizt. Gründe für diese These sind u.a. in der hohen Akzeptanz von körperlich-sportlicher Aktivität in der Bevölkerung im Vergleich zu gesunder Ernährung oder zur Reduktion des Genuss- bzw. Suchtmittelkonsums zu sehen (vgl. Rittner & Breuer, 2000). Nicht zu unterschätzen ist vor dem Hintergrund des „New-Public-Health-Ansatzes" die Tatsache, dass mit 80 000 Sportvereinen ein flächendeckendes Netz sozialer Netzwerke und Organisationen besteht, das in die Strategien im Rahmen einer „New-Public-Health-Politik" einbezogen werden kann. Diese Vereine verfügen über ca. 1,5 Millionen ehrenamtliche Helfer und Übungsleiter, die als Multiplikatoren für die Förderung von gesundheitsorientierten körperlich-sportlichen Aktivitäten insbesondere für Senioren dienen können.

### 6.3. Perspektiven

Der Glaube an die positive Wirkung sportlicher Aktivität auf die Erhaltung, Verbesserung und Wiederherstellung von Gesundheit wird von Laien mittlerweile zum Faktum erhoben.

In der Wissenschaft ist die Beziehung zwischen den komplexen Phänomenen Sport, Fitness und Gesundheit hingegen keineswegs so eindeutig. Trotz der Fülle von wissenschaftlichen Arbeiten zu diesem Thema ist der Kenntnisstand in Teilbereichen immer noch von „... Diffusität und Widersprüchlichkeit ..." (Kleine, 1992, S. 151) gekennzeichnet und bedarf daher weiterführender wissenschaftlicher Analysen und differenzierter Betrachtungsweisen.

In der sportwissenschaftlichen Forschung zum Zusammenhang von sportlicher Aktivität, Fitness und Gesundheit / Gesundheitsförderung bei älteren Menschen sind dabei zur Zeit noch wesentliche Defizite feststellbar:
1. Es fehlt eine Einbindung des Zusammenhangs Sport, Fitness und Gesundheit in umfassende Gesundheitstheorien, die sowohl physische als auch psychosoziale Aspekte berücksichtigen. Bislang greifen zahlreiche sportwissenschaftliche Arbeiten sehr unterschiedliche Aspekte der körperlichen und psychischen Gesundheit heraus. So subsumieren Autoren, die sich mit den Auswir-

kungen der sportlichen Aktivität auf die körperliche Gesundheit beschäftigen, unter körperlicher Gesundheit sowohl einzelne Risikofaktoren (z. B. Cholesterin) als auch Parameter der körperlichen Leistungsfähigkeit (z. B. die maximale Sauerstoffaufnahmefähigkeit). Bei der Betrachtung der Wirkungen von Sporttreiben auf die psychische Gesundheit reicht das Spektrum über Konstrukte wie Selbstachtung und Bewältigungskompetenz bis hin zur Angst oder auch Stressvulnerabilität. Neben dieser Unschärfe des Gesundheitskonzepts fehlt in der sportwissenschaftlichen Forschungspraxis auch die Verbindung des biomedizinischen mit dem psychosozialen Modell von Gesundheit zu einer integrativen bio-psycho-sozialen Betrachtungsweise, wie sie in anderen Forschungsdisziplinen, die sich mit dem Thema Gesundheit beschäftigen (z.B. in der Gesundheitspsychologie), ansatzweise bereits praktiziert wird (vgl. Hurrelmann & Laaser, 1993; Becker et al., 2000).

2. Es besteht ein Defizit an empirischen Daten, die Informationen über größere, repräsentative Bevölkerungsgruppen geben. Sowohl Kraus (1987) als auch Knoll (1997) und Schlicht (1994) kritisieren bei einer Sichtung des Forschungsstandes zum Thema „Sport und Gesundheit" eine ganze Reihe methodischer Mängel in der bisherigen sportwissenschaftlichen Forschung. Neben den Erfassungsmethoden und dem Untersuchungsdesign bezieht sich die Kritik vor allem auch auf das Stichprobenproblem. Gerade das Fehlen von Studien mit großen und repräsentativen Stichproben erschwert die Verallgemeinerung der bisherigen Ergebnisse zum Zusammenhang von Sport, Fitness und Gesundheit. Dies gilt für alle potentiellen Zielgruppen des gesundheitsorientierten Sports aber insbesondere für Personen des mittleren und späteren Erwachsenenalters.

3. Die Stichproben entwicklungsbezogener Studien vor allem im mittleren und späteren Erwachsenenalter sind meist hochselektiv. Nicht die Normalbevölkerung, sondern Sportler bzw. ehemalige Sportler bilden häufig die Stichprobe. Ein Grund hierfür ist der relativ leichte Zugang zu Leistungsdaten hochtrainierter Athleten. Sportlich inaktive Personen für sportliche Leistungstests zu gewinnen, ist demgegenüber erheblich schwieriger. Somit fehlen Längsschnittsdaten über den Einfluss von sportlicher bzw. körperlicher Aktivität auf die Entwicklung von Fitness und Gesundheit aus repräsentativen Stichproben insbesondere für die zweite Lebenshälfte. Viele Studien zeigen, dass der Rückgang motorischer Fähigkeiten im Alter nur teilweise durch das Altern per se

erklärt werden kann (Schroll, 1994). Es wird eher angenommen, dass die zunehmende Inaktivität im höheren Alter eine große Rolle spielt. Doch wie stark beeinflusst sportliche Aktivität die Entwicklung der körperlichen Leistungsfähigkeit? Welche weiteren Determinanten gibt es bezüglich der Entwicklung der Fitness? Diese Fragen konnten durch die bisher vorliegenden Querschnittsstudien erst teilweise beantwortet werden.

Im Hinblick auf den Forschungsstand zu den psycho-sozialen Determinanten von sportlicher Aktivität kommt Fuchs (1996) zu einer wenig erfreulichen Beurteilung: „Stellt man sich die lebenslange Sportaktivität eines Menschen als ein Filmwerk vor, dann sind im Vergleich dazu die Methoden, die man heute in der Psychologie zur Beschreibung dieser Sportaktivität verwendet, noch auf der Stufe von Fotografien oder Standbildern, mit denen der aussichtslos erscheinende Versuch unternommen wird, den weiteren Verhaltensfluss vorherzusagen" (Fuchs, 1996, S. 180). Diese mit Sicherheit etwas überspitzte Skizzierung des derzeitigen Forschungsstandes macht gleichzeitig deutlich, wie notwendig die Beschäftigung mit diesem Thema ist. Erforderlich sind dabei sowohl Fortschritte in der Theorie- und Modellbildung als auch in der empirischen Überprüfung. Es ist offensichtlich notwendig längsschnittliche Betrachtungen über die Entwicklung von sportlicher Aktivität, Fitness und Gesundheit durchzuführen und zusätzlich die Zusammenhänge zwischen den Bereichen interdisziplinär zu analysieren.

4. Es mangelt an interkulturell vergleichenden Studien. Die Anwendung von theoretischen Konzepten in verschiedenen soziokulturellen Kontexten zielt auf „Varianzvergrößerungen, Entkonfundierung von Variablen und Validitätsverbesserung von Indikatoren" (Trommsdorff, 1989, S. 18). Insofern sind interkulturell vergleichende Studien als empirische Überprüfung, Ergänzung und Verbesserung theoretischer Konzepte unerlässlich (Tenbruck, 1992). In kulturvergleichenden Studien können Theorien zugleich strengeren und härteren empirischen Tests ausgesetzt werden, nämlich der Generalisierbarkeit der theoretischen Annahmen. In den letzten Jahren gibt es erste Ansätze von Untersuchungen, die sich mit der sportlichen Aktivität, dem motorischen Leistungszustand sowie der Gesundheit im internationalen Vergleich (Naul et al., 1994; Ulmer & Bös, 2000; Rütten et al., 2000) bei verschiedenen Altersgruppen beschäftigen. Bei diesen ersten international vergleichenden Studien zum Zusammenhang von sportlicher Aktivität, Fitness und Gesundheit handelt es sich jedoch ausnahmslos um Querschnittstudien. Längsschnittliche

Betrachtungen – insbesondere bei der Zielgruppe älterer Menschen – fehlen hier gänzlich.

5. Ein Mangel besteht ebenso an zuverlässigen Methoden zur Erfassung körperlich-sportlicher Aktivität in den verschiedenen Forschungsfeldern, die sich mit den Wirkungen von sportlicher Aktivität auf die Fitness bzw. Gesundheit beschäftigen. Hauptinformationsquelle über die sportliche Aktivität stellen in epidemiologischen Untersuchungen Selbstaussagen der Untersuchungspersonen dar, die über schriftliche oder mündliche Befragungen erhoben werden. Bei diesen Selbstaussagen ergeben sich eine Reihe von Schwierigkeiten. So wissen wir bislang sehr wenig darüber, wie Personen körperliche Aktivitäten kodieren, auf welche Aspekte, wie z. B. Dauer, Intensität und Kontext sie dabei achten, wie sie gespeichert und wieder abgerufen werden (Baranowski, 1988). Ferner ist unklar, was wie genau abfragbar ist und wie eine optimale Abfragestrategie aussehen müsste. Es fehlen darüber hinaus systematische Untersuchungen zur Reliabilität und Validität der zur Erfassung der habituellen körperlich-sportlichen Aktivität von älteren Menschen eingesetzten Befragungsmethoden im deutschsprachigen Raum fast vollständig.

6. Neben den zuvor skizzierten Defiziten im Grundlagenbereich des Themas „Sportliche Aktivität, Fitness und Gesundheit" zeigen sich auch viele offene Fragen im Bereich der praktischen Anwendung von körperlich-sportlicher Aktivität als ein Mittel der Gesundheitsförderung. So bestehen in verschiedenen Handlungsfeldern Defizite im Hinblick auf geeignete Konzeptionen, Organisationsformen und Maßnahmen der Umsetzung von Programmen zur Gesundheitsförderung durch sportliche Aktivierung. Insbesondere im Handlungsfeld der Kommunen ist bereits das Wissen um die vorhandenen Strukturen rudimentär. Ebenfalls noch in den Kinderschuhen stecken Versuche zur Qualitätssicherung der Maßnahmen zur Gesundheitsförderung durch sportliche Aktivierung.

Eine zentrale Aufgabe für die weiterführende sportwissenschaftliche Gesundheitsforschung ist demnach die detaillierte Analyse der Frage nach den organisatorischen und strukturellen Voraussetzungen, die eine erfolgreiche Implementation von sportbezogenen Gesundheitsförderungsmaßnahmen begünstigen. Neben der Untersuchung der Verbreitung und der Bedingungen für dauerhafte gesundheitssportliche Betätigung wird auch künftig die differenzierte

Untersuchung der Wirkungen von körperlich-sportlicher Aktivität auf die verschiedensten Facetten von Gesundheit im Mittelpunkt stehen. Welche Wirkungen hat eine bestimmte Form der körperlichen Belastung bzw. eine bestimmte Form körperlich-sportlicher Aktivierung auf physische und psychische Ressourcen der Gesundheit? Welchen volkswirtschaftlichen Nutzen haben bewegungsbezogene Gesundheitsförderungsprogramme mit älteren Arbeitnehmern (z. B. im betrieblichen Rahmen) oder mit Bewohnerinnen von Altenheimen? Angesichts von Fragestellungen dieser Art sind zukünftig die interdisziplinäre Kooperation mit anderen Bereichen der gesundheitswissenschaftlichen Forschung als auch die Zusammenarbeit der verschiedensten Teildisziplinen der Sportwissenschaft gefordert. Dabei sollten trotz einer mit Sicherheit notwendigen Ausdifferenzierung und Spezialisierung im Themenbereich "Sport und Gesundheitsförderung bei älteren Menschen" interdisziplinäre Projekte, z. B. die Kombination von sportmedizinischen und sportpsychologischen Fragestellungen, einen hohen Stellenwert haben.

Wenn es der Sportwissenschaft gelingt, das Thema Sport und Gesundheit umfassend zu bearbeiten und entsprechende Theorien, Methoden und Programme zu entwickeln, dann wird sie innerhalb der verschiedenen Wissenschaftsdisziplinen der Gesundheitswissenschaften bzw. in der Gerontologie eine bedeutsame Rolle spielen. Dann wird das Thema Gesundheit und Gesundheitsförderung von älteren Menschen zur Chance auf Weiterentwicklung von Sportwissenschaft und Sportpraxis. Ob daraus innerhalb der Sportwissenschaft ein eigenständiger Forschungsbereich entsteht, wie sie Kolb mit dem Begriff der „Sportgeragogik" beschreibt (Kolb, 1999), der sich mit dem Beitrag von Bewegung und Sport zu Fragen des guten Alterns beschäftigt, bleibt abzuwarten.

Im Hinblick auf „gutes Altern" wird auch zukünftig die Bedeutung körperlich-sportlicher Aktivität für die individuelle Handlungskompetenz im Alter betont werden. Die motorische Handlungskompetenz bzw. Fitness ist entscheidend für die Durchführung von notwendigen Alltagsaktivitäten (*activities of daily living*) und damit für eine unabhängige Lebensführung. Für die Prävention von Unfällen und Stürzen im Alter spielt die körperliche Leistungsfähigkeit ebenfalls eine wichtige Rolle. So sind beispielsweise eine gute Kraft- und Koordinationsfähigkeit ein Schutzfaktor, um bei unvorhergesehenen Gleichgewichtsstörungen schneller reagieren und den Körper dadurch besser abfangen zu können. In diesem Sinne wird in einem guten Fitnessniveau eine gesundheitliche Ressource des Individuums gesehen. Ein lange erhaltenes hohes Fitnessniveau wird damit zu ei-

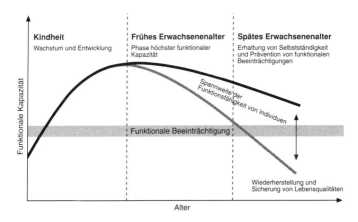

**Abbildung 6.1:** Lebenslaufperspektive der funktionellen Kapazität (in Anlehnung an Kalache & Kickbusch, 1997; aus Woll, 2002, S. 66)

ner bedeutsamen Ressource für die Entwicklung der Gesundheit gerade bei Personen des mittleren und höheren Erwachsenenalters.

Um die körperliche Leistungsfähigkeit möglichst lange über der Grenze der funktionalen Beeinträchtigung halten zu können, sind genaue Erkenntnisse über die Entwicklung der körperlichen Leistungsfähigkeit in den einzelnen Lebensabschnitten und den komplexen Zusammenhang zwischen möglichen Einflussfaktoren und der Entwicklung der körperlichen Leistungsfähigkeit notwendig. Auf diesen Erkenntnissen aufbauend bedarf eine gezielte bewegungsorientierte Prävention und Rehabilitation entsprechender diagnostischer Tools und gezielter Trainingsprogramme im Sinne einer Interventionsgerontologie.

Neben der individuellen Bedeutung von körperlich-sportlicher Aktivität und motorischer Fitness für die Lebensqualität des einzelnen älteren Menschen darf die Sicht auf die gesellschaftliche Ebene des Themas nicht aus dem Blick geraten. So werden beispielsweise verstärkt Anstrengungen notwendig sein organisations-, gemeinde- und bevölkerungsbezogene Interventionen zur Förderung körperlich-sportlicher Aktivität zu entwickeln. Insgesamt besteht bei der Zielgruppe ältere Menschen ein großer Bedarf an wissenschaftlich begleiteten Sport- und Bewegungsförderungsprojekten in verschiedenen Settings (z. B. Kommune, Verein).

In Umrissen werden mit diesen zentralen Aufgabenstellungen wesentliche Felder sport- und bewegungsbezogener Interventionsforschung skizziert.

## 6.4 Zusammenfassung und Kontrollfragen

Im Schlussteil dieses Buches wurden die bereits in den vorausgegangenen Teilkapiteln angesprochenen Erkenntnisse und Defizite komprimiert aufgegriffen. Über grundsätzliche Fragen der Wirkungen von sportlicher Aktivität auf die verschiedensten Facetten der Gesundheit von älteren Menschen hinausgehend, wurden die Bedingungen für die körperlich-sportliche Aktivität analysiert. Neben methodologischen Fragen, wie z. B. der Qualität von Untersuchungsinstrumenten und Stichproben liegt ein weiterer Schwerpunkt auf der Interventionsforschung. Wie bekommt man ältere Menschen in bewegungsbezogene Gesundheitsförderungsprogramme in verschiedenen Settings (z. B. Kommune, Betrieb)? Welche individuellen und strukturellen Voraussetzungen sind für den Erfolg der Maßnahmen entscheidend? Angedachte Szenarien auf beiden Ebenen besitzen große Bedeutung für die Weiterentwicklung von Bewegungsprogrammen für ein zukünftiges gutes Altern!

---

Fünf Kontrollfragen zu Kapitel 6:

1. Warum ist die Beschäftigung mit bewegungsbezogenen Gesundheitsförderungsprogrammen bei älteren Menschen in Zukunft bedeutsam?
2. Wo liegen Defizite sportwissenschaftlicher Forschung bei der Beschäftigung mit gesundem Altern?
3. Wo liegen theoretische Herausforderungen der zukünftigen sportwissenschaftlichen Forschung in diesem Bereich?
4. Mit welchen methodologischen Problemen muss sich die sportwissenschaftliche Forschung auseinandersetzen?
5. Wie kann sportwissenschaftliche Interventionsforschung auf unterschiedlichen Interventionsebenen aussehen?

Als weiterführende Literatur empfohlen:

1. Fuchs, R. (2003). *Sport, Gesundheit und Public Health*. Göttingen: Hogrefe.
2. Kolb, M. (1999). *Bewegtes Altern. Grundlagen und Perspektiven einer Sportgeragogik*. Schorndorf: Hofmann.
3. Shephard, R.J. (1997). *Ageing, Physical Activity, and Health*. Champaign / Illinois: Human Kinetics.

# Literaturverzeichnis

Abel, T. (1995). *Sport, Gesundheit, Lebensstile: Eine Betrachtung komplexer Zusammenhänge aus medizinsoziologischer Perspektive*. In W. Schlicht & P. Schwenkmezger (Hrsg.). *Gesundheitsverhalten und Bewegung* (51–63). Schorndorf: Hofmann.

Abel, T., Karvonen, S. & Weitkunat, R. (1998). *Zur Bedeutung von Wert- und Zweckrationalität für gesundheitsrelevanten Sport und körperliche Aktivität: eine explorative Analyse*. In A. Rütten (Hrsg.). *Public Health und Sport* (241–258). Stuttgart: Naglschmid.

Abele, A., Brehm, W. & Gall, T. (1991). *Sportliche Aktivität und Wohlbefinden*. In A. Abele & P. Becker (Hrsg.). *Wohlbefinden. Theorie, Empirie, Diagnostik* (279–296). Weinheim: Juventa.

Ajzen, I. (1985). *From intentions to actions: A theory of planned behaviour*. In J. Kuhl & J. Beckmann (Hrsg.). *Action control: From cognition to behaviour* (11–39). Seattle: Hogrefe + Huber.

Ajzen, I. & Madden, J.T. (1986). *Prediction of goal-directed behaviour: Attitudes, intentions, and perceived behavioural control*. Journal of Experimental Social Psychology 22, 453–474.

Alfermann, D. (1998). *Selbstkonzept und Körperkonzept*. In K. Bös & W. Brehm (Hrsg.). *Gesundheitssport: Ein Handbuch* (212–220). Schorndorf: Hofmann.

Alfermann, D. & Stoll, O. (1996). *Befindlichkeitsveränderung nach sportlicher Aktivität*. Sportwissenschaft 26 (4), 406–424.

Alfermann, D. & Stoll, O. (1997). *Sport in der Primärprävention: Langfristige Auswirkungen auf die psychische Gesundheit*. Zeitschrift für Gesundheitspsychologie 5 (2), 91–108.

American College of Sports Medicine (ACSM) (1995). *ACSM's guidelines to exercise testing and prescription* (5. Auflage). Baltimore: Williams & Wilkins.

Anderson, B. (1982). *Stretching*. Waldeck: Hübner.

Aniansson, A. & Gustafsson, E. (1981). *Physical training in elderly men with special reference to quadriceps muscle strength and morphology*. Clinical Physiology 1, 87–98.

Antonovsky, A. (1979). *Health, Stress and Coping*. San Francisco: Jossey-Bass.

Antonovsky, A. (1987). *Unraveling the mystery of health. How people manage stress and stay well*. San Francisco: Jossey-Bass.

Antonovsky, A. (1990). *Personality and health: Testing the sense of coherence model*. In H.S. Friedman (Hrsg.). *Personality and disease* (155–177). New York: Wiley.

Antonovsky, A. (1993). *The Structure and Properties of the Sense of Coherence Scale*. Social Science and Medicine 36 (6), 725–733.

Arent, S.M., Rogers, T. & D. Landers (2001). *Mental Health and Physical Activity*. Sportwissenschaft 3, 239–254.

Avlund, K., Schroll, M., Davidsen, M., Lovborg, B. & Rantanen, T. (1994). *Maximal isometric muscle strength and functional ability in daily activities among 75-year-old men and women*. Scandinavian Journal of Medicine Science and Sports 1, 32–40.

Backhaus, K., Erichson, B., Plinke, W. & Weiber, R. (1996). *Multivariate Analysemethoden. Eine anwendungsorientierte Einführung* (8. Auflage). Berlin: Springer.

Badura, B. (1990). *Gesundheitswissenschaften und öffentliche Gesundheitsförderung (Public Health)*. In R. Schwarzer (Hrsg.). *Gesundheitspsychologie* (51–62). Göttingen: Hogrefe.

Badura, B. (1992). *Gesundheitsförderung und Prävention aus soziologischer Sicht*. In P. Paulus (Hrsg.). *Prävention und Gesundheitsförderung* (43–52). Köln: GwG-Verlag.

Badura, B. (2000). *Einleitung*. In Bertelsmann Stiftung & Hans Böckler Stiftung (Hrsg.). *Erfolgreich durch Gesundheitsmanagement – Beispiele aus der Arbeitswelt*. Gütersloh: Eigenverlag.

Badura, B. & Hehlmann, T. (2003). *Betriebliche Gesundheitspolitik. Der Weg zur gesunden Organisation*. Berlin: Springer.

Balster, K. (1996). *Kinder mit mangelnden Bewegungserfahrungen*. Duisburg: Sportjugend im LSB Nordrhein-Westfalen.

Baltes, P.B. (Hrsg.) (1979). *Entwicklungspsychologie der Lebensspanne*. Stuttgart: Klett.

Baltes, P.B. (1990). *Entwicklungspsychologie der Lebensspanne: Theoretische Leitsätze*. Psychologische Rundschau 41, 1–24.

Baltes, P.B. & Baltes, M.M (1989). *Erfolgreiches Altern: mehr Jahre und mehr Leben*. Zeitschrift für Gerontopsychologie und -psychiatrie 2, 5–10.

Banzer, W., Knoll, M. & Bös, K. (1998). *Sportliche Aktivität und physische Gesundheit*. In K. Bös & W. Brehm (Hrsg.). *Gesundheitssport. Ein Handbuch* (17–32). Schorndorf: Hofmann.

Banzer, W., Pfeifer, K. & Vogt, L. (Hrsg.) (2004). *Funktionsdiagnostik des Bewegungssystems in der Sportmedizin*. Berlin: Springer.

Baranowski, T. (1988). *Validity and reliability of self-report measures of physical activity: An information-processing perspective*. Research Quarterly for Exercise and Sport 59, 314–327.

Barofsky, I. (2001). *Health-related quality of life is the ultimate outcome of health care*. Newsletter of the International Society for Quality of Life Research 6 (1).

Baur, J., Bös, K. & Singer, R. (Hrsg.) (1994). *Motorische Entwicklung. Ein Handbuch*. Schorndorf: Hofmann.

Baur, J. & Burrmann, U. (2000). *Unerforschtes Land: Sport in ländlichen Regionen*. Aachen: Meyer & Meyer.

Becker, M.H. (1974). *The health belief model and personal health behaviour*. Thorofare: Stack.

Becker, P. (1982). *Psychologie der seelischen Gesundheit. Band 1. Theorien, Modelle, Diagnostik*. Göttingen: Hogrefe.
Becker, P. (1986). Arbeit und seelische Gesundheit. In P. Becker & B. Minsel (Hrsg.). *Psychologie der seelischen Gesundheit. Band 2. Persönlichkeitspsychologische Grundlagen, Bedingungsanalysen und Förderungsmöglichkeiten* (184–285). Göttingen: Hogrefe.
Becker, P. (1989). *Der Trierer Persönlichkeitsfragebogen (TPF). Handanweisung*. Göttingen: Hogrefe.
Becker, P. (1990). Prävention. In R. Schwarzer (Hrsg.). *Gesundheitspsychologie. Ein Lehrbuch* (429–438). Göttingen: Hogrefe.
Becker, P. (1992a). *Diagnostik und Bedingungsanalyse des Gesundheitsverhaltens*. In H. Schröder & K. Reschke (Hrsg.). *Psychosoziale Prävention und Gesundheitsförderung* (105–124). Regensburg: Roderer.
Becker, P. (1992b). *Die Bedeutung integrativer Modelle von Gesundheit und Krankheit für die Prävention und Gesundheitsförderung*. In P. Paulus (Hrsg.). *Prävention und Gesundheitsförderung* (91–107). Köln: GwG-Verlag.
Becker, P. (1997). Prävention und Gesundheitsförderung. In R. Schwarzer (Hrsg.). *Gesundheitspsychologie: Ein Lehrbuch* (517–534). Göttingen: Hogrefe.
Becker, C., Kron, M., Lindemann, U., Sturm, E., Eichner, B., Walter-Jung, B. & Nikolaus, T. (2003). *Effectiveness of a Multifaceted Intervention on Falls in Nursing Home Residents.* Journal of the American Geriatrics Society 51, 306–313.
Becker, P., Bös, K. & Woll, A. (1994). *Ein Anforderungs-Ressourcen-Modell der körperlichen Gesundheit: pfadanalytische Überprüfungen mit latenten Variablen*. Zeitschrift für Gesundheitspsychologie 2, 25–48.
Becker, P., Bös, K., Mohr, A., Tittlbach, S. & Woll, A. (2000). *Eine Längsschnittstudie zur Überprüfung biopsychosozialer Modellvorstellungen zur habituellen Gesundheit*. Zeitschrift für Gesundheitspsychologie 8, 94–110.
Begg, C., Cho, M., Eastwood, S., Horton, R., Mohler, D., Olki, I., Pitkin, R., Rennie, D., Schulz, F., Simel, D. & Stroup, D. (1996). *Improving the Quality of Reporting of Randomized Controlled Trials. The CONSORT Statement*. Journal of the American Medical Association 276, 637–639.
Berger, M. (Hrsg.) (2004). *Psychische Erkrankungen. Klinik und Therapie.* München: Urban & Fischer.
Berger-Schmitt, R., Kohlmann, T. & Raspe, H. (1996). *Rückenschmerzen in Ost- und Westdeutschland.* Gesundheitswesen 58, 519–524.
Bernstein, N.A. (1988). *Bewegungsphysiologie* (2. Auflage). Leipzig: Barth.
Bertelsmann Stiftung & Hans Böckler Stiftung (Hrsg.) (2002). *Expertenkommission „Betriebliche Gesundheitspolitik"*. Gütersloh, Düsseldorf: Eigenverlag.
Bertelsmann Stiftung & Hans Böckler Stiftung (Hrsg.) (2004). *Zukunftsfähige betriebliche Gesundheitspolitik. Vorschläge der Expertenkommission.* Gütersloh: Bertelsmann Stiftung.

Beutel, M. (1989). *Was schützt Gesundheit? Zum Forschungsstand und der Bedeutung von personalen Ressourcen in der Bewältigung von Alltagsbelastungen und Lebensereignissen.* Psychotherapie und medizinische Psychologie 39, 452–462.

Bickel, H. (1999). *Epidemiologie der Demenzen.* In H. Förstl, H. Bickel & A. Kurz (Hrsg.). *Alzheimer Demenz. Grundlagen, Klinik und Therapie* (9–32). Berlin: Springer.

Bielefeld, J. (1991). *Körpererfahrung. Grundlage menschlichen Bewegungsverhaltens* (2. Auflage). Göttingen: Hogrefe.

Björntrop, P. (1990). *Adipose tissue adaptation to exercise.* In C. Bouchard, R.J. Shephard, T. Stephens, J.R. Sutton, & B.D. McPherson (Hrsg.). *Exercise, fitness, and health. A consensus of current knowledge* (315–323). Champaign / Illinois: Human Kinetics.

Blair, S.N. (1996). *Körperliche Aktivität, körperliche Fitneß und Gesundheit.* In The Club of Cologne (Hrsg.). *Gesundheitsförderung und körperliche Aktivität* (11–41). Köln: Sport und Buch Strauß.

Blumenthal, J.A., Emery, C.F., Madden, D.J., George, L.K., Coleman, R.E., Riddle, M.W., McKee D.C., Reasoner, J. & Williams, R.S. (1989). *Cardiovascular and Behavioral Effects of Aerobic Exercise Training in Healthy Older Men and Women.* Journal of Gerontology: Medical Sciences 44 (5), M147–157.

Boeckh-Behrens, W.-U. & Buskies, W. (2000). *Fitness-Krafttraining.* Reinbek: Rowohlt.

Bös, K. (1987). *Handbuch sportmotorischer Tests.* Göttingen: Hogrefe.

Bös, K. (1994). *Differentielle Aspekte der Entwicklung motorischer Fähigkeiten.* In J. Baur, K. Bös & R. Singer (Hrsg.). *Motorische Entwicklung. Ein Handbuch* (238–254). Schorndorf: Hofmann.

Bös, K. & Mechling, H. (1980). *Definition und Messung der Beweglichkeit und ihr Zusammenhang mit sportmotorischen Testübungen.* Sportunterricht 29, 464–476.

Bös, K. & Mechling, H. (1983). *Dimensionen sportmotorischer Leistungen.* Schorndorf: Hofmann.

Bös, K. & Woll, A. (1989). *Kommunale Sportentwicklung.* Erlensee: SFT-Verlag.

Bös, K. & Pluto, R. (1992). *Fitnessförderung in betrieblichen Präventionsprogrammen.* Arbeitsmedizin. Sozialmedizinische Präventivmedizin 12, 510–514.

Bös, K., Wydra, G. & Karisch, G. (1992). *Gesundheitsförderung durch Bewegung, Spiel und Sport. Ziele und Methoden des Gesundheitssports in der Klinik.* Erlangen: perimed.

Bös, K. & Brehm, W. (1995). *Gesundheitsförderung Erwachsener im Erwerbsalter durch sportliche Aktivierung in der Kommune und im Betrieb. Grundlagen, Ist-Analysen, Programmentwicklung und Evaluationskonzepte.* Zeitschrift für Gesundheitswissenschaften 3, 51–73.

Bös, K. & Woll, A. (1999). *Sportwissenschaften*. In Bundesvereinigung für Gesundheit (Hrsg.). *Gesundheitsförderung: Strukturen und Handlungsfelder. Bereich VII "Wissenschaftliche Disziplinen"* (1–28). Neuwied: Luchterhand.

Bös, K., Tittlbach, S., Pfeifer, K., Stoll, O. & Woll, A. (2001). *Motorische Verhaltenstests*. In K. Bös (Hrsg.), *Handbuch Motorische Tests. Sportmotorische Tests, motorische Funktionstests, Fragebogen zur körperlich-sportlichen Aktivität und sportpsychologische Diagnoseverfahren* (1–207). Göttingen: Hogrefe.

Bopp, J. (1987). *Die Tyrannei des Körpers*. In K.M. Michel & T. Sprengler (Hrsg.). *Kursbuch Gesundheit 88* (49–66). Berlin: Kursbuch-Rotbuch-Verlag.

Borg, G.A. (1982). *Psychophysical bases of perceived exertion*. Medicine and Science in Sports and Exercise 14 (5), 377–381.

Bortz, J. & Doering, N. (1995). *Forschung, Forschungsmethoden und Evaluation*. Berlin: Springer.

Bouchard, C., Shephard, R, Stephens, T., Sutton, J.R. & McPherson, B.D. (Hrsg.) (1990). *Exercise, Fitness, and Health: A consensus of current knowledge*. Champaign/Illinois: Human Kinetics.

Bouchard, C., Shephard, R. & Stephens, T. (Hrsg.) (1994). *Physical Activity, Fitness, and Health. International Proceedings and Consensus Statement*. Champaign/Illinois: Human Kinetics.

Bouchard, C. & Shephard, R.J. (1994). *Physical Activity, Fitness, and Health: The Model and Key Concepts*. In: C. Bouchard, R.J. Shephard & Th. Stephens (Hrsg.). *Physical Activity, Fitness, and Health. International Proceedings and Consensus Statements* (77–88). Champaign: Human Kinetics Publishers.

Brandenburg, U., Marschall, B. & Schmidth, T. (Hrsg.) (1990). *Prävention im Betrieb* (Workshop im Rahmen der 24. Jahrestagung der Deutschen Gesellschaft für Sozialmedizin und Prävention). München: Minerva.

Brandl-Bredenbeck, H.P. (1999). *Sport und jugendliches Körperkapital. Eine kulturvergleichende Untersuchung am Beispiel Deutschlands und der USA*. Aachen: Meyer & Meyer.

Brandtstädter, J. (1990). *Entwicklung im Lebenslauf. Ansätze und Probleme der Lebensspannen-Entwicklungspsychologie*. In K.U. Mayer (Hrsg.). *Lebensverläufe und sozialer Wandel* (322–350). Opladen: Westdeutscher Verlag (Sonderheft 31 der Kölner Zeitschrift für Soziologie und Sozialpsychologie).

Bray, G.A. (1990). *Exercise and obesity*. In C. Bouchard, R.J. Shephard, T. Stephens, J.R. Sutton, & B.D. McPherson (Hrsg.). *Exercise, fitness, and health. A consensus of current knowledge* (497–510). Champaign / Illinois: Human Kinetics.

Brehm, B.A. (1988). *Elevation of metabolic rate following exercise. Implications for weight loss*. Sports Medicine 7, 72–78.

Brehm, W. (1998). *Sportliche Aktivität und psychische Gesundheit*. In K. Bös & W. Brehm (Hrsg.). *Gesundheitssport: Ein Handbuch* (33–43). Schorndorf: Hofmann.

Brehm, W. & Pahmeier, I. (1992). *Gesundheitsförderung durch sportliche Aktivierung als gemeinsame Aufgabe von Ärzten, Krankenkassen und Sportvereinen*. Bielefeld: IDIS.

Brehm, W., Pahmeier, I. & Tiemann, M. (1994). *Gesundheitsförderung durch sportliche Aktivierung. Qualitätsmerkmale und Qualitätskontrollen sportlicher Aktivierungsprogramme zum Erhalt und zur Wiederherstellung von Gesundheit und Wohlbefinden*. Institut für Sport und Sportwissenschaft der Universität Bayreuth: Forschungsbericht.

Brehm, W., Pahmeier, I., Ungerer-Röhrich, U., Tiemann, M., Wagner, P. & Bös, K. (2002). *Psychosoziale Ressourcen. Stärkung von psychosozialen Ressourcen im Gesundheitssport*. Frankfurt/Main: Deutscher Turnerbund.

Breuer, C. & Rittner, V. (2002). *Berichterstattung und Wissensmanagement im Sportsystem. Konzeption einer Sportverhaltensberichterstattung für das Land Nordrhein-Westfalen*. Köln: Sport und Buch Strauss.

Bringmann, W. (1984). *Die Bedeutung von Kraftfähigkeiten für Gesundheit und Leistungsfähigkeit*. Medizin und Sport 24, 97–100.

Brinkhoff, K.-P. (1998). *Sport und Sozialisation im Jugendalter. Entwicklung, soziale Unterstützung und Gesundheit*. Weinheim: Juventa.

Brown, D.A. & Miller, W.C. (1998). *Normative data for strength and flexibility of women throughout life*. Journal of Applied Physiology 78, 77–82.

Buchner, D.M., Cress, M.E., Wagner, E.H., De Lateur, B.J., Price, R. & Abrass, J.B. (1993). *The Seattle FICSIT / MoveIt study: the effect of exercise on gait and balance in older adults*. Journal of the American Geriatric Society 3, 321–325.

Buchner, D.M., Cress, M.E., de Lateur, B.J., Esselman, P.C., Margherita, A.J., Price, R. & Wagner, E.H. (1997). *The Effect of Strength and Endurance Training on Gait, Balance, Fall Risk, and Health Services Use in Community-Living Older Adults*. Journal of Gerontology 52A (4), M218–M224.

Bührle, M. & Schmidtbleicher, D. (1981). *Komponenten der Maximal- und Schnellkraft*. Sportwissenschaft 11, 11–27.

Bullinger, M. & Kirchberger, I. (1998). *SF-36. Fragebogen zum Gesundheitszustand. Handanweisung*. Göttingen: Hogrefe.

Bundesarbeitsgemeinschaft für Rehabilitation (Hrsg.) (1994). *Die Rehabilitation Behinderter. Diagnostik – Therapie – Nachsorge* (2. völlig neu bearbeitete Auflage). Frankfurt/Main: Bundesarbeitsgemeinschaft für Rehabilitation.

Bundesministerium für Familie, Senioren, Frauen und Jugend (BMFSFJ) (Hrsg.) (2002). *Vierter Bericht zur Lage der älteren Generation in der Bundesrepublik Deutschland: Risiken, Lebensqualität und Versorgung Hochaltriger – unter besonderer Berücksichtigung demenzieller Erkrankungen*. Berlin: BMFSFJ.

Buytendijk, F.J.J. (1948). *Allgemeine Theorie der menschlichen Haltung und Bewegung*. Berlin: Springer.

Cachay, K. (1988). *Sport und Gesellschaft.* Schorndorf: Hofmann.
Cannon, W.B. (1932). *The wisdom of the body.* New York: Norton.
Cohen, S. (1988). *Psychosocial models of the role of social support in the aetiology of physical disease.* Health Psychology 7, 269–297.
Cohen, S. & Syme, S.L. (Hrsg.) (1985). *Social support and health.* New York: Academic Press.
Cononie, C.C., Graves, J.E., Pollock, M.L., Phillips, M.I., Sumners, C. & Hagberg, J.M. (1991). *Effect of exercise training on blood pressure in 70- to 79-yr-old men and women.* Medicine Science in Sports and Exercise 23 (4), 505–511.
Conzelmann, A. (1994). *Entwicklung der Ausdauer.* In J. Baur, K. Bös & R. Singer. (Hrsg.). *Motorische Entwicklung. Ein Handbuch* (151–180). Schorndorf: Hofmann.
Conzelmann, A. (1997). *Entwicklung der konditionellen Fähigkeiten im Erwachsenenalter.* Schorndorf: Hofmann.
Conzelmann, A. (1999). *Plastizität – eine zentrale Leitorientierung des Forschungsprogramms "Motorische Entwicklung in der Lebensspanne".* Psychologie & Sport 6 (3), 76–89.
Costa, P.T. & McCrae, R.R. (1987). *Neuroticism, somatic complaints, and disease: Is the bark worse than the bite?* Journal of Personality 55, 299–316.
Costas, R., Carcia-Palimieri, M.R. & Nazario, E. (1978). *Relationship of lipids, weight and physical activity to incidence of coronary heart disease.* American Journal of Cardiology 42, 469–485.
Crews, D.J. & Landers, D.M. (1987). *A meta-analytic review of aerobic fitness and reactivity to psychosocial stressors.* Medicine and Science in Sports and Exercise 19, 114–120.
Cumming, E. & Henry, W.E. (1961). *Growing old – the process of disengagement.* New York: Basic Books Inc.
Cunningham, D.A., Paterson, D.H., Himann, J.F. & Rechnitzer, P.A. (1993). *Determinants of independence in the elderly.* Canadian Journal of Applied Physiology 18 (3), 243–254.
Dachverband der deutschsprachigen osteologischen Fachgesellschaften (Hrsg.) (2003a). *Osteoporose bei postmenopausalen Frauen.* AMWF-Leitlinien-Register Nr. 034/002.
Dachverband der deutschsprachigen osteologischen Fachgesellschaften (Hrsg.) (2003b). *Osteoporose des älteren Menschen.* AMWF-Leitlinien-Register Nr. 034/003.
Dannenberg, A.L., Keller, J.B., Wilson, P.W.F. & Castelli, W.P. (1989). *Leisure time physical activity in the Framingham Offspring Study.* American Journal of Epidemiology 129, 76–88.
Danneskiold-Samsoe, B., Kofod, V., Munter, J., Grimby, G., Schnohr, P. & Jensen, G. (1984). *Muscle strength and functional capacity in 78-81-year-old men and women.* European Journal of Applied Physiology 52, 310–314.

Denk, H. & Pache, D. (1996). *Bewegung, Spiel und Sport im Alter. Band 1: Bedürfnissituation Älterer.* Köln: Sport und Buch Strauß.

Denk, H., Pache, D. & Schaller, H.-J. (Hrsg.) (2003). *Handbuch Alterssport.* Schorndorf: Hofmann.

Denk, H. & Pache, D. (2003). *Gesellschaftliche und inhaltliche Rahmenbedingungen von Alterssport.* In H. Denk, D. Pache & H.-J. Schaller (Hrsg.). *Handbuch Alterssport* (23–96). Schorndorf: Hofmann.

Deutsche Gesellschaft für Allgemeinmedizin und Familienmedizin (Hrsg.) (2004). *Ältere Sturzpatienten.* AMWF-Leitlinien-Register Nr. 053/004.

Deutsche Gesellschaft für Kardiologie (Hrsg.) (2003). *Therapie der chronischen Herzinsuffizienz.* AMWF-Leitlinien-Register Nr. 019/010).

Deutscher Leichtathletik-Verband (Hrsg.) (1982). *Arbeitsmappe Lauf-Treff. Anleitung zur Praxis.* Darmstadt: Deutscher Leichtathletik-Verband.

Deutscher Leichtathletik-Verband (Hrsg.) (1994). *Walking. Anleitung für den Übungsleiter.* Darmstadt: Deutscher Leichtathletik-Verband.

Deutscher Sportbund (DSB) (Hrsg.) (1996). *WIAD-Studie: Sport und Gesundheit. Bewegung als zentrale Größe von Zufriedenheit, Leistungsfähigkeit und Gesundheitsstabilität.* Frankfurt/Main: Deutscher Sportbund.

Deutscher Städtetag (Hrsg.) (1987). *Empfehlungen zur kommunalen Sportförderung. Beschluß des Präsidiums des Deutschen Städtetags vom 10. November 1987* (Aktenzeichen 3/90–01). Köln: Eigenverlag.

Dickhuth, H.-H. & Schlicht, W. (1997). *Körperliche Aktivität in der Prävention von Herz-Kreislauf-Erkrankungen.* Sportwissenschaft 27, 9–22.

Dimeo, F.C. (2001). *Körperliche Aktivität und Krebs: Eine Übersicht.* Deutsche Zeitschrift für Sportmedizin 52 (9), 238–244.

Dishman, R.K. (1990). *Increasing and maintaining exercise and physical activity.* Behavior Therapy 22 (3), 345–378.

Dishman, R.K. & Sallis, J.F. (1994). *Determinants and Interventions for Physical Activity and Exercise.* In C. Bouchard, R.J., Shephard & T. Stephens (Hrsg.). *Physical activity, fitness and health* (214–238). Champaign / Illinois: Human Kinetics.

Döbler, E. & Döbler, H. (1978). *Kleine Spiele* (11. Auflage). VEB: Volk und Wissen.

Donabedian, A. (1966). *Evaluating the quality of medical care.* Milbank Memorial Fund Quarterly 2, 166–206.

Dordel, S. (1995). *Körperwahrnehmung – ein zentrales Anliegen des Sportförderunterrichts.* Gesundheitssport und Sporttherapie 4, 7–11.

Eberle, G. (1990). *Leitfaden Prävention.* St. Augustin: Asgard.

Ebert, D. (1997). *Psychiatrie systematisch* (2. Auflage). Bremen: UNI-MED.

Eckert, H.M. (1989). *Balance – To stand or fall.* In W.W. Spirduso & H.M. Eckert (Hrsg.). *Physical activity and Aging* (37–41). Champaign / Illinois: Human Kinetics.

Ehrhardt, M. (1986). *Sport und Verhaltenstherapie in der Psychosomatik (1).* Sporttherapie in Theorie und Praxis 3, 12–13.

Ehrsam, R. & Zahner, L. (1996). *Kraft und Krafttraining im Alter*. In H. Denk (Hrsg.). *Alterssport. Aktuelle Forschungsergebnisse* (191–211). Schorndorf: Hofmann.

Ejaz, F.K., Jones, J.A. & Rose, M.S. (1994). *Falls among nursing home residents: An examination of incident reports before and after restraint reduction programs*. Journal of the American Geriatric Society 42, 960–964.

Engel, G. L. (1976). *Psychisches Verhalten in Gesundheit und Krankheit*. Bern: Huber.

Erben, R., Franzkowiak, P. & Wenzel, E. (1986). *Die Ökologie des Körpers. Konzeptionelle Überlegungen zur Gesundheitsförderung*. In E. Wenzel (Hrsg.). *Die Ökologie des Körpers* (13–120). Frankfurt: Suhrkamp.

Evans, W.J. (1995). *Effects of Exercise on Body Composition and Functional Capacity of the Elderly*. The Journals of Gerontology 50A, 147–150.

Fabian, K. (1987). *Die Veränderung der Serum-Harnsäurekonzentration (S-HRS) durch körperliche Belastung. Auszug aus einer Literaturrecherche zur leistungsdiagnostischen Relevanz von Purinstoffwechselparametern*. Medizin und Sport 27, 194–201.

Fiatarone, M.A., Marks, E.C., Ryan, N.D., Meredith, C.N., Lipsitz, L.A. & Evans, W.J. (1990). *High-Intensity Strength Training in Nonagenarians. Effects on Skeletal Muscle*. Journal of the American Medical Association 263, 3029–3034.

Fiehn, R. & Froböse, I. (2003). *Ausdauertraining in der Therapie*. In I. Froböse, G. Nellessen und C. Wilke (Hrsg.). *Training in der Therapie. Grundlagen und Praxis* (27–43). München: Urban & Fischer.

Filipp, S.-H. (1990). *Ein allgemeines Modell für die Analyse kritischer Lebensereignisse*. In S.H. Filipp (Hrsg.). *Kritische Lebensereignisse* (2. Auflage; 375–410). München: Psychologie Verlags Union.

Filipp, S.-H. & Ferring, D. (1989). *Subjektives Alterserleben: Binnendifferenzierung eines Konzeptes und Zusammenhänge mit Indikatoren erfolgreichen Alterns*. Zeitschrift für Entwicklungspsychologie und Pädagogische Psychologie 12, 279–293.

Fluegelman, A. & Tembeck, S. (1979). *New Games – die neuen Spiele*. Soyen: Ahorn.

Frändin, K. & Grimby, G. (1994). *Assessment of physical activity, fitness and performance in 76-year-olds*. Scandinavian Journal of Medicine Science and Sports 4, 41–46.

Frank, U., Belz-Merk, M., Bengel, J & Strittmatter, R. (1998). *Subjektive Gesundheitsvorstellungen gesunder Erwachsener*. In U. Flick (Hrsg.). *Wann fühlen wir uns gesund? Subjektive Vorstellungen von Gesundheit und Krankheit* (57–69). Weinheim: Juventa.

Froböse, I. & Fiehn, R. (2003a). *Das Training in der Therapie – Grundlagen*. In I. Froböse, G. Nellessen & C. Wilke (Hrsg.). *Training in der Therapie. Grundlagen und Praxis* (11–26). München: Urban & Fischer.

Froböse, I. & Fiehn, R. (2003b). *Muskeltraining in der Therapie*. In I. Froböse, G. Nellessen und C. Wilke (Hrsg.). *Training in der Therapie. Grundlagen und Praxis* (59–79). München: Urban & Fischer.

Froböse, I. & Lagerstrøm, D. (1991a). *Muskeltraining in Prävention und Rehabilitation nach modernen trainingswissenschaftlichen Prinzipien – Teil 1.* Gesundheitssport und Sporttherapie 1, 12–13.

Froböse, I. & Lagerstrøm, D. (1991b). *Muskeltraining in Prävention und Rehabilitation nach modernen trainingswissenschaftlichen Prinzipien – Teil 2.* Gesundheitssport und Sporttherapie 2, 9–11.

Froböse, I., Nellessen, G. & Wilke, C. (Hrsg.) (2003). *Training in der Therapie. Grundlagen und Praxis.* München: Urban & Fischer.

Frogner, E. (1991). *Sport im Lebenslauf. Eine Verhaltensanalyse zum Breiten- und Freizeitsport.* Stuttgart: Enke.

Frontera, W.R., Hughes, V.A., Lutz, K.J. & Evans, W.J. (1991). *A cross-sectional study of muscle strength and mass in 45- to 78-yr-old men and women.* Journal of Applied Physiology 71, 644–650.

Fuchs, R. (1996). *Motivationale und volitionale Grundlagen des Sport- und Bewegungsverhaltens.* Freie Universität Berlin – Fachbereich Psychologie: Habilitationsschrift.

Fuchs, R. (1997). *Psychologie und körperliche Bewegung: Grundlagen für theoriegeleitete Interventionen.* Göttingen: Hogrefe.

Fuchs, R. (2003). *Sport, Gesundheit und Public Health.* Göttingen: Hogrefe.

Gaschler, P. (1994). *Entwicklung der Beweglichkeit.* In J. Baur, K. Bös & R. Singer (Hrsg.). *Motorische Entwicklung. Ein Handbuch* (181–190). Schorndorf: Hofmann.

Gerdes, N. & Jäckel, W.H. (1995). *Der IRES-Fragebogen für Klinik und Forschung.* Die Rehabilitation 34, XIII–XXIV.

Goldberg, L. & Elliot, D. (1987). *The effect of exercise on lipid metabolism in men and women.* Sports Medicine 6, 307–321.

Gordijn, C.C.F., Van Den Brink, C. Meerdink, P., Tamboer, J.W. & Vermeer, A. (1975). *Wat beweegt ons.* Baarn: Bosch & Keuning.

Grabow, B. & Hollbach-Grömig, B. (1998). *Stadtmarketing – eine kritische Zwischenbilanz.* Berlin: Deutsches Institut für Urbanistik.

Grant, B. & O'Brien Cousins, S. (2001). *Introduction to the Special Issue.* Journal of Aging and Physical Activity 9 (3), 237–244.

Green, L.W., Kreuter, M.W., Deeds, S.G. & Patridge, K.B. (1980). *Health education planning: A diagnostic approach.* Palo Alto/California: Mayfield.

Green, L.W. & Kreuter, M.W. (1991). *Health promotion planning: An educational and environmental approach* (2nd edition). Mountain View/California: Mayfield.

Green, L.W., Richard, L. & Potvin, L. (1996). *Ecological foundation of health promotion.* American Journal of Health Promotion 10, 270–281.

Greenhalgh, T. (2000). *Einführung in die Evidence-based Medicine. Kritische Beurteilung klinischer Studien als Basis einer rationalen Medizin.* Bern: Huber.

Greig, C.A., Botella, J. & Young, A. (1993). *The Quadriceps Strength of Healthy Elderly People Remeasured after Eight Years.* Muscle & Nerve 16, 6–10.

Gröben, F. & Bös, K. (1999). *Praxis betrieblicher Gesundheitsförderung. Maßnahmen und Erfahrungen.* Berlin: Edition Sigma.

Grupe, O. (1969). *Grundlagen der Sportpädagogik.* München: Barth.

Gryfe, C.I., Amies, A. & Ashley, M.J. (1997). *A longitudinal Study of Falls in an Elderly Population: I. Incidence and Morbidity.* Age and Ageing 6, 201–210.

Gudat, U., Berger, M. & Lefebvre, P.J. (1994). *Physical activity, fitness, and non-insulin-dependent (type II) diabetes mellitus.* In C. Bouchard, R.J. Shephard & T. Stephens (Hrsg.). *Physical activity, fitness, and health* (669–683). Champaign / Illinois: Human Kinetics.

Gustavsen, R. & Streeck, R. (1997). *Trainingstherapie im Rahmen der manuellen Medizin. Prophylaxe und Rehabilitation* (3. überarbeitete Auflage). Stuttgart: Thieme.

Haas, R. (1997). *Psychomotorische Entwicklungsbegleitung erwachsener Menschen.* Motorik 20 (3), 108–115.

Häfner, H. (1986). *Psychische Gesundheit im Alter.* Stuttgart: Fischer.

Hafen, M. (2004). *Was unterscheidet Prävention von Gesundheitsförderung?* Prävention 27 (1), 8–11.

Harris, S.S., Caspersen, C.J., DeFriese, G.H. & Estes, E.H. Jr. (1989). *Physical activity counseling for healthy adults as a primary preventive intervention in the clinical setting: Report for the US Preventive Services Task Force.* Journal of American Medical Association 261 (24), 3590–3598.

Haug, C.V. (1988). *Gesundheitsbildung im Wandel.* Bad Heilbrunn: Klinkhardt.

Haug, C.V. (1991). *Gesundheitsbildung im Wandel. Die Tradition der europäischen Gesundheitsbildung und der "Health Promotion" – Ansatz in den USA in ihrer Bedeutung für die gegenwärtige Gesundheitspädagogik* (2. Auflage). Bad Heilbrunn: Klinkhardt.

Hauk, S. (2002). *Physische Aktivität und maligne Erkrankungen.* Ludwig-Maximilians-Universität München: Dissertation.

Hauss, F. (1991). *Neue Initiativen für die Gesundheit am Arbeitsplatz in Deutschland.* Berlin: Institut für Gesundheits- und Sozialforschung: Bericht Nr. 91–40.

Havighurst, R.J., Neugarten, B.L. & Tobin, S. (1964). *Disengagement and patterns of aging.* The Gerontologist 4, 24.

Heath, S.W., Hagberg, J.M., Ehsami, A.A. & Holloszy, J.O. (1981). *A physiological comparison of young and older athletes.* Journal of Applied Physiology: Respiratory, Environmental and Exercise Physiology 51, 634–640.

Heckhausen, H. (1989). *Motivation und Handeln.* Berlin: Springer.

Heitmann, D.K., Gossmann, M.R., Shaddeau, S.A. & Jackson, J.R. (1989). *Balance performance and step width in noninstitutionalized, elderly, female fallers and nonfallers.* Physical Therapy 69 (11), 923–931.

Helmchen, H., Baltes, M.M., Geiselmann, B., Kanowski, S., Linden, M., Reischies, F.M., Wagner, M. & Wilms, H.-U. (1996). *Psychische Erkrankungen im Alter.* In K. U. Mayer & P.B. Baltes (Hrsg.). *Die Berliner Altersstudie* (186–219). Berlin: Akademie-Verlag.

Helmchen, H. & Kanowski, S. (2000). *Gegenwärtige Entwicklung und zukünftige Anforderungen an die Gerontopsychiatrie. Expertise für den Dritten Altenbericht der Bundesregierung.* Berlin: Deutsches Zentrum für Altersfragen.

Henken, T. & Lautersack, S. (2004). *Auswirkungen eines psychomotorischen Trainingsprogramms mit Bewohnern eines Altenpflegeheims.* Universität Karlsruhe: unveröffentlichte Examensarbeit.

Henry, W.E. (1964). *The theory of intrinsic disengagement.* In P. from Hausen (Hrsg.). *Age with future* (419–424). Kopenhagen: Munksgaard.

Heyden, S. (1991). *Physical fitness and longevity.* In P. Oja & R. Telama (Hrsg.). *Sport for all* (333–342). Amsterdam: Elsevier.

Hildebrandt, K. & Trojan, A. (Hrsg.) (1987). *Gesündere Städte – kommunale Gesundheitsförderung.* Hamburg: Heim & Co.

Hill, J.O., Drougas, H.J. & Peters, J.C. (1994). *Physical activity, fitness, and moderate obesity.* In C. Bouchard, R.J. Shephard & T. Stephens (Hrsg.). *Physical activity, fitness, and health* (684–695). Champaign / Illinois: Human Kinetics.

Hirtz, P., Nüske, F. & Schielke, E. (1990). *Koordinative Vervollkommnung als Aspekt des Gesundheitstrainings.* Zeitschrift für Militärmedizin 31, 208–209.

Hölter, G. (Hrsg.) (1993). *Mototherapie mit Erwachsenen.* Schorndorf: Hofmann.

Hölter, G. (1993a). *Selbstverständnis, Inhalte und Ziele der Mototherapie.* In G. Hölter (Hrsg.). *Mototherapie mit Erwachsenen* (12–33). Schorndorf: Hofmann.

Hölter, G. (1993b). Ansätze *zu einer Methodik der Mototherapie.* In G. Hölter (Hrsg.). *Mototherapie mit Erwachsenen* (52–80). Schorndorf: Hofmann.

Hollmann, W. (1989). *Bewegungsmangel – ein Risikofaktor?* Herz, Sport und Gesundheit 6, 6–9.

Hollmann, W., Rost, R., Dufaux, B. & Liesen, H. (1983). *Prävention und Rehabilitation von Herzkreislaufkrankheiten durch körperliches Training* (2. Auflage). Stuttgart: Hippokrates.

Hollmann, W. & Hettinger, T. (1990). *Sportmedizin – Arbeits- und Trainingsgrundlagen* (3. neu bearbeitete Auflage). Stuttgart: Klett.

Hollmann, W. & Hettinger, T. (2000). *Sportmedizin. Grundlagen für Arbeit, Training und Präventivmedizin* (4. völlig neu bearbeitete und erweiterte Auflage). Stuttgart: Schattauer.

Hollmann, W. & Strüder, H.K. (2000). *Gehirn, Psyche und körperliche Aktivität.* Der Orthopäde 29 (11), 948–956.

Hollmann, W. & Strüder, H. (2002). *Gehirngesundheit, -leistungsfähigkeit und körperliche Aktivität.* Deutsche Zeitschrift für Sportmedizin 54 (9), 265–266.

Holloszy, J.O., Schultz, J., Kusnierkiewicz, J., Hagberg, J.M. & Ehsani, A.A. (1986). *Effects of exercise on glucose tolerance and insulin resistance. Brief review and some preliminary results.* Acta Medica Scandinavica-Supplementum 220, 55–65.

Hopkins, W. (2000). *Impact Factors of Journals in Sport and Exercise Science.* Sportscience 4 (3).

Hoster, M. & Nepper, H.-U. (Hrsg.) (1994). *Dehnen und Mobilisieren.* Waldenburg: SportConsult.

Hu, M.-H. & Woollacott, M.H. (1994). *Multisensory Training of Standing Balance in Older Adults: I. Postural Stability and One-Leg Stance-Balance.* Journal of Gerontology 49 (2), M52-M61.

Huber, G. (Hrsg.) (1997). *Healthy Aging, Activity and Sports. Proceedings of the Fourth International Congress Physical Activity, Aging and Sports (PAAS IV) in Heidelberg, Germany, August 27–31, 1996.* Gamburg: Health Promotion Publications.

Huber, G. (2000a). *Sporttherapeutisches Assessment.* In K. Schüle & G. Huber (2000). *Grundlagen der Sporttherapie. Prävention, ambulante und stationäre Rehabilitation* (112–122). München: Urban & Fischer.

Huber, G. (2000b). *Evaluation in der Sporttherapie – ein Beispiel zum Qualitätsmanagement.* In K. Schüle & G. Huber (2000). *Grundlagen der Sporttherapie. Prävention, ambulante und stationäre Rehabilitation* (123–138). München: Urban & Fischer.

Hüttner, H. (1996). *Gesunde Lebensführung – zur Realität in der Primärprävention.* In B.-M. Bellach (Hrsg.). *Die Gesundheit der Deutschen: Zusammenhänge zwischen Gesundheit und Lebensstil, Umwelt und soziodemografischen Faktoren – eine Auswertung von Surveydaten* (31–51). Berlin: Robert Koch Institut.

Hurley, B.F. (1995). *Age, Gender, and Muscular Strength.* Journal of Gerontology 50A, 41–44.

Hurrelmann, K. (1988). *Sozialisation und Gesundheit. Somatische, psychische und soziale Risikofaktoren im Lebenslauf.* Weinheim: Juventa.

Hurrelmann, K. (2000). *Gesundheitssoziologie. Eine Einführung in sozialwissenschaftliche Theorien von Krankheitsprävention und Gesundheitsförderung.* Weinheim: Juventa.

Hurrelmann, K. & Laaser, U. (1993). *Gesundheitswissenschaften als interdisziplinäre Herausforderung.* In K. Hurrelmann & U. Laaser (Hrsg.). *Gesundheitswissenschaften. Handbuch für Lehre, Forschung und Praxis* (3–25). Weinheim: Juventa.

Ickert, S. (2002a). *Leitfaden für das wissenschaftliche Literaturstudium – Teil 1.* Gesundheitssport und Sporttherapie 1, 24–29.

Ickert, S. (2002b). *Leitfaden für das wissenschaftliche Literaturstudium – Teil 2.* Gesundheitssport und Sporttherapie 2, 63–66.

Idler, E. L. & Kasl, S. (1991). *Health perceptions and survival: Do global evaluations of health status really predict mortality?* Journal of Gerontology 46, 55–65.

Infratest Sozialforschung (Hrsg.) (2003). *Hilfe- und Pflegebedürftige in Privathaushalten in Deutschland.* München: Infratest Sozialforschung.

Israel, S. (1983). *Körperliche Normbereiche in ihrem Bezug zur Gesundheitsstabilität.* Theorie und Praxis der Körperkultur 32, 360–363.

Janda, V. (1994). *Dehntechniken – Pathophysiologie und klinische Indikation*. In M. Hoster & H.-U. Nepper (Hrsg.). *Dehnen und Mobilisieren* (7–12). Waldenburg: SportConsult.

Kaba-Schönstein, L. (1999). *Gesundheitsförderung III: Ottawa-Charta zur Gesundheitsförderung*. In Bundeszentrale für gesundheitliche Aufklärung (Hrsg.). *Leitbegriffe der Gesundheitsförderung: Glossar zu Konzepten, Strategien und Methoden der Gesundheitsförderung* (2. Auflage; 45–48). Schwabenheim: Sabo.

Kahn, H.A. (1963). *The relationship of reported coronary heart disease mortality to physical activity of work*. American Journal of Public Health 53, 1058–1067.

Karvonen, M.J. (1982). *Physical activity in work and leisure time in relation to cardiovascular diseases*. Annals of Clinical Research 14 (Suppl. 34), 118–123.

Kempf, H.-D. (1996). *Organisation und Durchführung von Rückenschulkursen*. In Forum Gesunder Rücken – besser leben e.V. (Hrsg.). *Kursleitermappe für die Ausbildung zum Rückenkursleiter*. Darmstadt: Forum Gesunder Rücken – besser leben e.V.

King, A.C. (1994). *Clinical and Community Interventions to Promote and Support Physical Activity Participation*. In R.K. Dishman (Hrsg.). *Advances in Exercise Adherence* (183–212). Champaign / Illinois: Human Kinetics.

King, A.C., Blair, S.N., Bild, D., Dishman, E.K., Dubbert, P.M., Marcus, B.H., Oldrige, M., Paffenbarger, R.S., Powell, K.E. & Yeager, K. (1992). *Determinants of physical activity and interventions in adults*. Medicine and Science in Sports and Exercise 24, 221–236.

Kiphard, E.J. (1980). *Motopädagogik*. Dortmund: Verlag Modernes Lernen.

Kiphard, E.J. (1983a). *Mototherapie – Teil 1*. Dortmund: Verlag Modernes Lernen.

Kiphard, E.J. (1983b). *Mototherapie – Teil 2*. Dortmund: Verlag Modernes Lernen.

Kiphard, E.J. (1987). *Motopädagogik – psychomotorische Entwicklungsförderung. Band 1*. Dortmund: Verlag Modernes Lernen.

Kiphard, E.J. & Huppertz, H. (1968). *Erziehung durch Bewegung*. Bonn-Bad Godesberg: Dürr.

Kirchner, G. & Schaller, H.J. (1996). *Motorisches Lernen im Alter*. Aachen: Meyer & Meyer.

Klein-Vogelbach, S. (1990). *Funktionelle Bewegungslehre* (4. Auflage). Berlin: Springer.

Kleine, W. (1992). *Mit oder ohne Sport gesund? Didaktische Reflexionen zum Gesundheitssport*. In R. Erdmann (Hrsg.). *Alte Fragen neu gestellt: Anmerkungen zu einer zeitgemäßen Sportdidaktik* (143–157). Schorndorf: Hofmann.

Knebel, K.-P. (1985). *Funktionsgymnastik*. Reinbek. Rowohlt.

Knoll, M. (1997). *Sporttreiben und Gesundheit – Eine kritische Analyse vorliegender Befunde*. Schorndorf: Hofmann.

Koch, H.P. (1991). *Gesundheitsförderliche Dienstleistungen*. In B. Badura (Hrsg.). *Zukunftsaufgabe Gesundheitsförderung* (65–70). Frankfurt: Mabuse.

Kohlmann, T., Bullinger, M. & Kirchberger, I. (1997). *Die deutsche Version des Nottingham Health Profile (NHP): Übersetzungsmethodik und psychometrische Validierung*. Zeitschrift für Sozial- und Präventivmedizin 42, 175–185.

Kolb, M. (1994). *Ziel und Methode der Entwicklung der Körperwahrnehmung im Herzsport*. Gesundheitssport und Sporttherapie 2, 4–7.

Kolb, M. (1999). *Bewegtes Altern. Grundlagen und Perspektiven einer Sportgeragogik*. Schorndorf: Hofmann.

Kool, J. & De Bie, R. (2001). *Der Weg zum wissenschaftlichen Arbeiten*. Stuttgart: Thieme.

Krämer, T. (2003). *Gangschulung in der Therapie: Grundlagen und praktische Anwendung.* In I. Froböse, G. Nellessen und C. Wilke (Hrsg.). *Training in der Therapie. Grundlagen und Praxis* (175–188). München: Urban & Fischer.

Kraus, M.F. (1987). *Sporttreiben und psychische Gesundheit. Systematisierung und Bewertung von Veröffentlichungen zum Sporttreiben aus der Sicht psychologischer Theorien der psychischen Gesundheit.* Freie Universität Berlin, Institut für Sport und Sportwissenschaft: Dissertation.

Kuhl, J. (1994). *A theory of action and state orientation*. In J. Kuhl & J. Beckmann (Hrsg.). *Volition and personality: Action versus state orientation* (9–46). Seattle: Hogrefe + Huber.

Kurz, D. (1988). *Was suchen die Menschen im Sport? Erwartungen und Bedürfnisse der Zukunft*. In H. Becker & O. Grupe (Red.). *Menschen im Sport 2000* (126–139). Schorndorf: Hofmann.

Laaser, U. (1986). *Die deutsche Herz-Kreislauf-Präventionsstudie: Das Modell einer kooperativen Prävention*. In C. Halhuber & K. Traenckner (Hrsg.). *Die koronare Herzkrankheit – eine Herausforderung an Gesellschaft und Politik* (212–232). Erlangen: perimed.

Laaser, U., Hurrelmann, K. & Wolters, P. (1993). *Prävention, Gesundheitsförderung und Gesundheitserziehung*. In K. Hurrelmann & Laaser, U. (Hrsg.). *Gesundheitswissenschaften* (176–206). Weinheim: Beltz.

Laaser, U. & Hurrelmann, K. (2003). *Gesundheitsförderung und Krankheitsprävention*. In K. Hurrelmann & U. Laaser (Hrsg.). *Handbuch Gesundheitswissenschaften* (3. Auflage; 395–424). Weinheim: Juventa.

Lagerstrøm, D. (1987). *Grundlagen der Sporttherapie bei koronarer Herzkrankheit*. Köln: Echo.

Lagerstrøm, D. (1996). *Sport mit Herzpatienten*. In H. Rieder, G. Huber & J. Werle (Hrsg.). *Sport mit Sondergruppen. Ein Handbuch* (265–283). Schorndorf: Hofmann.

Lagerstrøm, D. & Graf, J. (1986). *Die richtige Trainingspulsfrequenz beim Ausdauersport*. Zeitschrift für Herz, Sport und Gesundheit 3, 21.

Lagerström, D. & Froböse, I. (1995). *Betriebliche Gesundheitsförderung. Über den Erfolg von Gesundheitsförderungskonzepten und -programmen.* Deutsche Zeitschrift für Sportmedizin 46 (S2), 530–534.

Lazarus, R. S. (1990). *Stress, coping, and illness.* In H.S. Friedman (Hrsg.). *Personality and disease* (97–120). New York: Springer.

Lazarus, R.S. & Launier, R. (1978). *Stress-related transactions between person and environment.* In L.A. Pervin & M. Lewis (Hrsg.). *Perspectives in interactioinal psychology* (287–327). New York: Springer.

Lazarus, R.S. & Folkman, S. (1984). *Stress, Appraisal, and Coping.* New York: Springer.

Leach, R.E. (2000). *Altern und körperliche Aktivität.* Der Orthopäde 29 (11), 936–940.

Lee, I. M. & Paffenbarger, R. S. (2000). *Associations of light, moderate and vigorous intensity physical activity with longevity.* American Journal of Epidemiologie 151, 293–299.

Lehr, U.M. (Hrsg.) (1979). *Interventionsgerontologie.* Darmstadt: Steinkopff.

Lehr, U.M. (2000). *Psychologie des Alterns* (9.Auflage). Wiesbaden: Quelle & Mayer.

Lehr, U. & Jüchtern, J. (1997). *Psychophysical activity in the elderly: Motivations and barriers.* In G. Huber (Hrsg.). *Healthy Aging, Activity and Sports* (25–35). Gamburg: Health Promotions Publications.

Lenhardt, U. (2001). *Wirksamkeit betrieblicher Gesundheitsförderung in bezug auf Rückenbeschwerden und durch Rückenbeschwerden bedingte Arbeitsunfähigkeit.* Berlin: Veröffentlichungsreihe der Arbeitsgruppe Public Health, Wissenschaftszentrum Berlin für Sozialforschung, P 01–203.

Leon, A.S. (1991). *Physical activity and risk of ischemic heart disease – an update 1990.* In P. Oja & R. Telama (Hrsg.). *Sport for all* (251–264). Amsterdam: Elsevier.

Leppin, A. (2004). *Konzepte und Strategien der Krankheitsprävention.* In K. Hurrelmann, T. Klotz & J. Haisch (Hrsg.). *Lehrbuch Prävention und Gesundheitsförderung* (31–40). Berlin: Huber.

Lerner, R.M. (1985). *On the nature of human plasticity.* Cambridge: University Press.

Löhr, R. & Zwirner, P. (1988). *Kleine Spiele im Breiten- und Freizeitsport.* Karlsruhe: Wissenschaftliche Arbeitsgruppe Gesundheit und Sport (WAGUS).

Lokey, E.A. & Tran, Z.V. (1989). *Effects of exercise training on serum lipid and lipoprotein concentrations in women: A meta-analysis.* International Journal of Sports Medicine 10, 424–429.

Lühmann, D., Kohlmann, T. & Raspe, H. (1998). *Die Evaluation von Rückenschulprogrammen als medizinische Technologie.* Baden-Baden: Nomos Verlagsgesellschaft.

Lühmann, D., Kohlmann, T. & Raspe, H. (1999). *Die Wirksamkeit von Rückenschulprogrammen in kontrollierten Studien.* Zeitschrift für ärztliche Fortbildung und Qualitätssicherung 93, 341–348.

Lümkemann, D. (2001). *Bewegungsförderung und Gesundheitsmanagement in Unternehmen*. Personalführung 34, 20–28.

Luomajaki, H. (2002). *Evidence für Übungen und Training bei lumbalem Rückenschmerz (LBP)*. Manuelle Therapie 6, 33–46.

Maddux, J.E. & Rogers, R.W. (1983). *Protection motivation and self-effecacy: A revised theory of fear appeals and attitude change*. Journal of Experimental Social Psychology 19, 469–479.

Marburger, C., Hauer, K., Schlierf, G. & Oster, P. (1997). *Körperliches Training in der Geriatrie*. Deutsche Medizinische Wochenschrift 122 (50), 1560–1563.

Marcus, B. (2001). *Applications of psychological theory to physical activity interventions using print media and information technology*. In J. Mester, G. King, H. Strüder, E. Tsolakidis & A. Osterburg (Hrsg.). *Perspectives and Profiles – 15th Congress of the German Society of Sport Science. Book of Abstracts* (148). Köln: Sport und Buch Strauss.

Marti, B. & Hättich, A. (1999). Bewegung – Sport – Gesundheit: Epidemiologisches Kompendium. Bern: Haupt.

Marti, B. & Martin, B.W. (2001). *Sportliches Training oder Bewegung im Alltag zur Optimierung von Gesundheit und Lebensqualität?* Therapeutische Umschau 58 (4), 189–195.

Martin, E. (1983). *Märkte im Wandel. Band 11*. Hamburg: Spiegel Verlagsreihe.

Mattmiller, A.W. (1980). *The California Back School*. Physiotherapy 66 (4), 118.

Mayer, A. (1995). *Prävention: Definition, Entwicklung, Organisation*. Regensburg: Roderer.

Mayer, J., Görlich, P. & Eberspächer, H. (2003). *Mentales Gehtraining. Ein salutogenetisches Therapieverfahren für die Rehabilitation.* Berlin: Springer.

McDonald, D.G. & Hodgdon, J.A. (1991). *Psychological effects of aerobic fitness training. Research and theory.* New York: Springer.

McMurdo, M.E. & Rennie, L. (1993). *A Controlled Trial of Exercise by Residents of Old People's Homes*. Age and Ageing 22, 11–15.

Meredith, C.N., Frontera, W.R., Fisher, E.C., Hughes, V.A., Herland, J.C., Edwards, J. & Evans, W.J. (1989). *Peripheral effects of endurance training in young and old subjects.* Journal of Applied Physiology 66, 2844–2849.

Meusel, H. (1996). *Bewegung, Sport und Gesundheit im Alter*. Wiesbaden: Quelle & Meyer.

Mielck, A. (1993). *Krankheit und soziale Ungleichheit. Sozialepidemiologische Forschung in Deutschland*. Opladen: Leske und Budrich.

Möller, J. (1999). *Sport im Alter. Auswirkungen sportlicher Betätigung auf die Gesundheit Erwachsener ab 50 Jahren: eine Meta-Analyse*. Sportwissenschaft 29 (4), S. 440–454.

Montada, L. (1987). *Themen, Traditionen, Trends*. In R. Oerter & L. Montada (Hrsg.). *Entwicklungspsychologie. Ein Lehrbuch* (3–86). München: Psychologie Verlags Union.

Morris, J. & Heady, J. (1953). *Mortality in relation to the physical activity of work. A preliminary note on experience in middle age.* British Journal of Internal Medicine 10, 245.

Moser, B. (1980). *Sport als Prävention und Therapie. Was ist gesichert?* Medizinische Welt 31, 207–211.

Mrazek, J. (1988). *Fitness-Studio und Sportverein als konkurrierende Modelle.* Brennpunkte der Sportwissenschaft 2, 189–203.

Müller, E. (1987). *Entspannungsmethoden in de Rehabilitation.* Erlangen: perimed.

Nachemson, A. (1966). *The load on lumbar discs in different positions of the body.* Clinical Orthopaedics 45, 107–122.

Nachemson, A. (1975). *Towards a better understanding of low back pain: A review of the mechanics of the lumbar discs.* Rheumatology and Rehabilitation 14, 129–143.

Naidoo, J. & Wills, J. (2003). *Lehrbuch der Gesundheitsförderung.* Gamburg: Verlag für Gesundheitsförderung.

Naul, R., Neuhaus, W. & Rychtecky, A. (1994). *Daily Physical Activites and Motor Performance of West German and Czechoslovakian Schoolchildren.* In R.C. Wilcox (Hrsg.). *Sport in the Gobal Village.* Morgantown.

Nellessen, G. (2002). *Leistungsdiagnostik und Leistungsprognostik – zentrale Elemente in der sozialmedizinischen Begutachtung. Theoretisch-konzeptionelle Analyse und Entwicklung von Grund- und Leitsätzen.* Berlin: Mensch und Buch.

Nellessen, G. & Froböse, I. (2003). *Therapie – gemeinsames Handeln.* In I. Froböse, G. Nellessen & C. Wilke (Hrsg.). *Training in der Therapie. Grundlagen und Praxis* (1–10). München: Urban & Fischer.

Network for Workplace Health Promotion (Hrsg.) (1997). *The Luxembourg Declaration on Work Health Promotion in the European Union.* http://www.enwhp.org/download/luxembourg_declaration.pdf.

Nevitt, M.C., Cummings, S.R. & Hudes, S.E. (1991). *Risk Factors for Injurious Falls: A Prospective Study.* Journal of Gerontology 3, M164–M170.

Nickel, U. (1995). *Entwicklung und Erprobung eines Fragebogens zur Erfassung von Kontrollüberzeugungen bei Wirbelsäulenerkrankungen und Rückenbeschwerden (KÜ-WS).* Universität Erlangen: Dissertation.

Niesten-Dietrich, U. (1992). *Physische Aktivität und koronare Herzkrankheit. Was ist gesichert?* Münster: MBO.

Nikolaus, T. & Specht-Leible, N. (1992). *Das Geriatrische Assessment.* München: MMV Medizin Verlag

Noack, R.H. (1996). *Public Health, Salutogenese und Gesundheitsförderung.* In H. Lobnig & J.M. Pelikan (Hrsg.). *Gesundheitsförderung in Settings: Gemeinde, Betrieb, Schule und Krankenhaus* (26–38). Wien: Facultas-Universitäts-Verlag.

Noll, H.-H. & Schöb, A. (2001). *Lebensqualität im Alter. Expertise im Auftrag der Sachverständigenkommission „Vierter Altenbericht der Bundesregierung".* Mannheim: ZUMA.

O´Connor, P.J., Raglin, J.S. & Martinsen, E.W. (2000). *Physical activity, anxiety and anxiety disorders*. International Journal of Sport Psychology 31, 136–155.

Okonek, C. (2000). *Längsschnittanalysen und Kausalmodelle zur sportlichen Leistungsentwicklung im Erwachsenenalter.* Universität Bonn: Habilitationsschrift.

Olbrich, E. (1987). *Kompetenz im Alter.* Zeitschrift für Gerontologie 20, 319–330.

Oldrige, N.B. (1982). *Compliance and exercise in primary and secondary prevention of coronary heart disease. A review.* Preventive Medicine 11, 56–70.

Opaschowski, H.W. (1987). *Sport in der Freizeit. Mehr Lust als Leistung. Auf dem Weg zu einem neuen Sportverständnis.* Hamburg: BAT-Freizeit-Forschungsinstitut.

Opaschowski, H.W. (1996). *Die Zukunft des Sports. Zwischen Inszenierung und Vermarktung.* Hamburg: Hamburg: BAT-Freizeit-Forschungsinstitut.

Opper, E. (1998). *Sport – ein Instrument zur Gesundheitsförderung für alle?* Aachen: Meyer & Meyer.

Opper, E., Woll, A. & Minnebeck, P. (1993). *Sport und Bewegung in einem komplexen Gesundheitskonzept.* Prävention 16, 52–57.

Oschütz, H. & Belinova, K (2003). *Training im Alter.* In H. Denk, D. Pache & H.-J. Schaller (Hrsg.). *Handbuch Alterssport* (147–198). Schorndorf: Hofmann.

Oswald, W., Rupprecht, R. & Gunzelmann, T. (1998). *Effekte eines einjährigen Gedächtnis-, Kompetenz- und psychomotorischen Trainings auf Leistungsfähigkeit im höheren Lebensalter.* In A. Kruse (Hrsg.). *Psychosoziale Gerontologie* (94–107). Göttingen: Hogrefe

Otte, P. (1986). *Über die Beziehungen zwischen Alterungsphänomenen und Arthroseentwicklung.* Zeitschrift für Orthopädie 124, 381–384.

Paffenbarger, R. (1991). *Körperliche Aktivität, Leistungsfähigkeit, koronare Herzkrankheit und Lebenserwartung.* Deutsche Zeitschrift für Sportmedizin 42, 60–66.

Paffenbarger, R., Wing, A. & Hyde, R. (1978). *Physical activity as an index of heart attack risk in college alumni.* American Journal of Epidemiology 108, 161.

Paffenbarger, R.S. & Hyde, R.T. (1984). *Exercise in the prevention of coronary heart disease.* Preventive Medicine 13, 3–22.

Paffenbarger, R.S., Hyde, R.T., Wing, A.L. & Steinmetz, C.H. (1984). *A natural history of athleticism and cardio-vascular health.* Journal of The American Medical Association 262, 491–495.

Paffenbarger, R.S., Hyde, R.T. & Wing, A.L. (1990). *Physical activity and physical fitness as determinants of health and longevity.* In C. Bouchard, R.J. Shephard & T. Stephens (Hrsg.). *Exercise, fitness and health. A consensus of current knowledge* (33–48). Champaign / Illinois: Human Kinetics.

Pahmeier, I. (1994). *Drop-out und Bindung im Breiten- und Gesundheitssport: günstige und ungünstige Bedingungen für eine Sportpartizipation*. Sportwissenschaft 24, 117–150.

Pahmeier, I (1999). *Bindung an Gesundheitssport*. Universität Bayreuth: Habilitationsschrift.

Parsons, T. (1967). *Definition von Gesundheit und Krankheit im Lichte der Wertbegriffe und der sozialen Struktur Amerikas*. In A. Mitscherlich, T. Brocher, O. von Mering & K. Horn (Hrsg.). *Der Kranke in der modernen Gesellschaft* (57–87). Köln: Kiepenheuer und Witsch.

Pauer, T. (2001). *Die motorische Entwicklung leistungssportlich trainierender Jugendlicher*. Schorndorf: Hofmann.

Paulus, P. (Hrsg.) (1992). *Prävention und Gesundheitsförderung*. Köln: GwG-Verlag.

Petruzello, S.J., Landers, D.M., Hatfield, B.D., Kubitz, K.A. & Salazar, W. (1991). *A meta-analysis on the anxiety-reducing effects of acute and chronic exercise*. Sports Medicine 11, 143–182.

Petzold, H. (1988). *Integrative Leib- und Bewegungstherapie. Band 1*. Paderborn: Junfermann.

Petzold, H. (1994). *Leben ist Bewegung. Überlegungen zum "komplexen Bewegungsbegriff" und zum Konzept der "Kommotilität" in der Integrativen Bewegungstherapie*. Motorik 17 (1), 2–9.

Philippi-Eisenburger, M. (1990). *Bewegungsarbeit mit älteren und alten Menschen. Theorie und Praxis der Motogeragogik*. Schorndorf: Hofmann.

Pollock, M.L., Foster, C., Knapp, D., Rod, J.L. & Schmidt, H. (1987). *Effect of age and training on aerobic capacity and body composition of master athletes*. Journal of Applied Physiology 62, 725–731.

Powell, K.E. & Paffenbarger, R.S. (1985). *Workshop on epidemiologic and public health aspects of physical activity and exercise: A summary*. Public Health Reports 100, 118–125.

Pröll, U. & Gude, D. (2003). *Gesundheitliche Auswirkungen flexibler Arbeitsformen-Risikoabschätzung und Gestaltungsanforderungen.* Bremerhaven: Wirtschaftsverlag NW.

Protz, W., Gerdes, N., Maier-Riehle, B. & Jäckel, W.H. (1998). *Therapieziele in der medizinischen Rehabilitation*. Die Rehabilitation 37 (1), 24–29.

Province, M.A., Hadley, E.C., Hornbrook, M.C., Lipsitz, L.A., Miller, J.P., Mulrow, C.D., Ory, M.G., Sattin, R.W., Tinetti, M.E. & Wolf, S.L. (1995). *The effects of exercise on falls in elderly patients. A Preplanned Meta-analysis of the FICSIT Trials*. Journal of the American Geriatric Society 17, 1341–1347.

Puggaard, L., Pedersen, H.P., Sandager, E. & Klitgaard, H. (1994). *Physical conditioning in elderly people*. Scandinavian Journal of Medicine Science and Sports 4, 47–56.

Radlinger, L., Bachmann, W., Homburg, J., Leuenberger, U. & Thaddey, G. (1998). *Rehabilitative Trainingslehre*. Stuttgart: Thieme.

Raspe, H.H. & Kohlmann, T. (1994). *Die aktuelle Rückenschmerzepidemie*. Therapeutische Umschau 51 (6), 367–374.

Reichle, C. (1996). *Von der Wassergymnastik zu Aquatraining, Aquarobic, Aquajogging ....* In H. Rieder, G. Huber & J. Werle (Hrsg.). *Sport mit Sondergruppen. Ein Handbuch* (226–239). Schorndorf: Hofmann.

Reinhardt, B. (1989). *Die Beckenbalance-Grundvoraussetzung der Rückenschule.* Krankengymnastik 41, 1253–1259.

Rieder, H., Huber, G. & Werle, J. (Hrsg.) (1996). *Sport mit Sondergruppen. Ein Handbuch.* Schorndorf: Hofmann.

Rikli, R.E. & Edwards, D.J. (1991). *Effects of a Three-Year Exercise Program on Motor Function and Cognitive Processing Speed in Older Women.* Research Quarterly for Exercise and Sport 62 (1), 61–67.

Ring, C., Laxman; N. & Isaacs, B. (1988). *Balance function in elderly people who have and who have not fallen.* Archive Physiology and Medical Rehabilitation 69, 261–264.

Rippetoe, P.A. & Rogers, R.W. (1987). *Effects on components of protection motivation theory on adaptive and maladaptive coping with a health threat.* Journal of Personality and Social Psychology 52, 596–604.

Rittner, V. (1987). *Freizeit und Sport.* In Deutsche Gesellschaft für Freizeit (Hrsg.). *Freizeit, Sport, Bewegung. Stand und Tendenzen in der Bundesrepublik Deutschland* (94–105). Erkrath: Deutsche Gesellschaft für Freizeit.

Rittner, V. (1989). *Körperbezug, Sport und Ästhetik. Zum Funktionswandel der Sportästhetik in komplexen Gesellschaften.* Sportwissenschaft 19 (4), 359–377.

Rittner, V. & Breuer, C. (2000). *Bewegung.* In Bundesvereinigung für Gesundheit e.V. (Hrsg.). *Gesundheitsförderung: Strukturen und Handlungsfelde.* (III 4, 1–42). Neuwied: Luchterhand.

Robinson, S., Dill, D.B., Robinson, R.D., Tzankoff, S.P. & Wagner, J.A. (1976). *Physiological aging of champion runners.* Journal of Applied Physiology 41, 46–51.

Rogers, M.A., Hagberg J.M., Martin, W.H., Ehsani, A.A. & Holloszy, J.O. (1990). *Decline in VO2max with aging in masters athletes and sedentary man.* Journal of Applied Phyiology 68, 2195–2199.

Rogers, R.W. (1975). *A protection motivation theory of fear appeals and attitude change.* Journal of Psychology 91, 93–114.

Rogers, R.W. (1983). *Cognitive and physiological processes in fear appeals and attitude change: A revised theory of protection motivation.* In J.R. Cacioppo & R.E. Petty (Hrsg.). *Social Psychology: A sourcebook* (153–176). New York: Guilford.

Rogge; K.-E. (Hrsg.) (1995). *Methodenatlas. Für Sozialwissenschaftler.* Berlin: Springer.

Rooks, D.S., Kiel, D.P., Parsons, C. & Hayes, W.C. (1997). *Self-Paced Resistance Training and Walking Exercise in Community-Dwelling Adults: Effects on Neuromotor Performance.* Journal of Gerontology and Medical Science 52A (3), M161–M168.

Rosenbrock, R. & Gerlinger, T. (2004). *Gesundheitspolitik. Eine systematische Einführung.* Bern: Huber.

Rosenstock, I.A. (1966). *Why people use health services.* Milbank Memorial Fund Quarterly 44, 94.
Rost, R. (1991). *Sport- und Bewegungstherapie bei inneren Krankheiten.* Köln: Deutscher Ärzte-Verlag.
Rost, R. (1997). *Ernährung, Fitness und Sport.* Berlin.
Röthig, P. & Prohl, R. (1992). *Gesundheit als Bildungsproblem des Sports.* Sportwissenschaft 22, 172–185.
Roth, K. & Winter, R. (1994). *Entwicklung koordinativer Fähigkeiten.* In J. Baur, K. Bös & R. Singer (Hrsg.). *Motorische Entwicklung. Ein Handbuch* (191–216). Schorndorf: Hofmann.
Roux, W. (1881). *Gesammelte Abhandlungen, Band 1: Der Kampf der Teile im Organismus.* Leipzig: Engelmann.
Rubenstein, L.Z. & Josephson, K.R. (1992). *Causes and prevention of falls in elderly people.* In B. Vellas, M. Toupet, L. Rubenstein, J.L. Albaréde & Y. Christen (Hrsg.). *Falls, balance and gait disorders in the elderly* (21–38). Paris: Elsevier.
Ruckstuhl, B. & Abel, T. (2001). *Ein Modell zur Typisierung von Ergebnissen der Gesundheitsförderung.* Prävention 24 (2), 35–38.
Rümmele, E. (1990). *Aspekte der Bewegungspsychotherapie – eine Standortbestimmung.* In E. Rümmele (Hrsg.). *Spektrum der Bewegungspsychotherapie. Band 1* (1–15). Frankfurt/Main: Harri Deutsch.
Rütten, A. (1993). *Sport, Lebensstil und Gesundheitsförderung. Sozialwissenschaftliche Grundlagen für eine ganzheitliche Betrachtungsweise.* Sportwissenschaft 23, 345–370.
Rütten, A. (1998). *Public Health und Sport – Prolegomena für einen transdisziplinären Ansatz.* In A. Rütten (Hrsg.). *Public Health und Sport* (5–35). Stuttgart: Naglschmid.
Rütten, A. (2002). *Kommunale Sportentwicklung als Beitrag zur kommunalen Gesundheitsförderung.* In A. Woll, D. Illmer & K. Bös (Hrsg.). *Bewegte Kommune – Gesunde Kommune* (36–45). Schorndorf: Hofmann.
Rütten, A. (2003). *Investition in Gesundheit: Kompendium zur Gesunden Region Westsachsen.* Stuttgart: Naglschmid.
Rütten, A., Lüschen, G., von Lengerke, T., Abel, T., Kannas, L., Rodríguez Diaz, J. A., Vinck, J. & van der Zee, J. (2000). *Health Promotion Policy in Europe.* München: Oldenbourg.
Sackett, D.L., Rosenberg, W.M., Gray, J.A., Haynes, R.B. & Richardson, W.S. (1996). *Evidence based medicine: what it is and what it isn't.* British Medical Journal 312, 71–72.
Sackett, D.L., Richardson, W.S. , Rosenberg, W.M. & Haynes, R.B. (1997). *Evidence-based Medicine: How to Practise and Teach EBM.* Edinburgh: Churchill Livingstone.
Sallis, J.F. & Hovell, M.F. (1990). *Determinants of exercise behavior.* Exerc. Sport Sci. Rev., 18, 307–330.
Sallis, J.F. & Owen, N. (1999). *Physical activity and behavioral medicine.* Thousand Oaks: Sage.

Samitz, G. (1998). *Körperliche Aktivität zur Senkung der kardiovaskulären Mortalität und Gesamtmortalität. Eine Public Health Perspektive*. Wiener Klinische Wochenschrift 100 *(17)*, 589–598.

Schaefer, H. & Blohmke, M. (Hrsg.) (1978). *Handbuch der Sozialmedizin. Band 3.* Stuttgart: Thieme.

Schaubroeck, J., Ganster, D.C. & Fox, M.L. (1992). *Dispositional affect and work-related stress*. Journal of Applied Psychology 77, 322–335.

Scheibe, J. (1994). *Historische Entwicklung der Sporttherapie*. In J. Scheibe (Hrsg.). *Sport als Therapie. Konzepte für die stationäre und ambulante Heilbehandlung* (15–17). Berlin: Ullstein Mosby.

Schilling, F. (1986). *Ansätze zur Konzeption der Mototherapie*. Motorik 2, 59–67.

Schlicht, W. (1994). *Sport und Primärprävention*. Göttingen: Hogrefe.

Schlicht, W. (2003). *Sport und Bewegung*. In M. Jerusalem & H. Weber (Hrsg.). *Psychologische Gesundheitsförderung: Diagnostik und Prävention* (213–232). Göttingen: Hogrefe.

Schlicht, W. & Schwenkmezger, P. (1995). *Sport in der Primärprävention: Eine Einführung aus verhaltens- und sozialwissenschaftlicher Sicht*. In W. Schlicht & P. Schwenkmezger (Hrsg.). *Gesundheitsverhalten und Bewegung: Grundlagen, Konzepte und empirische Befunde* (1–17). Schorndorf: Hofmann.

Schmidtbleicher, D. (1994). *Entwicklung der Kraft und der Schnelligkeit*. In J. Baur, K. Bös & R. Singer (Hrsg.). *Motorische Entwicklung. Ein Handbuch* (129–150). Schorndorf: Hofmann.

Schönpflug, W. (1987). *Beanspruchung und Belastung bei der Arbeit – Konzepte und Theorien*. In U. Kleinbeck & J. Rutenfranz (Hrsg.). *Arbeitspsychologie. Enzyklopädie der Psychologie, Themenbereich D, Serie II. Band 1* (130–184). Göttingen: Hogrefe.

Schröder, K. (1997). *Persönlichkeit, Ressourcen und Bewältigung*. In R. Schwarzer (Hrsg.). *Gesundheitspsychologie. Ein Lehrbuch* (2. Auflage; 319–347). Göttingen: Hogrefe.

Schroll, M. (1994). *The main pathway to musculoskeletal disability*. Scandinavian Journal of Medicine Science and Sports 4, 3–12.

Schroll, M., Avlund, K. & Davidsen, M. (1997). *Predictors of five-year functional ability in a longitudinal survey of men and women aged 75 to 80. The 1914-population in Glostrup, Denmark*. Aging Clinical Experimental Research 9, 143–152.

Schüle, K. & Deimel, H. (1990). *Gesundheitssport und Sporttherapie – eine begriffliche Klärung*. Gesundheitssport und Sporttherapie 1 (6), 3.

Schüle, K. & Huber, G. (Hrsg.) (2000). *Grundlagen der Sporttherapie. Prävention, ambulante und stationäre Rehabilitation*. München: Urban & Fischer.

Schulz, N. (1991). *Das Gesundheitsmotiv im sportpädagogischen Denken. Historische Stationen eines wechselhaften Verhältnisses*. In D. Küpper & L. Kottmann (Hrsg.). *Sport und Gesundheit* (9–33). Schorndorf: Hofmann.

Schuntermann, M.F. (2001). *ICIDH und Assessments*. Zeitschrift für Physikalische Medizin und Rehabilitation, Kurortmedizin 11, 28–34.

Schuntermann, M.F. (2003). *Einführung in die Internationale Klassifikation der Funktionsfähigkeit, Behinderung und Gesundheit unter besonderer Berücksichtigung der sozialmedizinischen Begutachtung und Rehabilitation. Ein Grundkurs* (Version 1.0). Deutsches Institut für medizinische Dokumentation und Information (Hrsg.): www.dimdi.de.

Schwarzer, R. (1990). *Gesundheitspsychologie: Einführung in das Thema*. In R. Schwarzer (Hrsg.). *Gesundheitspsychologie. Ein Lehrbuch* (3–23). Göttingen: Hogrefe.

Schwarzer, R. (1996). *Psychologie des Gesundheitsverhaltens*. (2. Auflage). Göttingen: Hogrefe.

Schwarzer, R. (Hrsg.) (1997). *Gesundheitspsychologie. Ein Lehrbuch.* (2. Auflage). Göttingen: Hogrefe.

Schwarzer, R. & Leppin, A. (1989). *Sozialer Rückhalt und Gesundheit: Eine Meta-Analyse*. Göttingen: Hogrefe.

Seeman, T.E., Berkman, L.F., Charpentier, P.A., Blazer, D.G., Albert, M.S. & Tinetti, M.E. (1995). *Behavioral and psychosocial predictors of physical performance: MacArthur studies of successful aging.* Journal of Gerontology and Medical Science 50A (4), M177–M183.

Selye, H. (1957). *Streß beherrscht unser Leben*. Düsseldorf: Econ.

Selye, H. (1974). *Streß, Bewältigung und Lebensgewinn*. München: Piper.

Senn, E. (1995). *Physikalische Therapie der Osteoporose. Grundlagen.* In J. Werle (Hrsg.). *Osteoporose und Bewegung. Ein integrativer Ansatz der Rehabilitation* (77–95). Berlin: Springer.

Shephard, R.J. (1997). *Ageing, Physical Activity, and Health*. Champaign / Illinois: Human Kinetics.

SIGN – Scottish Intercollegiate Guidelines Network (2001). *The SIGN guide to the AGREE guideline appraisal instrument. Levels of evidence and grades of recommendation*. http://www.sign.ac.uk/methodology/agreeguide/agree/grading_system.html

Singer, R. (1994). *Biogenetische Einflüsse auf die motorische Entwicklung*. In J. Baur, K. Bös & R. Singer (Hrsg.). *Motorische Entwicklung. Ein Handbuch* (51–71). Schorndorf: Hofmann.

Singer, R. & Bös, K. (1994). *Motorische Entwicklung: Gegenstandsbereich und Entwicklungseinflüsse.* In J. Baur K. Bös & R. Singer (Hrsg.). *Motorische Entwicklung. Ein Handbuch* (15–26). Schorndorf: Hofmann.

Skelton, D.A., Greig, C.A., Davies, J.M. & Young, A. (1992a). *Muscle function in healthy women aged 65 to 84.* Medicine Science in Sports Exercise 24, 75.

Skelton, D.A., Greig, C.A., Davies, J.M. & Young, A. (1992b). *Muscle function in healthy men aged 65 to 84.* Age and Ageing 21, 8.

Skelton, D.A., Greig, C.A., Davies, J.M. & Young, A. (1994). *Strength, Power and Related Functional Ability of Healthy People Aged 65–89 Years.* Age and Ageing 23, 371–377.

Sommer, G. & Fydrich, T. (1989). *Soziale Unterstützung. Diagnostik, Konzepte, F-SOZU.* Tübingen: Deutsche Gesellschaft für Verhaltenstherapie.

Sonn, U., Frändin, K. & Grimby, G. (1995). *Instrumental activities of daily living related to impairment and functional limitations in 70-year-olds and changes between 70 and 76 years of age.* Scandinavian Journal of Rehabilitative Medicine 27, 119–128.

Späth, U. & Schlicht, W. (2000). *Sportliche Aktivität und Selbst- und Körperkonzept in der Phase der Pubeszenz.* Psychologie und Sport 7 (2), 51–65.

Spirduso, W.W. (1995). *Physical dimensions of aging.* Champaign / Illinois: Human Kinetics.

Stamler, J., Kjelsberg, M. & Hall, Y. (1960). *Epidemiologic studies on cardiovascular-renal diseases: I. Analysis of mortality by age-race-sex-occupation.* Journal of Chronical Diseases 12, 440–475.

Stangl, A. & Stangl, M.-L. (1989). *Lebenskraft.* Düsseldorf: Econ.

Statistisches Bundesamt (Hrsg.) (1998). *Gesundheitsbericht für Deutschland. Kapitel 5.11 Dorsopathien* (200–204). Stuttgart: Metzler-Poeschel.

Statistisches Bundesamt (Hrsg.) (2004). *Gesundheit. Krankheitskosten 2002.* Wiesbaden: Statistisches Bundesamt-Pressestelle.

Stokols, D. (1996). *Translating social ecological theory into guidelines for community health promotion.* American Journal of Health Promotion 10, 282–289.

Storck, K.-D. (1994). *Sport- und Gesundheitszentren in Nordrhein-Westfalen.* In K. Bös, A. Woll, L. Bösing & G. Huber (Hrsg.). *Gesundheitsförderung in der Gemeinde.* (121–129) Schorndorf: Hofmann.

Stuck, A. E. (2000). *Geriatrisches Assessment.* In H.-W. Wahl & C. Tesch-Römer (Hrsg.). *Angewandte Gerontologie in Schlüsselbegriffen* (296–301). Stuttgart: Kohlhammer.

Sygusch, R., Brehm, W., Wagner, P. & Janke, A. (2005). *Gesundheitssport – Effekte und deren Nachhaltigkeit bei unterschiedlichem Energieverbrauch.* Deutsche Zeitschrift für Sportmedizin. 56 (9), 318–326.

Tamboer, J.W. (1994). *Philosophie der Bewegungswissenschaften.* Butzbach-Griedel: Afra.

Tartler, R. (1961). *Das Alter in der modernen Gesellschaft.* Stuttgart: Enke.

Teipel, D. (1988). *Diagnostik koordinativer Fähigkeiten. Eine Studie zur Struktur und querschnittlich betrachteten Entwicklung fein- und grobmotorischer Leistungen.* München: Profil.

Tenbruck, F.H. (1992). *Was war der Kulturvergleich, ehe es den Kulturvergleich gab?* In J. Matthes (Hrsg.). *Zwischen den Kulturen?* (13–35). Göttingen: Schwartz.

Thiele, W. & Trojan, A. (Hrsg.) (1990). *Lokale Gesundheitsberichterstattung.* Sankt Augustin: Asgard.

Thune, I., Brenn, T., Lund, E. & Gaard, M. (1997). *Physical activity and risk of breast cancer.* New England Journal of Medicine 336 (18), 1269–1275.

Tinetti, M.E. & Speechley, M. (1989). *Current concepts – geriatrics: Prevention of falls among the elderly.* New England Journal of Medicine 16, 1055–1059.

Tinetti, M.E., Claus, E. & Liu, W.L. (1992). *Risk factors for fall-related injuries among community elderly: methodological issues.* In B. Vellas, M. Toupet, L. Rubenstein, J.L. Albaréde & Y. Christen (Hrsg.). *Falls, balance and gait disorders in the elderly* (7–19). Paris: Elsevier.
Tittlbach, S. (2002). *Entwicklung der körperlichen Leistungsfähigkeit – Eine prospektive Längsschnittstudie mit Personen im mittleren und späteren Erwachsenenalter.* Schorndorf: Hofmann.
Tittlbach, S., Henken, T., Lautersack, S. & Bös, K. (2005). *Ein psychomotorisches Trainingsprogramm im Altenpflegeheim.* In G. Wydra (Hrsg.). *Assessmentverfahren in Gesundheitssport und Bewegungstherapie.* Hamburg: Czwalina (in Druck).
Titze, S. (2003). *Promotion of Health-Enhancing Physical Activity. An Individual, Social and Environmental Approach.* Aachen: Shaker.
Tofahrn, K. (1995). *Die Bedeutung des Betriebssports für die Unternehmenskultur.* St. Augustin: Academia.
Tokarski, W. (1991). *Neue Alte, alte Alte – alter oder neuer Sport? Seniorensport im Zeichen des Umbruchs.* Brennpunkte der Sportwissenschaft 5, 5–21.
Tran, Z.V., Weltman, A., Glass, G.V. & Mood, D.-P. (1983). *The effects of exercise on blood lipids and lipoproteins: A meta-analysis of studies.* Medicine and Science in Sport and Exercise, 15, 392–402.
Trojan, A. & Legewie, H. (2001). *Nachhaltige Gesundheit und Entwicklung: Leitbilder, Politik und Praxis der Gestaltung gesundheitsförderlicher Umwelt- und Lebensbedingungen.* Frankfurt am Main: VAS-Verlag für akademische Schriften.
Trommsdorff, G. (1989). *Kulturvergleichende Sozialisationsforschung.* In G. Trommsdorff (Hrsg.). *Sozialisation im Kulturvergleich* (6–24). Stuttgart: Enke.
Tsuji, I., Tamagawa, A., Nagatomi, R., Irie, N., Ohkubo, T., Saito, M., Fujita, K., Ogawa, K., Sauvaget, C., Anzai, Y., Hozawa, A. & Watanabe, Y. (2000). *Randomized controlled trial of exercise training for older people (Sendai Silver Center Trial; SSCT): study design and primary outcome.* Journal of Epidemiology 10 (1), 55–64.
Udris, I., Kraft, U., Muheim, M., Mussmann, C. & Rimann, M. (1992). *Ressourcen der Salutogenese.* In H. Schröder & K. Reschke (Hrsg.). *Psychosoziale Prävention und Gesundheitsförderung* (85–103). Regensburg: Roderer.
Uhlig, T. (Hrsg.) (1994). *Gesundheitssport im Verein. Bericht über den DTB-Kongreß 10.–12.11.1994 in Schwäbisch Gmünd. Band 1: Praxisbeiträge.* Schorndorf: Hofmann.
Ulmer, J. (2003). *Gesunde Persönlichkeitsentwicklung und jugendliches Sportengagement. Eine kulturvergleichende Studie am Beispiel El Salvadors und Deutschlands.* Münster: LIT Verlag.
Ulmer, J. & Gröben, F. (2004). *Gesundheitsförderung im Betrieb: Postulat und Realität. 15 Jahre nach Ottawa-Umsetzung des Settingansatzes.* Institut

für Sport und Sportwissenschaft der Universität Karlsruhe: Unveröffentlichter Institutsbericht.

Ulrich, G. (1994). *Politische Steuerung. Staatliche Intervention aus systemtheoretischer Sicht*. Opladen: Leske und Budrich.

U.S. Department Of Health and Human Services, Centre of Disease Control and Prevention, National Centre of Chronic Disease Prevention and Health Promotion & The President's Council on Physical Fitness and Sports (Hrsg.). (1996). *Physical Activity and Health: A Report of the Surgeon General*. Atlanta: Eigenverlag.

USDHEW-United States Department of Health, Education, and Welfare (1979). *Healthy People: The U.S. Surgeon General's Report on health promotion and disease prevention*. Washington DC: U.S. Government Printing Office.

VanSwearinen, J.M., Paschal, K.A., Bonino, P. & Chen, T.-W. (1998). *Assessing Recurrent Fall Risk of Community-Dwelling Frail Older Veterans Using Specific Tests of Mobility and the Physical Performance Test of Function*. Journal of Gerontology, 53A (6), M457–M464.

Verbrugge, L.M. & Jette, A.M. (1994). *The Disablement Process*. Social Science and Medicine 38 (1), 1–14.

Vester, F. (1978). *Phänomen Stress*. München: dtv.

Von Kardorff, E. (1999). *Lebensstil / Lebensweise*. In Bundeszentrale für gesundheitliche Aufklärung (Hrsg.). *Leitbegriffe der Gesundheitsförderung: Glossar zu Konzepten, Strategien und Methoden der Gesundheitsförderung* (2. Auflage; 69–70). Schwabenheim: Sabo.

Vranic, M. & Wasserman, D. (1990). *Exercise, fitness and diabetes*. In C. Bouchard, R.J. Shephard, T. Stephens, J.R. Sutton, & B.D. McPherson (Hrsg.). *Exercise, fitness, and health. A consensus of current knowledge* (467–490). Champaign / Illinois: Human Kinetics.

Vuori, I. (1982). *Physiological and medical aspects of strenuous mass sport events*. Annals of Clinical Research 14, 130–138.

Vuori, I. (1998). *Does physical activity enhance health?* Patient Education and Counselling 33 (Suppl. 1), 95–103.

Wagner, P. (2000). *Aussteigen oder Dabeibleiben? Determinanten der Aufrechterhaltung sportlicher Aktivität in gesundheitsorientierten Sportprogrammen*. Darmstadt: Wissenschaftliche Buchgesellschaft.

Wahl, H.-W. (1991). *"Das kann ich allein!" – Selbständigkeit im Alter: Chancen und Grenzen*. Bern: Huber.

Wahl, H.-W. & Heyl, V. (2004). *Gerontologie – Einführung und Geschichte*. Stuttgart: Kohlhammer.

Waller, H. & Trojan, A. (1996). *Prävention und Gesundheitsförderung: eine Aufgabe der Sozialmedizin?* Gesundheitswesen 58 (Sonderheft 3), 169–173.

Weber, M.(1972). *Wirtschaft und Gesellschaft* (4. Auflage). Tübingen: Mohr.

Weineck, J. (1990). *Sportbiologie* (3. Auflage). Erlangen: Perimed.

Weineck, J. (1997). *Optimales Training – Leistungsphysiologische Trainingslehre unter besonderer Berücksichtigung des Kinder- und Jugendtrainings* (10. Auflage). Balingen: Perimed-Spitta.

Weltgesundheitsorganisation WHO (Hrsg.) (1986). *Ottawa-Charta zur Gesundheitsförderung.* Gamburg: Verlag für Gesundheitsförderung (Nachdruck der autorisierten Fassung, 1993). http://www.dngfk.de/html/pdf/ottawa.pdf
Werle, J. (1995). *Sportpädagogische und sporttherapeutische Prinzipien und Methoden.* In J. Werle (Hrsg.). *Osteoporose und Bewegung. Ein integrativer Ansatz in der Rehabilitation* (331–336). Heidelberg: Springer.
Werle, J. (1998). *Lebensqualität trotz Osteoporose. Möglichkeiten und Grenzen bewegungstherapeutischer Interventionen.* Frankfurt/Main: Lang.
Werle, J. (2003). *Aquatraining für Osteoporose-Patienten.* Mobiles Leben 1, 18–21.
Werle, J. & Förster, F. (1996). *Entspannung.* In H. Rieder, G. Huber & J. Werle (Hrsg.). *Sport mit Sondergruppen. Ein Handbuch* (197–225). Schorndorf: Hofmann.
Werle, J. & Zimber, A. (1999). *Sturzprophylaxe durch Bewegungssicherheit im Alter: Konzeption und Effektivitätsprüfung eines sensumotorischen Interventionsprogramms bei Osteoporose-Patientinnen.* Zeitschrift für Gerontologie und Geriatrie 32 (5), 348–357.
Wicharz, J. (1990). *Sporttherapeutisches Konzept der Bad Oeynhausener Rückenschule.* In H. Binkowski & G. Huber (Hrsg.). *Die Wirbelsäule – ausgewählte sporttherapeutische Aspekte* (42–58). Köln: Echo.
Wiemann, K. (1993). *Stretching – Grundlagen, Möglichkeiten, Grenzen.* Sportunterricht 42, 91–106.
Wilke, C. & Froböse, I. (2003). *Sensomotorisches Training in der Therapie.* In I. Froböse, G. Nellessen und C. Wilke (Hrsg.). *Training in der Therapie. Grundlagen und Praxis* (139–174). München: Urban & Fischer.
Willimczik, K. (1983). *Sportmotorische Entwicklung.* In K. Willimczik & K. Roth (Hrsg.). *Bewegungslehre* (240–353). Reinbek: Rowohlt.
Winegard, K.J., Hicks, A.L., Sale, D.G. & Vandervoort, A.A. (1996). *A 12-Year Follow-up Study of Ankle Muscle Function in Older Adults.* Journal of Gerontology 51A (3), B202–B207.
Winett, R., King, A. & Altman, D. (1989). *Health psychology and public health. An integrative approach.* New York: Pergamon Press.
Winkler, J., Klaes, L., Florijn-Zens, Y. & Wild-Wittman, B. (1998). *Dimensionen der Gesundheit und der Einfluss sportlicher Aktivitäten.* In A. Rütten (Hrsg.). *Public Health und Sport* (203–240). Stuttgart: Naglschmid.
Winter, R. (1984). *Zum Problem der sensiblen Phasen im Kindes- und Jugendalter.* Körpererziehung 34 (8/9), 342–358.
Winter, R. (1987). *Die motorische Entwicklung des Menschen von der Geburt bis ins hohe Alter.* In K. Meinel & G. Schnabel G. (Hrsg.). *Bewegungslehre – Sportmotorik* (275–379). Berlin: Volk und Wissen.
Winter, R. (1992). *Die Trainingstätigkeit ist letztlich entscheidend! – Ausgewählte Ergebnisse einer Längsschnittstudie an trainierenden Kindern.* Sportunterricht 41, 317–326.

Winter, R. & Baur, J. (1994). *Motorische Entwicklung im Erwachsenenalter.* In J. Baur, K. Bös & R. Singer (Hrsg.). *Motorische Entwicklung. Ein Handbuch* (309–332). Schorndorf: Hofmann.

Wolfson, L., Judge, J., Whipple, R. & King, M. (1995). *Strength Is a Major Factor in Balance, Gait, and the Occurrence of Falls.* The Journals of Gerontology 50A, 64–67.

Woll, A. (1996). *Gesundheitsförderung in der Gemeinde – eine empirische Untersuchung zum Zusammenhang von sportlicher Aktivität, Fitneß und Gesundheit bei Personen im mittleren und späteren Erwachsenenalter.* Neu-Isenburg: LinguaMed.

Woll, A. (1998). *Erwachsene.* In K. Bös & W. Brehm (Hrsg.). *Gesundheitssport – Ein Handbuch* (108–116). Schorndorf: Hofmann.

Woll, A. (2002). *Sportliche Aktivität im Lebenslauf und deren Wirkungen auf die Entwicklung von Fitness und Gesundheit - eine internationale Längsschnittstudie.* Universität Karlsruhe: Habilitationsschrift.

Woll, A. & Bös, K. (1994). *Gesundheit zum Mitmachen.* Schorndorf: Hofmann.

Woll, A., Bös, K., Gerhardt, M. & Schulze, A. (1998). *Konzeptualisierung und Erfassung von körperlich-sportlicher Aktivität.* In K. Bös & W. Brehm (Hrsg.). *Gesundheitssport. Ein Handbuch* (85–94). Schorndorf: Hofmann.

Wright, V. (1973). *Stiffness: A Review of its Measurement and Physiological Importance.* Physiotherapy 59, 107–111.

Wurtele, S.K. & Maddux, J.E. (1987). *Relative contributions of protection motivation theory components in predicting exercise intentions and behaviour.* Health Psychology 6, 453–466.

Wydra, G. (1997). *Stretching – ein Überblick über den aktuellen Stand der Forschung.* Sportwissenschaft 27 (4), 409–427.

Wydra, G. (2000). *Problemorientierte Diagnosestrategien für die Sporttherapie.* In K. Schüle & G. Huber (2000). *Grundlagen der Sporttherapie. Prävention, ambulante und stationäre Rehabilitation* (91–100). München: Urban & Fischer.

Young, A. & Skelton, D.A. (1994). *Applied Physiology of Strength and Power in Old Age.* International Journal of Sports Medicine 15, 149–151.

Zachrisson Forsell, M. (1980). *The Swedish Back School.* Physiotherapy 66 (4), 112.

Zumtobel, M. (1993). *Gesundheitsförderung im Spannungsfeld kommunaler Strukturen und Einrichtungen.* In Landesarbeitsgemeinschaft für Gesundheitserziehung Baden-Württemberg e.V. (Hrsg.). *Gesundheit in der Verantwortung unserer Gemeinden* (27–30). Stuttgart: Riederer.

# Sachwortverzeichnis

## A
Adipositas 107
Aktivitäten 56, 124, 233, 237, 242
 Alltagsaktivitäten 80, 81
Aktivitätsdiagnostik 135, 136, 176
Aktivitätstheorie 63
Altenberichterstattung 13, 19
Alternstheorien 62
 Disengagement-Theorie 63
 erfolgreiches Altern 24, 62, 80
 gesundes Altern 67
Anamnese 139
Anforderungs-Ressourcen-Modell 22, 32, 36, 122, 138
 modifiziertes - 113
Aquatraining 219
 Aquabalance 220
 Aquamobile 220
 Aquapower 220
 Aquarelax 220
 Aquarobic 220
 Aquawalking /Aquajogging 220
Arbeitsschutz 252
Arteriosklerose 107
Assessment 134
 bewegungstherapeutisches 241
 formelles 136
 indikationsspezifisches 136
 informelles 136
 interventionsspezifisches 136
 multidimensionale Gesundheitsprofile 139
 sporttherapeutisches 135, 169, 233, 237
 therapeutisches 136, 169, 176
Ausdauer 69, 73, 83, 201
 aerob / anaerob 201
 Grundlagenausdauer 202
 lokal / allgemein 201
 statisch / dynamisch 201
Autostabilisation 195

## B
Barrieren 93
Behinderung 59
Belastungs-Bewältigungs-Paradigma 26
Belastungsnormative 191, 200
Beweglichkeit 70, 78, 88
Bewegungstherapie 135
Bluthochdruck 107
Borg-Skala 203

## C
chronisch-degenerative Krankheiten 27, 102
Cochrane-Library 151, 155, 156
Cochrane Reviews 148, 155, 179

## D
Degeneration 189
Demenz 122
demographische Faktoren 114
Depression 111, 240
 Major Depression 240
Diagnostik
 Aktivitätsdiagnostik 176
 Funktionsdiagnostik 176
 Partizipationsdiagnostik 176
Disability 59
Disengagement-Theorie 63

## E
Eigenschaftsangst 111
Empowerment 44, 45
Energieverbrauch 90
Entspannung 180, 204, 206, 207, 210, 224
 integrativ 208
 naiv 208
 physiotrop 208
 psychotrop 208
Entwicklung 68
 körperliche Leistungsfähigkeit 71
 motorische - 82
European Foundation of Quality Management (EFQM) 177, 178
Evaluation 170, 172, 179
 Effektevaluation 172
 Ergebnisevaluation 139, 172
 outcome-Evaluation 172
 Prozessevaluation 169, 172
Evidence-based Medicine (EBM) 126, 127

Evidenzklassen 155
Expertenkommission
 Betriebliche Gesundheitspolitik 254

**F**
Feinmotorik 77
Fitness 68
Funktionstraining 180, 187
Funktionsdiagnostik 136, 176
Funktionsfähigkeit 47

**G**
Generationeneffekt 77
gesetzliche Krankenversicherung (GKV) 12
Gesundheit
 funktionale - 47, 51, 124, 134, 157, 160, 171, 180, 240
 physische - 99
 psychische - 110, 261
 seelische - 38, 117
 WHO-Definition 26
Gesundheits-Krankheits-Kontinuum 116, 119
Gesundheitsförderung 29, 30, 43, 244
 betriebliche - 254
 settingorientierte - 247
Gesundheitsmaße 121
Gesundheitsmodelle 32
Gesundheitsmotiv 94
Gesundheitsproblem 51
gesundheitsrelevanter Lebensstil 28
Gesundheitssport 258
Gesundheitsverhalten 28
Gleichgewicht 87
Grobmotorik 77

**H**
Haltungsstabilität 87
handsearching 149
Handicap 52
Harnsäurespiegel 108
Health Belief-Modell 38, 39
Health Technology Assessment (HTA) 156, 173, 179
 HTA-Bericht 224
Herz-Kreislauf-Erkrankungen 105
Herzinsuffizienz 231, 232
Hypermobilität 196, 197
Hypomobilität 196, 197

**I**
ICD 46, 50, 59, 128
ICF 46, 50, 59, 128, 134, 187
 funktionale Gesundheit 47, 51, 124, 134, 157, 160, 171, 180, 240
 Aktivitäten 49, 55
 Körperfunktionen und -strukturen 49, 53, 124, 180, 187, 233, 237, 240, 241
 Teilhabe 49, 55, 56, 58, 124
 Personbezogene Faktoren 53, 233, 237, 242
 Umweltfaktoren 53
ICIDH 46, 146
 disabilities 52
 handicaps 52
 impairments 52
Indikationskatalog 126, 160, 233, 237, 240
individuelle Bewältigungsstrategien 251
integrative Theorien 122
integrativer Gesundheitsbegriff 27
Intention 42
Interdisziplinarität 65
internale gesundheitsbezogene Kontrollüberzeugung 117
Intervention 124, 142
 Interventionsgerontologie 267
 Interventionsstudien 82
Involution 189

**K**
Kalorienverbrauch 105
Kausalanalyse 121
Kleine Spiele 180, 202, 214, 215, 220, 224
Kognition 89
Kohärenzsinn 35, 97, 117, 120
Kompetenzerwartungen 42
Kompetenztheorie 63
Kontextfaktoren 51, 124, 136
 Barrieren 48, 51, 57
 Förderfaktoren 48, 51, 57
 Personbezogene Faktoren 51
 Umweltfaktoren 51
Koordination 70, 76, 86
 intermuskuläre 197
 intramuskuläre 200, 201
koordinative Leistungsfähigkeit 261

# Sachwortverzeichnis

Körperwahrnehmung 146, 180, 181, 182, 183, 186, 192
Kraft 70, 74, 85
  Maximalkraft 75
  Schnellkraft 75
Krankheitskostenrechnung 16
Krebserkrankungen 106
kritische Lebensereignisse 115

## L

Längsschnittstudien 82, 122
Lebensbedingungen 28
Lebensspanne 67, 71
Lebensstil- bzw. Lebensweisenkonzept 28
Leistung 57
Leistungsfähigkeit 57
  körperliche 67, 68
Lernformen 165, 166
Lernprinzipien 166
  allgemeine 158
  spezielle 158
  motorische 158, 159
life domains 55
Literaturdatenbanken 149
Luxemburger Deklaration 251

## M

Managementprozess 255
maximale Sauerstoffaufnahme (VO2max) 73, 84
Mehrdimensionalität 65
Mentales Gehtraining 229
MET (= metabolic equivalent) 105
Meta-Analysen 155
Mikrozensus 14
Mobilisation 197, 201
Mortalität 103
motivationaler Prozess 42
Motive 93
motorische Fähigkeiten 69
Mototherapie 144
Multimorbidität 14, 22, 89
Muskeltraining 198, 200
  Fünf-Stufen-Modell 198, 199
  Muskelaufbautraining 201
  Muskelausdauer 201
  Stretching 198

muskuläre Dysbalancen 190
muskuläre Hypertonie 197, 198
muskuläre Hypotonie 198

## N

new public management 249
Nordic Walking 216, 217, 218
Normalitätskonzept 47
  Normalitätsprinzip 49
Normen 142
  Idealnorm 143
  individuelle 143
  Majoritätsnorm 143
  Minimalnorm 143
  Spezialnorm 143
Nottingham Health Profile 139

## O

öffentliche Gesundheitsvorsorge 243
Organisationsentwicklung 246
Osteoporose 109, 235, 237
Ottawa-Charta 18, 43, 244, 252

## P

Paradigma der Gesundheitswissenschaften 24, 65
Partizipation 45, 58
Partizipationsdiagnostik 136
partizipative Modelle 248
Patientenzufriedenheit 169
Peer-Reviews 169
Personbezogene Faktoren 53, 233, 237, 242
Plastizität 83
Prävention 29, 30, 226
  Primär- 30, 222
  Sekundär- 30, 60, 125, 222
  Tertiär- 30, 60, 125, 222
  verhaltensorientiert 60, 253
  verhältnisorientiert 60
Präventionsgesetz 12
PRECEDE-PROCEED-Planungsmodell 45, 125, 170, 178
Propriozeption 193
Public Health-Perspektive 95

## Q

Qualität
  Ergebnis- 125, 170, 176, 177, 179, 235, 239, 242
  Prozess- 125, 169, 170, 176, 177, 179, 235, 239, 242
  Struktur- 125, 160, 170, 175, 177, 179, 235, 239, 242
Qualitätsmanagement 126, 177

## R

Reafferenzsynthese 192
Rehabilitation 59, 125, 222
Rehabilitationssport 258
Remodeling 187
Risikofaktoren 32
Rückenschule 222, 224
RUMBA-Regel 142

## S

Salutogenese 24, 32, 65
Schnelligkeit 70
Schutzfaktoren 32
Schutzmotivation 40
Selbstkonzept 112
Selbstständigkeit 122
Sensomotorik 192
Setting 160
SF-36 Health Survey 139, 140, 239
SIMA-Studie 89
social marketing 246, 250
sozial-kognitives Prozessmodell 39, 40
Sportgeragogik 266
Sportpartizipation 98
Sporttherapie 135, 258
Sportverhalten 95
Stabilisation 201
Stressoren 34
Stressreaktivität 112
Strukturdiagnostik 135
Strukturtraining 180, 187
Sturzprävention 163, 226
Sturzrisiko 81
  Sturzrisikoanalyse 228

## T

Theorie der Schutzmotivation 39
therapeutische Arbeitsweisen 157
  erlebniszentriert-stimulierend 157
  konfliktzentriert-kognitiv 157
  übungszentriert-funktional 157, 158
Therapiekontrolle 168
Therapiestruktur 142, 157, 170, 234, 238, 242
Therapieziele 139, 146, 170, 234, 238, 242
  Basisziele 143, 144, 145, 146, 147
  differentielle Ziele 143, 145, 146, 147
  Leitziele 142
Total Quality Management 177
Training 168
Trainingsprinzipien 158
Trainingspuls 203
Trainingswirkungen 158
Training der körperlichen Leistungsfähigkeit 80
Trophik 188
  Dystrophie 188
  Eutrophie 188
  Hypertrophie 188, 200
  Hypotrophie 188
trophische Faktoren 188, 189
Typ II Diabetes 108

## U

Übung 158
Umweltfaktoren 53

## V

verhaltenstherapeutische Prinzipien 159
$VO_2max$ 73, 84
Volitionstheorie 41
  volitionaler Prozess 42

Hans-Werner Wahl/Vera Heyl

## Gerontologie – Einführung und Geschichte

2004. 248 Seiten mit 10 Abb., 6 Tab. und 11 Merkkästen. Kart.
€ 17,–
ISBN 3-17-017582-3
*Urban-Taschenbücher, Band 750*
*Grundriss Gerontologie, Band 1*

„Ein klassisches Lehrbuch [...], welches knapp und verständlich geschrieben, strukturiert und didaktisch aufgebaut ist. Kontrollfragen, Stichwortregister und ein Literaturverzeichnis unterstreichen den Lehrbuchcharakter. [...] für Bibliotheken mit entsprechender Klientel (Lehrende und Studierende an Hochschulen) sehr zu empfehlen."

ekz-Informationsdienst

Professor Dr. Hans-Werner Wahl ist Psychologe und Gerontologe. Er leitet die Abteilung „Soziale und Ökologische Gerontologie" am Deutschen Zentrum für Alternsforschung an der Universität Heidelberg.

Dipl.-Psych. Vera Heyl ist dort als wissenschaftliche Mitarbeiterin tätig.

▶ **www.kohlhammer.de**

W. Kohlhammer GmbH · 70549 Stuttgart

Mike Martin/Matthias Kliegel

# Psychologische Grundlagen der Gerontologie

2005. 258 Seiten mit 32 Abb. und
13 Tab. Kart.
€ 16,–
ISBN 3-17-018210-2
*Urban-Taschenbücher, Band 753*
*Grundriss Gerontologie, Band 3*

Dieses Buch stellt für einen breiten Leserkreis ein verständliches Kompendium des schnell wachsenden Forschungsgebietes der Gerontopsychologie dar und kann als Basislektüre in den universitären und praxisnahen Ausbildungsgängen einer Vielzahl von Disziplinen der Sozial-, Gesundheits- und Pflegewissenschaften und der Entwicklungspsychologie eingesetzt werden.

Professor Dr. Mike Martin ist Inhaber des Lehrstuhls Gerontopsychologie an der Universität Zürich und Vorsitzender des Zentrums für Gerontologie.

Dr. phil. Matthias Kliegel ist als Oberassistent am Lehrstuhl Gerontopsychologie der Universität Zürich tätig.

▶ **www.kohlhammer.de**

W. Kohlhammer GmbH · 70549 Stuttgart